Udo Rauchfleisch

Transidentität – Transgender

Transitionsprozesse begleiten und gestalten

6., komplett überarbeitete Auflage

VANDENHOECK & RUPRECHT

Für Bruno Schmucki

Bibliografische Information der Deutschen Nationalbibliothek:
Die Deutsche Nationalbibliothek verzeichnet diese Publikation in der Deutschen Nationalbibliografie; detaillierte bibliografische Daten sind im Internet über https://dnb.de abrufbar.

Umschlagabbildung: Otto Freundlich, Composition (ca. 1930)/
Private Collection/Photo © Christie's Images/Bridgeman Images/

Satz: SchwabScantechnik, Göttingen
Druck und Bindung: BALTO print, Vilnius
Printed in the EU

Vandenhoeck & Ruprecht Verlage | www.vandenhoeck-ruprecht-verlage.com

ISBN 978-3-525-40039-5

Inhalt

Vorworte 7
Vorwort zur 1. Auflage 7
Vorwort zur 6. Auflage 11

Von der Krankheit Transsexualität zur nichtpathologischen Transidentität/Transgender 13
Begriffsklärung 13
Historischer Überblick 15
Exkurs: Das »Problem« der Nichtbinarität 28

Der Ablauf der Diagnostik und Begleitung von Transidenten/Transgendern 33
Diagnostik 35
Der »Alltagstest« 37
Die Hormonbehandlung 39
Die chirurgischen Maßnahmen zur Angleichung an das empfundene Geschlecht 40
Personenstandsänderung 41
Nachbetreuung 42

Die Begutachtung und Begleitung von Transidenten/Transgendern 43

Eigene Erfahrungen aus Begutachtungen und Behandlungen von Transidenten/Transgendern 45
Meine ersten Begegnungen mit trans* Personen 45
Diagnostische Überlegungen 51
Die den Transitionsprozess begleitende Psychotherapie 60
Zur speziellen Situation von trans* Flüchtlingen 72
Planung und Begleitung im Coming-out-Prozess 77
Klärung der familiären Beziehungen 82
Zur speziellen Situation von trans* Kindern und Jugendlichen 102

Worauf kommt es in der therapeutischen Begleitung von Transgendern an? 112

Mit welchen Fragen und Problemen sind Transgender konfrontiert? 118

Welche Hilfe können die Professionellen Transgendern bieten? 126
Angebote der Psychiatrie und der Klinischen Psychologie 131
Angebote der somatischen Fächer 137
Juristische Beratung 147
Weitere Beratungs- und Behandlungsangebote 150
Evaluation der therapeutischen Angebote 151
Detransition 153

Was können Transgender selbst tun? 159

Rückblicke
von Annette Güldenring 167
Vorab 167
1970er Jahre 168
Kontroversen um Geschlecht 174
Behandlungsnihilismus 180

Free Gender
von Jacqueline Born 187

Gendertheoretische Aspekte der Transidentität 204

Auf den Punkt gebracht 219

Literatur 222

Vorworte

Vorwort zur 1. Auflage

Das Thema Transsexualität beschäftigt mich seit 35 Jahren. 1971 haben wir in der Psychiatrischen Universitätspoliklinik Basel, damals unter der Leitung von Prof. Dr. Raymond Battegay, zunächst zögernd begonnen, transsexuelle Frauen und Männer psychiatrisch-psychologisch zu begutachten zwecks Abklärung der Indikation zu hormonellen und chirurgischen Maßnahmen auf dem von diesen Menschen angestrebten Weg einer Angleichung an das Gegengeschlecht. Seither habe ich etwa hundert Transsexuelle anlässlich solcher Begutachtungen, später dann auch in der therapeutischen Vorbereitung auf die Operation sowie bei Kriseninterventionen, Abklärungen und nachfolgenden Psychotherapien gesehen. Dabei habe ich festgestellt, dass es »*die* transsexuelle Persönlichkeit« nicht gibt. Mehr und mehr habe ich gerade in den letzten zehn Jahren die Erfahrung gemacht, dass sich hinter dem Etikett »Transsexualität« eine große Zahl völlig unterschiedlicher Persönlichkeiten mit weitgehend voneinander abweichenden Entwicklungen verbirgt. Die Gemeinsamkeit stellt lediglich die durch nichts zu verändernde Überzeugung dar, dem Gegengeschlecht anzugehören und eine hormonelle und operative Angleichung an das Gegengeschlecht anzustreben.

Während in den 1970er und 1980er Jahren die Diagnose »Transsexualität« fast immer eine andere Diagnose – vor allem die der Borderline-Persönlichkeitsstörung – nach sich gezogen hat, ist mir dieses Vorgehen im Verlauf der Jahre zunehmend fragwürdiger geworden. Immer wieder bin ich nämlich mit transsexuellen Frauen und Männern zusammengetroffen, die außer der Überzeugung, dem Gegengeschlecht anzugehören (dies allein bedeutete früher schon, ihnen eine klinische Krankheitsdiagnose zu geben), keinerlei psychopathologische Zeichen erkennen ließen und – im Gegenteil – eine große psychische Stabilität aufwiesen. Allfällig auftretende Depressionen, Angstentwicklungen und andere Störungen erwiesen sich häufig als Folgen der schwierigen Lebensumstände, in denen sich transsexuelle Menschen auch heute noch oft befinden. Etliche von ihnen verfügten aber über eine große Belastungsfähigkeit, die es ihnen ermöglichte, ihre zum Teil schwierigen Lebensumstände (z.B. Verheiratete mit Kindern oder schwierige Verhältnisse im beruflichen Bereich) »mit Bravour« zu meistern, eine Leistung, der ich meine ungeteilte Hochachtung zolle.

Selbstverständlich traf ich daneben auch mit transsexuellen Menschen zusammen, die – mitunter sogar schwere – psychische Störungen aufwiesen, die sich nicht als unmittelbare Folge ihrer Transsexualität, etwa als Folge von sozialen Belastungen, interpretieren ließen. Gerade diese Frauen und Männer bestärkten mich aber in der Auffassung, dass der *Transsexualismus das ganze Spektrum von psychischer Gesundheit bis zur (schweren) Krankheit umfasst, ohne dass eine kausale Beziehung zwischen der Transsexualität und der psychischen Gesundheit respektive Krankheit besteht.*

Ich werde in diesem Buch den Weg meiner eigenen Entwicklung nachzeichnen, weil ich denke, dass viele Leserinnen und Leser, aber auch transsexuelle Menschen selbst, sich irgendwo auf diesem Weg befinden. Dabei erscheint es mir wichtig, dass wir uns *vom Pathologiekonzept des Transsexualismus distanzieren* und ihn als *Normvariante* ansehen. Nur so kann es gelingen, echten Zugang zu transsexuellen Frauen und Männern zu finden. Auch sie selbst müssen zur Stärkung ihres Selbstverständnisses und ihres Selbstwertgefühls diesen Schritt tun, wobei ihnen die Änderung der »Experten«-Ansicht eine große Hilfe sein könnte, indem sie von den Fachleuten nicht mehr als »selbstverständlich krank«, sondern als Menschen wie alle anderen auch betrachtet würden, deren psychische Gesundheit oder Krankheit in keinen ursächlichen Zusammenhang mit ihrer Transsexualität gebracht wird. Schließlich eröffnen sich durch das Abrücken vom Pathologiekonzept des Transsexualismus interessante Perspektiven für den Genderdiskurs in der Gesamtgesellschaft.

Dies sind die Gründe, die mich bewogen haben, dieses Buch zu schreiben. Es ist meine Hoffnung, dass meine Ausführungen Fachleute und an dieser Thematik Interessierte und Angehörige ebenso wie Transsexuelle selbst dazu anregen, sich kritisch und unvoreingenommen mit dem Phänomen »Transsexualität« auseinanderzusetzen und die Herausforderung anzunehmen, die für unsere Gesellschaft darin liegt.

Bei einem solchen Projekt hätte ich ein ungutes Gefühl gehabt, wenn nicht auch transsexuelle Menschen selbst zu Wort gekommen wären. Ein Problem dabei ist allerdings, dass die Leserinnen und Leser bei autobiografischen Berichten leicht den Eindruck bekommen könnten, diese seien »typisch« für transsexuelle Menschen. Aufgrund meiner Erfahrung bin ich hingegen der Ansicht, dass es *den* typischen transsexuellen Menschen nicht gibt. Abgesehen von der Tatsache, dass sich Transsexuelle durch das Gefühl auszeichnen, dem Gegengeschlecht anzugehören, weisen sie ein unendlich breites Spektrum an Persönlichkeitsformen und Lebensschicksalen auf. Obschon biografische Berichte das, was ich in diesem Buch schildere, vielleicht veranschaulichen würden, könnten sie ungewollt dazu führen, dass sie fälschlicherweise als charakteristisch für transsexuelle Frauen und Männer schlechthin betrachtet würden. Aus diesem Grund habe ich mich entschlossen, zwar nicht ganz auf einen autobiografischen Beitrag zu verzichten, habe dazu aber bewusst kein »typisches« Beispiel gewählt, sondern eine eher ungewöhnliche Form, mit dem Phänomen Transsexualismus umzugehen, wie Jacqueline Born sie im Beitrag »Free Gender« schildern wird.

Ohne die intensiven Erfahrungen, die ich im Rahmen von Abklärungen, Begutachtungen und insbesondere in zum Teil etliche Jahre dauernden Psychotherapien sammeln konnte, hätte dieses Buch nicht entstehen können. Deshalb gilt mein ganz besonderer Dank meinen Gesprächspartnerinnen und -partnern (bewusst vermeide ich den in diesem Zusammenhang sonst gebräuchlichen »Patienten«-Begriff, um von vornherein die Verbindung Transsexualität – psychische Krankheit zu vermeiden). Sie haben mich durch ihre Schilderungen an ihrem Leben teilnehmen lassen, haben mir Einblicke in ihre Hoffnungen, Ängste und Fantasien gegeben und haben mich – zumindest aus »zweiter Hand« – ihre oft schwierige soziale Situation erspüren lassen. Sie haben mir über meine anfängliche Irritation hinweggeholfen. Denn wen irritierte es nicht, erstmals mit einem Menschen konfrontiert zu sein, der sich nicht nur wie das Gegengeschlecht kleidet, sondern sich auch so empfindet?

Sie waren und sind es schließlich auch, die mich zum Nachdenken gezwungen haben und mich zu einer gegenüber den 1970er Jahren weitgehend veränderten Einstellung geführt haben. Dafür bin ich ihnen dankbar.

Udo Rauchfleisch

Vorwort zur 6. Auflage

Nachdem acht Jahre seit der letzten Auflage dieses Buches vergangen waren, wurde klar, dass es nur zwei Möglichkeiten gäbe: entweder das Buch, für das der Verlag inzwischen nur noch wenige Exemplare hatte, ganz aus dem Handel zu nehmen oder es grundlegend zu überarbeiten. In Absprache mit Ulrike Rastin von Vandenhoeck & Ruprecht habe ich mich entschlossen, die nötigen, in Anbetracht der vielen Veränderungen im medizinischen und psychologischen, sozialen und rechtlichen Bereich umfangreichen Änderungen vorzunehmen.

Dies begann bereits beim Titel dieses Buches. Der Begriff »Transsexualität« ist nicht nur veraltet und wird mit dem Inkrafttreten der ICD-11 total verschwinden, sondern er erschien mir auch wegen der daran gebundenen Pathologisierung der Transidentität obsolet. Da in der 5. Auflage der Begriff »Transidentität« bereits im Titel enthalten war, erschien er mir passend auch für diese Neuauflage. Ich habe ihn mit dem Begriff »Transgender« ergänzt, da im öffentlichen wie im fachlichen Diskurs heute vielfach der Begriff Transgender verwendet wird. So kam es zum Haupttitel »Transidentität – Transgender«.

Auch der Untertitel (ehemals »Begutachtung, Begleitung, Therapie«) bedurfte der Veränderung, da die Ziele der Neuauflage sich verändert haben. Im Zentrum steht heute für mich die Begleitung und Gestaltung von Transitionsprozessen. Dies ist nun auch der Untertitel dieser 6. Auflage.

Mir war von Anfang an klar, dass die Überarbeitung eine große Herausforderung sein würde. Ich hatte jedoch unterschätzt, wie viel Arbeit die Aktualisierung mit sich bringen würde. Dies betraf ganz verschiedene Bereiche und Themen und reichte von der verwendeten Terminologie und der von mir benutzten Schreibweise bis zu einer Fülle von inhaltlichen Fragen. So mussten beispielsweise größere Passagen zu längst nicht mehr aktuellen Themen (z. B. über den »Alltagstest«) gestrichen werden und anstelle dessen mussten neue Themen (wie Nichtbinarität sowie die Frage der Transition von Kindern und Jugendlichen und die bei ihnen verwendeten Pubertätsblockaden) aufgenommen werden. Außerdem habe ich einige völlig neue Kapitel hinzugefügt, wie »Worauf kommt es in der therapeutischen Begleitung von Transgendern an?«, »Evaluation« und »Detransition«.

Während Jacqueline Born ihren Beitrag lediglich hinsichtlich der aktuellen Scheibweise und in Bezug auf ein paar inhaltliche Formulierungen verändert hat, hat Annette Güldenring einen weitgehend neuen Beitrag verfasst.

Ich freue mich und bin Frau Ulrike Rastin dankbar, dass ich dieses Buch nun in 6., grundlegend überarbeiteter Form publizieren kann. Auf diese Weise war es mir möglich, die Diskussion über Transgender und ihre Transition auf den aktuellen Stand zu bringen und meine inzwischen 54-jährige Erfahrung aus einer großen Zahl von Transitionsbegleitungen darzustellen.

Möge das Buch Kolleg:innen aus den verschiedenen mit trans* Personen befassten Fächern eine Hilfe sein. Möge es aber auch Transidenten selbst zur Klärung ihrer inneren und äußeren Situation dienen und die Diskussion zwischen Fachleuten, Transorganisationen sowie Transgendern und ihren Angehörigen anregen.

Udo Rauchfleisch

Von der Krankheit Transsexualität zur nichtpathologischen Transidentität/Transgender

Begriffsklärung

Da es beim Thema Transidentität und Transgender viel begriffliche Verwirrung gibt, möchte ich am Anfang dieses Kapitels zunächst die Begriffe klären, die ich im Folgenden verwenden werde.

Häufig wird in öffentlichen Diskussionen, aber auch noch im wissenschaftlichen Bereich von Transsexualismus bzw. »Transsexualität« gesprochen (bis die neue ICD-11 in deutscher Sprache vorliegt, wird die Diagnose »Transsexualismus« allerdings noch verwendet). Diese Bezeichnung trifft jedoch nicht das Wesen dieser Menschen, da es bei ihnen nicht um die sexuelle Ausrichtung oder die Art, wie sie ihre Sexualität leben, geht, sondern um ihre Identität. Aus diesem Grund werden heute, auch unter Fachleuten, eher die Begriffe »Transidentität« und »Transgender« verwendet. Nichttransidente werden als »cis« Personen bezeichnet (Sigusch, 1995).

»Transgender« ist ein Oberbegriff, der zur Bezeichnung all der Menschen verwendet wird, die sich nicht mit dem ihnen zugewiesenen Geschlecht identifizieren können bzw. sich dadurch nicht richtig beschrieben fühlen. Dazu gehören sehr unterschiedliche Personen, die im Hinblick auf ihre Identität aber alle in irgendeiner Weise von der Mehrheitsgesellschaft abweichen. Der Vorteil des Begriffs Transgender ist – und deshalb verwende ich ihn in dieser Neuauflage meines Buches –, dass er ein *weites Spektrum von Menschen mit den unterschiedlichsten Identitäten* beschreibt.

Mit dem Begriff »Transidentität« werden die gleichen Personen bezeichnet. Auch dies ist ein Oberbegriff, der keinerlei pathologische Konnotation hat und zudem darauf hinweist, dass es bei diesen Personen um die Identität geht.

Bei der Beschreibung von Transgendern wird in psychologischen und psychiatrischen Berichten häufig von »Frau-zu-Mann«- bzw.

»Mann-zu-Frau«-Transidenten gesprochen. Durch »Mann-zu- Frau« soll ausgedrückt werden, dass eine dem männlichen Geschlecht zugewiesene Person sich als Frau wahrnimmt – und unter Umständen eine Angleichung an den weiblichen Körper wünscht. »Frau-zu-Mann« dient der Beschreibung dessen, dass eine dem weiblichen Geschlecht zugewiesene Person sich als Mann empfindet – und unter Umständen eine Angleichung an den männlichen Körper sucht. Im Grunde widersprechen die Bezeichnungen »Frau-zu Mann« und »Mann-zu Frau« jedoch dem Erleben transidenter Menschen. Aus ihrer Sicht machen sie nämlich *keine Veränderung* von Mann zu Frau oder von Frau zu Mann durch, sondern sind von jeher im Inneren Frau bzw. Mann gewesen und möchten ihrem empfundenen Geschlecht entsprechend leben und wahrgenommen werden. Unter Umständen, jedoch nicht in jedem Fall, wollen sie den Körper an die empfundene Identität anpassen lassen und in der dieser Identität entsprechenden Rolle leben.

Transidente selbst bezeichnen sich häufig als »trans* Person« und unterscheiden zwischen »trans* Mann« (dem weiblichen Geschlecht zugewiesen, aber mit männlicher Identität) und »trans* Frau« (dem männlichen Geschlecht zugewiesen, aber mit weiblicher Identität). Ich werde im Folgenden bei meiner Darstellung diese Begriffe verwenden, da sie durch die Charakterisierung trans* Mann bzw. trans* Frau die Selbstdefinition und die soziale Rolle als Frau bzw. als Mann in den Vordergrund stellen und so dem Erleben von trans* Personen am besten entsprechen.

In Abweichung von dem in den früheren Auflagen dieses Buches verwendeten Begriff »biologisches« Geschlecht spreche ich in dieser Neuauflage vom »zugewiesenen« Geschlecht, da keine Aussagen über die geschlechtliche Identität eines Menschen anhand der sichtbaren körperlichen Merkmale getroffen werden können. Ob es sich um eine trans* oder cis Person handelt, kann nur sie selbst anhand ihres »empfundenen« Geschlechts beurteilen.

Dies hat zur Folge, dass die »Diagnose« Transgender bzw. Transident *immer eine Selbstdiagnose* ist, die sich auf keine Weise von außen validieren lässt. Im diagnostischen Prozess (s. S. 35 ff. und S. 51 ff.) können wir uns als Fachpersonen lediglich den Ratsuchenden als Dialogpartner:innen zur Verfügung stellen und ihnen dabei behilflich sein, sich ihrer Situation bewusst zu werden. Die letzte Entscheidung über die Diagnose liegt aber bei den trans* Personen selbst.

Auf die Differenzierung zwischen *binären und nichtbinären trans* Personen* werde ich später (Kapitel Exkurs: Das »Problem« der Nichtbinarität) ausführlich eingehen.

An dieser Stelle seien noch ein paar Hinweise zur *Schreibweise* gegeben, die ich in diesem Buch verwende. Die Frage, ob ich mich für den »Gender_Gap« (_), das »Trans-Sternchen« (*) oder den Doppelpunkt (:) entscheide, hat mir ziemlich viel Mühe bereitet. Nachfragen bei Kolleg:innen, die sowohl im Fachbereich als auch als trans* Aktivist:innen viel Erfahrung haben, und die Konsultation beispielsweise der Empfehlungen vom Transgender Network Switzerland (TGNS) haben mich mehr oder weniger ratlos zurückgelassen. Es gab keine übereinstimmenden Empfehlungen. Ich habe mich deshalb dazu entschlossen, folgendermaßen vorzugehen – und bin mir klar darüber, dass ich mich damit in etliche Fettnäpfchen setzen werde, aber das ist bei dem Thema dieses Buches ohnehin nicht zu vermeiden:

Ich werde »trans*« als Adjektiv mit Sternchen schreiben, wobei das Sternchen als Platzhalter für die Fülle von möglichen Transselbstzuschreibungen fungiert. Transgender, Transidentität, Transnegativität usw. werde ich als feststehende Begriffe ohne Sternchen oder Doppelpunkt schreiben. Bei Worten wie Klient:innen, Therapeut:innen, Endokrinolog:innen u. ä. verwende ich den Doppelpunkt, um damit einen Raum für alle Geschlechter, jenseits von weiblich und männlich, zu öffnen.

Historischer Überblick

Als in den Jahren 1952/53 in Dänemark bei Christine Jörgensen (Hamburger, Stürup u. Dahl-Iversen, 1953) die erste operative Angleichung eines Mannes an das weibliche Geschlecht erfolgte (Sigusch, 1995, weist allerdings darauf hin, dass plastisch-chirurgische Operationen am Genitale und an den sekundären Geschlechtsmerkmalen von der Medizin spätestens seit 1761 vorgenommen worden seien), begann eine neue Ära in der Geschichte des »Transsexualismus«. Es war auch damals kein neues Phänomen, und Transsexualismus beschränkt sich auch keineswegs auf den mitteleuropäischen und angloamerikanischen Bereich. Wir kennen andere Kulturen, in denen der Wechsel der Geschlechterrolle sogar recht weit verbreitet ist und einen festen Platz im kulturellen und religiösen Leben einnimmt: so die Fakaleiti, Männer auf Tonga (Ozeanien), die sich in ihrem Auftreten und ihrer Kleidung dem weiblichen Geschlecht angleichen, die Kathoey Thailands, die Hijra in Indien und die »Two-Spirit People« in indigenen Gruppen Nordamerikas (Tietz, 2013), um nur ein paar prominente Beispiele zu erwähnen. In ihrer Analyse der weltweiten Geschlechtervielfalt kommt Baltes-Löhr (2023) auf 112 verschiedene Ausprägungen von Geschlecht. Die Two-Spirit People haben in der indigenen Gesellschaft eine anerkannte soziale Stellung und werden zum Teil hochverehrt. Ihr Two-Spirit-Wesen erklären sich die Mitglieder dieser Gruppe durch eine Berufung durch höhere Mächte und schreiben diesen Menschen deshalb auch übernatürliche Kräfte zu. Bei diesen Lebensformen aus anderen Kulturen bleibt aber offen, inwieweit sie den Personen entsprechen, die wir als Transgender bezeichnen.

Neu aber waren 1952 die Benennung des Empfindens, dem »anderen« Geschlecht anzugehören, mit dem Begriff »Transsexualismus« (Benjamin, 1966) und die operative Angleichung an das »Gegengeschlecht« (außer Harry Benjamin sind als Pioniere der Behandlung von Transgendern John Money und Anke A. Ehrhardt, 1970, vom Johns Hopkins Hospital in Baltimore, und Janice Raymond, 1979, zu nennen). Ich habe die Begriffe »anderes« Geschlecht und »Gegengeschlecht« hier in Anführungszeichen gesetzt, weil diese Formulierungen einer heute nicht mehr aktuellen, einseitig binären Sicht entsprechen. In der Folge sind bis in die Gegenwart in den verschiedensten Ländern tausende solcher Operationen durchgeführt worden.

Bezüglich der Häufigkeit des »transsexuellen Syndroms« bestehen nur vage Schätzungen, weil längst nicht alle Menschen, die sich mit dem ihnen zugewiesenen Geschlecht nicht richtig beschrieben fühlen, fachlichen Rat oder gar eine hormonelle und chirurgische Behandlung suchen. Sigusch (1995) schätzte die Zahl von trans* Personen in Deutschland auf 3.000 bis 6.000 Personen. Hirschauer

(1999) vermutete eine ähnliche Häufigkeit, die meines Erachtens jedoch weit unterschätzt ist. Andere Schätzungen (American Psychiatric Association, 1994; van-Kesteren, Gooren u. Megens, 1996; Weitze u. Osburg, 1996) sprechen von Inzidenzraten bei trans* Frauen von 1:11.900 bis 45.000 und bei trans* Männern von 1:30.000 bis 100.000. Aufgrund ihrer jahrzehntelangen Arbeit in der Amsterdamer Gender Clinic und einer Neuberechnung früher publizierter Zahlen kommen Olyslager und Conway (2008) sogar auf Werte von 1:1.000 (bei den trans* Frauen) und 1:2.000 (bei den trans* Männern). Diese Angaben der Häufigkeiten zeigen, dass trans* Personen in unserer Gesellschaft offensichtlich eine zahlenmäßig keineswegs kleine Gruppe darstellen.

Dabei ist zu berücksichtigen, dass längst nicht alle Transgender eine chirurgische Angleichung an das empfundene Geschlecht suchen, sondern lediglich 43 Prozent bzw. 50 Prozent (Green u. Blanchard, 2000) und zwischen 77 Prozent und 80 Prozent derer, die Gender-Identity-Zentren aufsuchen, eine hormonelle und chirurgische Behandlung erhalten (van-Kesteren et al., 1996).

Während in der Anfangszeit lediglich einige wenige Zentren bestanden, in denen diese Operationen von einem hochspezialisierten Team durchgeführt wurden (am bekanntesten ist wohl das Johns Hopkins Hospital in Baltimore, das aber heute nicht mehr auf diesem Gebiet tätig ist), gibt es heute in vielen Universitätskliniken – zumeist interdisziplinäre – Teams mit Vertreter:innen von Psychiatrie, Psychologie, Endokrinologie, Urologie, Gynäkologie und plastischer Chirurgie, die sich um die Begutachtung und Behandlung von trans* Personen kümmern.

Daneben finden wir eine Fülle von Privatkliniken, in denen solche Operationen durchgeführt werden. Diese Kliniken sind von unterschiedlicher Qualität. Etliche führen qualifizierte Operationen durch (zu allerdings im Allgemeinen sehr hohen Preisen, die die Krankenkassen nur bedingt übernehmen).

Auch die Methoden und die Qualität der chirurgischen Maßnahmen variieren von Klinik zu Klinik und selbstverständlich auch die Honorare. Eine der weltweit bekanntesten Kliniken mit sehr großer Erfahrung ist die von Dr. Suporn Watanyusakul in Chonbury/Thailand. Dabei ist interessant, dass die Operationskosten hier wesentlich niedriger sind als in den europäischen Ländern. Aus diesem Grund haben sich einzelne Schweizer Krankenkassen in den letzten Jahren bereit erklärt, die Kosten der Operation in Thailand zu übernehmen.

Angesichts dieser Situation können wir heute sagen, dass sich die Situation von trans* Personen gegenüber der ersten Operation im Jahr 1952 erheblich verbessert hat. Wir besitzen heute wesentlich umfangreichere Kenntnisse über die psychologische Befindlichkeit und die soziale Situation von trans* Personen. Die rechtlichen Möglichkeiten (Vornamens- und Personenstandsänderung) und die medizinische Behandlung (hormoneller und chirurgischer Art) sind erheblich verbessert worden. Und gesamtgesellschaftlich ist die Toleranz ihnen gegenüber – weniger aber wohl echte Akzeptanz – gewachsen. Nach und nach werden in der Öffentlichkeit mehr trans* Frauen und trans* Männer sichtbar und bestimmen damit wenigstens ein Stück weit die Wahrnehmung der breiteren Öffentlichkeit.

In einer Hinsicht allerdings hat sich die Situation über die nunmehr 70 Jahre, die seit der ersten Operation vergangen sind, kaum verändert: Dies ist die Tatsache, dass »Transsexualismus« gemäß der ICD-10 (Störung der Geschlechtsidentität) immer noch als eine *Krankheit* betrachtet wird. Dies wird sich ändern, wenn vermutlich bald die seit dem 1. Januar 2022 gültige, aber im deutschsprachigen Bereich noch nicht verwendete ICD-11 in Kraft tritt, die das Phänomen Trans* als Geschlechtsinkongruenz der Kategorie »Probleme/Zustände im Bereich der sexuellen Gesundheit« zuordnet.

Die ICD-10 ordnet den Transsexualismus hingegen der Gruppe »Störungen der Geschlechtsidentität« (F64) zu und definiert den Transsexualismus als den »Wunsch, als Angehöriger des anderen anatomischen Geschlechts zu leben und anerkannt zu werden. Dieser geht meist mit dem Gefühl des Unbehagens oder der Nichtzugehörigkeit zum eigenen Geschlecht einher. Es besteht der Wunsch nach hormoneller und chirurgischer Behandlung, um den eigenen Körper dem bevorzugten Geschlecht soweit wie möglich anzugleichen« (F64.0). Als diagnostische Leitlinie wird gefordert: »Die transsexuelle Identität muss mindestens zwei Jahre durchgehend bestanden haben und darf nicht Symptom einer anderen psychischen Störung, wie z. B. einer Schizophrenie, sein. Ein Zusammenhang mit intersexuellen, genetischen oder geschlechtschromosomalen Anomalien muss ausgeschlossen sein.« Die neue ICD-11 wird die unter den »Störungen der Geschlechtsidentität« subsumierte Diagnose »Transsexualismus« nicht mehr enthalten.

Das DSM-IV ordnete den Transsexualismus der Kategorie »Sexuelle und Geschlechtsidentitätsstörungen« zu. Der Begriff des Transsexualismus wurde im DSM-IV aufgegeben zugunsten des Begriffs der »Geschlechtsidentitätsstörung«. Dahinter stand die Überlegung, dass die Diagnose »Transsexualismus«, wie ihn die ICD definiert, zu eng an die Operationsindikation gebunden sei. Der Kern der Diagnose einer Geschlechtsidentitätsstörung war die Verbindung einer gegengeschlechtlichen Identifikation mit einem Unbehagen mit dem eigenen Geschlecht.

Das 2013 veröffentlichte DSM-5 verwendet für trans* Personen nicht mehr den Begriff der »Geschlechtsidentitätsstörung«, sondern spricht von einer »Gender Dysphoria« (Geschlechtsdysphorie; American Psychiatric Association, 2013; Falkai u. Wittchen, 2018). Damit ist ein wichtiger Schritt der Entpathologisierung der Transidentität gemacht, da nicht mehr die Identität selbst als »psychische Störung« deklariert wird (obwohl auch die Geschlechtsdysphorie immer noch im Katalog von psychischen Störungen figuriert). Mit der Diagnose »Geschlechtsdysphorie« wird vielmehr das *Leiden an der Geschlechtsinkongruenz* bezeichnet.

Eine Geschlechtsdysphorie wird gemäß DSM-5 diagnostiziert, »wenn *(Kriterium A)* eine deutliche *Nichtübereinstimmung* zwischen der erlebten und zum Ausdruck gebrachten Geschlechtsidentität und dem zugewiesenen Geschlecht von mindestens 6 Monaten Dauer besteht. Die Nichtübereinstimmung ist durch die folgenden Merkmale gekennzeichnet: deutliche Nichtübereinstimmung zwischen der erlebten und zum Ausdruck gebrachten Geschlechtsidentität und den primären und/oder sekundären Geschlechtsmerkmalen (oder im Fall von Jugendlichen: den vorweggenommenen Auswirkungen von sekundären Geschlechtsmerkmalen), den starken Wunsch, sich der sekundären Geschlechtsmerkmale zu entledigen (bei Jugendlichen: die Entwicklung der sekundären Geschlechtsmerkmale zu verhindern), den starken Wunsch, die primären und/oder sekundären Geschlechtsmerkmale des anderen Geschlechts zu besitzen, den starken Wunsch, dem anderen Geschlecht anzugehören, den starken Wunsch, als Angehöriger des anderen Geschlechts behandelt zu werden, und die starke Überzeugung, gemäß den für das erlebte Geschlecht typischen Gefühlen zu empfinden und entsprechende Reaktionen zu zeigen.«

Das *Kriterium B* verweist darauf, dass der Zustand mit einem klinisch relevanten Leiden oder einer Beeinträchtigung in sozialen, beruflichen oder anderen wichtigen Funktionsbereichen verknüpft ist oder der Zustand mit einer deutlich erhöhten Wahrscheinlichkeit verbunden ist, ein solches Leiden bzw. eine solche erhöhte Beeinträchtigung hervorzurufen.

Wie die diagnostischen Leitlinien der ICD und des DSM zeigen, stehen im Zentrum dieser »Störung« die nicht korrigierbare, über lange Zeit hin bestehende Überzeugung der betreffenden Menschen, nicht dem zugewiesenen Geschlecht anzugehören, und ihr Drängen auf hormonelle und chirurgische Maßnahmen, mit deren Hilfe eine Angleichung an das empfundene Geschlecht vorgenommen werden soll. Eine spezielle Gruppe, die allerdings nur eine gewisse Ähnlichkeit mit dem »Transsexualismus« aufweist, stellen Männer mit einer »Autogynephilie« (Blanchard, 1991; Lawrence, 2004) dar. Sie zeichnen sich durch die Neigung aus, durch die Vorstellung oder das Bild von sich selbst als Frau sexuell erregt zu werden. In Bezug auf den Verlauf der Transentwicklung finden sich sehr unterschiedliche Wege.

Transentwicklungen können sehr früh beginnen, was zur Erinnerung der Betreffenden führt, sie seien »schon immer« transident gewesen. Andere Transgender werden sich ihrer Situation erst später im Leben, im dritten oder vierten Lebensjahrzehnt, oder sogar noch wesentlich später, bewusst.

Ob sich Transgender bereits in Kindheit und Jugend ihres Transseins bewusst werden und dies auch ihrer Umgebung kommunizieren, ist stark von der Einstellung der Umgebung bestimmt. Da vor 50 oder 60 Jahren viele Menschen das Phänomen Transidentität nicht kannten, fiel es Transgendern selbst sehr schwer, sich als »Trans*« zu definieren und dies ihrer Umgebung mitzuteilen. Heute hingegen bestehen in der Bevölkerung zumindest vage Vorstellungen davon, was Transidentität ist. Aus diesem Grund eröffnen heute deutlich mehr Kinder und Jugendliche ihren Eltern, dass sie »trans*« sind (vgl. S. 102 ff.).

Bei den früh beginnenden und stabil bleibenden Verlaufsformen wird in Anlehnung an Person und Ovesey (1974a, 1974b) mitunter von einer »primären Transsexualität« gesprochen, häufig mit der (fälschlichen!) Implikation, damit die »echte Transsexualität« zu kennzeichnen. Die erst im späteren Leben sich manifestierende »Transsexualität« wurde von den erwähnten Autoren hingegen als »sekundäre Transsexualität« bezeichnet. Aufgrund meiner Erfahrungen stimme ich indes Reiche (1984) und Senf (1996) voll zu, dass die »sekundäre« Transidentität nicht weniger »echt« ist als die »primäre« und es hier nicht um zwei unterschiedliche Formen der Transidentität geht, sondern lediglich um ein »Früher oder Später in der Organisation dessen, was dann als transsexuelles Phänomen manifest wird« (Reiche, 1984, S. 61).

Werden die primäre und die sekundäre Form der Transidentität in diesem Sinne verstanden, so kann eine solche Unterscheidung indes sinnvoll sein in Bezug auf das therapeutische Vorgehen. In seiner Stichprobe von 271 trans* Personen (81 Prozent trans* Frauen und 19 Prozent trans* Männer) fand Seil (2004) 29 Prozent mit »primärem Transsexualismus« und 71 Prozent mit »sekundärem Transsexualismus«. Interessant ist, dass unter den trans* Frauen 60 Prozent der Gruppe des »sekundären Transsexualismus« angehörten. Ich stimme der Interpretation des Autors zu, der meint, dass dieser hohe Prozentsatz der sekundären Form darauf zurückzuführen ist, dass sich bei männlichen Kindern die transidente Ausrichtung nicht schon von früher Kindheit an ungehindert entwickeln konnte, sondern vom Umfeld vielfach unterdrückt wurde, sodass sich die Transidentität erst im späteren Leben manifestieren konnte. Für die psychotherapeutische Begleitung resultiert daraus, dass die trans* Personen mit einem frühen Beginn und ich-syntoner Ausrichtung (»primäre« Form) vor allem Unterstützung und Klärung in der Auseinandersetzung mit ihren Familien und im beruflichen Bereich benötigen, während diejenigen mit einem späten Beginn und ich-dystoner Ausrichtung (»sekundäre« Form) zunächst Hilfe bei der Lösung ihres innerseelischen Konflikts brauchen, damit sie ihre Transidentität akzeptieren können und diejenigen unter ihnen, die sich sozial isoliert haben, ein soziales Netz aufbauen können.

Auch hinsichtlich der Ziele, die Transgender verfolgen, und hinsichtlich ihrer letztendlichen Entscheidung, ob sie eine Angleichung an das empfundene Geschlecht anstreben und durchführen lassen, ob sie sich in einem Zwischenbereich zwischen den Geschlechterrollen dauerhaft einrichten oder ob sie den Wunsch nach hormonellen und/oder operativen Angleichungen an das empfundene Geschlecht aufgeben, besteht eine große Bandbreite. Ich stimme in dieser Hinsicht Pfäfflin (1996a) zu, dass diese drei unterschiedlichen Wünsche und Verläufe von den Fachleuten (und meiner Ansicht nach auch von Transgendern selbst) nicht wertend gegeneinander ausgespielt werden dürfen und keine der genannten drei Hauptlösungen einen Primat (»echte Transsexualität« zu sein) beanspruchen kann (s. hierzu auch die Ausführungen von Lindemann, 1993).

So zeigt denn auch eine Sichtung der internationalen Literatur zum Thema »Transsexualität« (White u. Ettner, 2004), dass sich längst nicht der größte Teil von trans* Personen hormonell und chirurgisch behandeln lässt, sondern zwischen 43 Prozent und 50 Prozent von ihnen eine Lösung ihres Problems *ohne* Operation suchen.

Während in den 1970er, 1980er und 1990er Jahren die trans* Personen, die mit den medizinischen Diensten in Kontakt kamen, den ganzen Prozess der körperlichen Angleichung durchlaufen haben – und dazu von den Fachleuten auch gedrängt wurden –, gehen viele Transidente heute in Bezug auf die körperliche Angleichung schrittweise vor.

Wenn in den diagnostischen Leitlinien der ICD-10 die Rede ist von der unkorrigierbaren Überzeugung, dem »anderen« Geschlecht anzugehören, könnte man, wie Krafft-Ebing (1886), Anhänger der Lacan-Schule (s. Runte, 1985), Socarides (1970) und Volkan (2004) von einem »Wahn« sprechen, ist doch auch dieser dadurch gekennzeichnet, dass die betreffende Person an einer durch nichts zu korrigierenden Vorstellung festhält, die nicht der äußeren Realität entspricht. Denn von wenigen, eher zweifelhaften Berichten abgesehen, ließen sich trans* Personen nicht von ihrer Überzeugung und von ihrem Wunsch nach einer Angleichung an das empfundene Geschlecht abbringen. Der Ansicht, der Transsexualismus sei Ausdruck eines »infantilen psychotischen Selbst« (Volkan, 2004) widerspricht allerdings die Tatsache, dass wir bei trans* Personen im Allgemeinen – wie bei cis Personen – keine anderen Zeichen einer psychotischen Erkrankung finden.

Etwas weniger pathologisierend war die Ansicht (wie es das DSM-IV formulierte), wir hätten es bei der Transidentität mit einer – allerdings schwerwiegenden, therapeutisch nicht beeinflussbaren – Störung der Geschlechtsidentität zu tun. Dieser Auffassung gemäß liegt bei der Transidentität eine Störung in der Entwicklung der Kerngeschlechtsidentität vor, dem in den ersten zwei Lebensjahren sich ausbildenden Grundbaustein der Geschlechtsidentität (die beiden anderen »Bausteine« sind die Geschlechtsrolle und die Geschlechtspartner:innen-Orientierung).

Unter der *Kerngeschlechtsidentität* verstehen wir mit Mertens (1992, S. 24) »das primordiale, bewusste und unbewusste Erleben [...], entweder ein Junge oder ein Mädchen bezüglich seines biologischen Geschlechts (im Englischen ›sex‹ im Unterschied zu ›gender‹) zu sein. Sie entwickelt sich aufgrund des komplexen Zusammenwirkens von biologischen und psychischen Einflüssen ab der Geburt eines Kindes, wenn die Eltern mit ihrer Geschlechtszuweisung zumeist geschlechtsrollenstereotyp auf ihre Kinder als Junge oder Mädchen reagieren, und ist gegen Ende des zweiten Lebensjahres als (relativ) konfliktfreie Gewissheit etabliert.«

Wenn wir die Transidentität als Störung in diesem Bereich verstehen, haben wir sie zwar phänomenologisch mehr oder weniger zutreffend beschrieben. Aber auch bei diesen Überlegungen bleibt völlig offen, wodurch es zu dieser Entwicklung gekommen sein könnte. Und letztlich würden wir die Transidentität bei der Verwendung dieses Konzepts ebenfalls als pathologische Erscheinung charakterisieren. Kritisch müssen wir auch die Frage stellen, warum die Kerngeschlechtsidentität in diesem Konzept binär konzipiert wird. Sie umfasst sicher nicht nur zwei Dimensionen (s. Rauchfleisch u. Baeriswyl, 2011; Rauchfleisch, 2024a). Hier zeigt sich deutlich, in welch starkem Maße auch unsere psychologischen Konzepte von den unsere Kultur prägenden Binaritätsvorstellungen beeinflusst sind.

Einen noch weiteren Schritt in der Entpathologisierung der Transidentität geht, wie bereits erwähnt, das DSM-5, das nicht von »Transsexualität« oder von einer »Störung der Geschlechtsidentität«, sondern von »Geschlechtsdysphorie« spricht (American Psychiatric Association, 2013; Falkai u. Wittchen, 2018). Gemäß dieser Auffassung besteht bei trans* Personen ein Leidensdruck, der sich aus der Diskrepanz zwischen dem zugewiesenen und dem empfundenen Geschlecht ergibt und als krankheitswertige Störung betrachtet wird. Nicht die Transidentität selbst ist pathologisch, sondern das Leiden entsteht durch die *Geschlechtsinkongruenz,* die aus dem Auseinanderklaffen von der empfundenen Geschlechtsidentität und dem zugewiesenen Geschlecht resultiert. Mit dieser Formulierung des DSM-5 ist ein entscheidender Schritt der Entpathologisierung der Transidentität getan (Rauchfleisch, 2019), ohne dass zu befürchten wäre, dass die Krankenkassen keine Leistungen mehr erbringen würden, wenn die Transidentität selbst keine »Krankheit« mehr ist. Das aus der Geschlechtsdysphorie resultierende Leiden ist eindeutig behandlungsbedürftig und damit Pflichtleistung der Krankenkassen.

Obwohl sich in der Fachliteratur verschiedene psychodynamische Überlegungen dazu finden, auf welche Weise eine Störung der Kerngeschlechtsidentität entstanden sein könnte, sind diese bei einzelnen trans* Personen gesammelten Beobachtungen äußerst hypothetisch und finden sich durchaus auch in Familien von cis Personen. Als *psychodynamische Ursachen* sind unter anderem genannt worden: der Wunsch der Eltern, ein Kind des anderen Geschlechts zu haben; das eher »weibliche« Aussehen und Verhalten der späteren trans* Frau und das eher »männliche« Aussehen und Verhalten des späteren trans* Mannes; die (unbewusste) Tendenz eines Elternteils, das Kind dem anderen Geschlecht zuzuweisen, um damit den anderen Elternteil zu verletzen; das Fehlen oder die stark negative Besetzung des gleichgeschlechtlichen Elternteils, wodurch das Kind zur Identifikation mit dem gegengeschlechtlichen Elternteil gedrängt werde; der »Transsexualismus« stelle eine Form der verdrängten, als verpönt erlebten, nicht akzeptierten eigenen Homosexualität dar (beispielhaft für diese Hypothesen sind Person u. Ovesey, 1974a, 1974b; Stoller, 1975; Volkan, 2004; Kamermans, 1995). Dass die Hypothese einer nicht akzeptierten Homosexualität nicht haltbar ist, ergibt sich bereits aus der Tatsache, dass eine recht große Zahl von Transgendern nach der Transition in gleichgeschlechtlichen Partnerschaften lebt.

Von *somatischer Seite* sind als Ursachen der Transidentität postuliert worden: eine hormonelle Beeinflussung des Fötus mit gegengeschlechtlichen Hormonen in der intrauterinen Entwicklung; Störungen in nicht genauer identifizierbaren Arealen des Gehirns und eine Zeitlang vor allem das Y-chromosomal kodierte Genprodukt Histokompatibilitätsantigen Y (H-Y-Antigen), ein Zellmembranglykoprotein (Eicher et al., 1979; Engel, Pfäfflin, Klemme u. Ebrecht, 1981). In den letzten Jahren hat Diamond (2006, 2010; s. auch Haupt, 2011, 2012) aus der Sicht der Neurowissenschaften postuliert, die Transidentität als eine Form hirngeschlechtlicher Intersexualität zu verstehen. In jüngster Zeit ist die *Berichterstattung in den Medien* dafür verantwortlich gemacht worden, dass vor allem Jugendliche es als »Hype« empfänden, »trans*« zu sein.

Fasst man die genannten ätiologischen Überlegungen psychologischer und somatischer Art zusammen, so muss man sagen, dass sie das Phänomen »Transidentität« nicht schlüssig erklären. Entweder sind sie viel zu unspezifisch, wie die psychodynamischen Hypothesen, oder mehr oder weniger unbewiesen, wie viele somatische Erklärungsversuche. Wieder andere Theorien (wie die Wirksamkeit des H-Y-Antigens) mussten schon bald wieder fallengelassen werden, da sich die anfänglich Euphorie auslösenden Befunde (»wir haben endlich *die* somatische Ursache der Transidentität gefunden«) nicht replizieren ließen und als unzutreffend erwiesen.

Bezüglich der mitunter zutreffend erscheinenden psychodynamischen Hypothese, dass Eltern, vor allem Mütter als die Primärversorgenden, das Kind in die Rolle des »anderen« (binär gedachten) Geschlechts gedrängt hätten, hat sich meine Sicht in den letzten Jahren verändert: Aufgrund meiner Beobachtungen gehe ich heute davon aus, dass die Mütter oft die subtilen Signale ihrer ihr Transsein spürenden Kinder wahrgenommen und darauf reagiert haben. Die Transentwicklung wurde nicht von den Müttern initiiert, sondern sie *reagierten in einfühlsamer Weise auf die Signale der Kinder.*

Wir stehen heute an einem Punkt, an dem wir sagen müssen, dass die Ursachen der Transidentität nach wie vor im Dunkeln liegen. Es ist die gleiche Situation, in der wir uns angesichts der Frage nach der Entstehung der sexuellen Orientierungen befinden. Auch hier sehen wir uns trotz verschiedener Hypothesen einem großen

Fragezeichen gegenüber, wenn wir zu ergründen versuchen, wie hetero-, bi-, homo-, pan- und asexuelle Orientierungen entstehen. Auf Zusammenhänge zwischen Transidentität und den verschiedenen sexuellen Orientierungen werde ich im Kapitel »Die den Transitionsprozess begleitende Psychotherapie« noch ausführlicher eingehen.

Die meisten bisherigen Hypothesen über die Entstehung der Transidentität gehen letztlich alle davon aus, dass wir es hier mit einer pathologischen Form der Geschlechtsidentität zu tun hätten. Heute rücken allerdings viele Autor:innen vom Pathologiekonzept ab und verstehen die Transidentität als eine *Variante der Geschlechtsidentität*, die, wie die cis Identität, nichts mit psychischer Gesundheit oder Krankheit zu tun hat. Diese Änderung im Verständnis der Transidentität – wir müssen geradezu von einem *Paradigmenwechsel* sprechen – ist dadurch bedingt, dass wir heute eine weitaus größere Zahl von Transgendern kennen als in früheren Jahren und ihren Lebensweg zum Teil über Jahrzehnte nachverfolgen können. Dadurch haben wir ein wesentlich differenzierteres Bild gewonnen und haben erkannt, dass wir längst nicht bei allen diesen Menschen, sondern nur bei einem kleinen Teil, Zeichen einer wie auch immer gearteten Psychopathologie, in diesem Fall meist reaktive Störungen, feststellen können (einen Überblick über die psychische Gesundheit und die emotionale Befindlichkeit von Transgendern liefern die schottische Studie »Trans Mental Health and Emotional Wellbeing« von McNeil, Bailey, Ellis, Morton u. Regan, 2012, die große Australische Studie »Trans Pathways« von Strauss et al., 2017, sowie die Publikationen von de Vries et al., 2019, Clark et al., 2017, Krell u. Oldemeier, 2017, Pöge et al., 2020, Velasco, Slusser u. Coats, 2022, Timmermanns, Graf, Merz u. Stöver, 2022, Kaprowski et al., 2021 und Szücs et al., 2021).

Die Änderung im Verständnis der Transidentität hat sich auch in ihren Bezeichnungen niedergeschlagen. So wird heute, wie eingangs ausgeführt, statt »Transsexualismus« häufig der Begriff »Transidentität« verwendet. Aus diesem Grund habe ich den Begriff »Transsexualität« aus dem Titel dieser Neuauflage meines Buches entfernt und durch »Transgender« ersetzt.

Die Entpathologisierung der Transidentität hat dazu geführt, dass die trans* Personen heute häufig ein tragfähigeres Selbstwertgefühl und ein positiveres Selbstverständnis besitzen als in früheren Zeiten, in denen sie noch stärker marginalisiert waren. So haben sie heute in vielen Großstädten Selbsthilfegruppen und überregionale Emanzipationsgruppen gebildet, die Informationen liefern, Begegnungsmöglichkeiten anbieten, zum Teil Beratungen durchführen und nicht selten auch mit Lesben- und Schwulenorganisationen zusammenarbeiten (vgl. meine Ausführungen im Kapitel »Was können Transgender selbst tun?«). Gerade der letztere Schritt weist auf ein Selbstverständnis hin, das sich ausdrücklich von wie auch immer gearteten Pathologiekonzepten distanziert.

Ich möchte schon hier das Fazit meiner 54-jährigen Erfahrung mit einer großen Zahl von Transgendern vorwegnehmen, wie ich es in den folgenden Kapiteln, vor allem im Kapitel »Eigene Erfahrungen aus Begutachtungen und Behandlungen«, noch ausführlich darstellen und begründen werde: Nach meiner heutigen Auffassung können wir *Transidentität und Transgender nicht als eine Störung der Geschlechtsidentität betrachten,* sondern müssen sie als *Identitätsvariante* ansehen, die – wie die cis Identität – in sich das ganze Spektrum von psychischer Gesundheit bis Krankheit enthält.

Mit dieser sich ausdrücklich von den alten Pathologiekonzepten distanzierenden Sicht eröffnen sich in der Diskussion der Transidentität ganz neue Perspektiven.

Während das Postulat einer Pathologie vor allem zur Frage nach der Ätiologie des »Transsexualismus« geführt hat – mit der mehr oder weniger explizit genannten Hoffnung auf seine Veränderung oder »Beseitigung« – und damit eine Barriere zwischen den transidenten und den cis Personen aufgerichtet hat, erlaubt die Annahme, es handle sich um eine Identitätsvariante, die in keinem ursächlichen Zusammenhang mit Gesundheit oder Krankheit steht, einen wesentlich direkteren, unverstellten Zugang zu Transgendern. Dies hat unmittelbare Konsequenzen für den professionellen Umgang mit ihnen, wie ich ihn vor allem in den Kapiteln »Eigene Erfahrungen aus Begutachtungen und Behandlungen« und »Welche Hilfe können die Professionellen Transgendern bieten?« darstellen werde.

Außerdem ermöglicht es eine solche Ausgangsposition, die Herausforderung, die in der Transidentität liegt, zu erkennen und gesellschaftlich zu nutzen. Davon wird noch im Kapitel »Gendertheoretische Aspekte der Transidentität« die Rede sein.

An dieser Stelle sei noch eine Überlegung mitgeteilt: es ist eine Tatsache, dass die Frage nach der Ätiologie nur bei Phänomenen gestellt wird, die *vom Verhalten der Mehrheitsgesellschaft abweichen* (vgl. Binswanger, 2016; Rauchfleisch, 2021). So werden die Fragen »Woher kommt das?« und »Wie ist das entstanden?« beispielsweise nicht in Bezug auf die Heterosexualität und die Cisgeschlechtlichkeit, sondern nur bei den davon abweichenden Orientierungen Homo-, Bi-, Pan- und Asexualität, um nur die wichtigsten zu nennen, sowie der Transgeschlechtlichkeit gestellt. Hutfless (2016) hat in diesem Zusammenhang auf die verhängnisvollen Folgen (Ausschlüsse, Abwertungen und Pathologisierungen) solcher kategorialer Unterscheidungen (Homo-/Bisexualität vs. Heterosexualität oder Cis- vs. Transgeschlechtlichkeit) hingewiesen und als konstruktiven Umgang mit diesen Phänomenen vorgeschlagen, die sexuellen Orientierungen und die geschlechtlichen Identitäten als »dynamisch, instabil und prozesshaft« (Hutfless, 2016, S. 101) zu betrachten.

Exkurs: Das »Problem« der Nichtbinarität

Im Grunde ist die Nichtbinarität kein Problem. Aus diesem Grund habe ich das Wort in der Überschrift zu diesem Exkurs in Anführungs- und Schlusszeichen gesetzt. In der aktuellen Diskussion der Transidentität löst dieses Thema jedoch in der Öffentlichkeit wie auch im Fachbereich große Irritation aus. Während die einen die Nichtbinarität vehement mit dem Argument ablehnen, es sei insbesondere für Jugendliche ein von den Social Media propagierter »Hype«, ein »Modephänomen«, das »durch die mediale Aufmerksamkeit angefacht« worden sei (Blage, 2022), sehen andere in der Nichtbinarität den Motor einer dringend notwendigen Emanzipationsbewegung, geradezu die »Rettung« aus einer unsere Lebensgrundlagen bedrohenden Situation (Ebmeyer, 2023). Einen Ausweg aus der Enge der Binarität sieht Baltes-Löhr (2023) darin, das »Geschlecht als Kontinuum« zu verstehen, so der Titel ihres Buches (s. auch Rauchfleisch, 2024a und Vogler, 2023).

In Bezug auf psychologische und soziale Phänomene werden in unserer Kultur binäre Ordnungen (wie weiblich – männlich, Mensch – Tier, Natur – Kultur) beschrieben, die zu einer »*Normativitätsauf-*

fassung« führen, »die sich historisch unterschiedlich zeigt und mit Macht aufgeladen wird« (Heimerl, 2022, S. 343). Besondere Beachtung hat das Prinzip Binarität – Nichtbinarität in der Diskussion der Geschlechtsidentitäten gefunden (Butler, 1991/2003), wobei das Denken in der binären Ordnung dazu führt, dass der eine Aspekt im Allgemeinen privilegiert wird, wodurch der andere entwertet wird. Daraus resultiert für die Genderdiskussion, dass das unsere Kultur stark prägende Modell der Binarität jegliche Abweichung davon ablehnt, bis hin zur Leugnung, dass es so etwas wie Nichtbinarität überhaupt gibt.

Das unsere Kultur prägende Denken in kategorialen Unterscheidungen und binären Strukturen hat bis heute einen großen Einfluss auch auf die Sexualforschung. So sind verschiedene Versuche, diese Strukturen zu hinterfragen, letztlich alle erfolglos geblieben. Dies gilt beispielsweise für die Forschung von Kinsey (1948, 1953), der die kategoriale Unterscheidung von Hetero-, Bi- und Homosexualität infrage gestellt und auf die fließenden Übergänge zwischen den sexuellen Orientierungen hingewiesen hat.

Auch Sigmund Freuds Postulat einer primär die menschliche Sexualität auszeichnenden Bisexualität (1905) hat sich nicht durchsetzen können. Erst in jüngster Zeit haben Psychoanalytiker:innen wie Mitchell (2018) und Quindeau (2019) dieses Thema aufgegriffen. Offensichtlich irritiert bereits die Tatsache, dass sich die sexuellen Orientierungen nicht so dichotom definieren lassen, wie es durch die Pole Hetero- vs. Homosexualität geschieht – wobei die Anerkennung einer eigenen Orientierung »Bisexualität« ja immer noch eine kategoriale Zuschreibung darstellt.

Angesichts dieser Situation ist verständlich, dass Judith Butlers Hinterfragen der binären Vorstellung der Geschlechter auf nochmals vehementeren Widerstand gestoßen ist.

Die Anregung, die Binarität aufzulösen, war indes schon lange vor Judith Butler von Magnus Hirschfeld (1868–1935) formuliert worden. Hirschfeld kam in seiner Lehre von den »Zwischenstufen« zum Ergebnis, dass jeder Mensch durch eine einzigartige Mischung aus weiblichen und männlichen Eigenschaften charakterisiert sei. Hirschfeld beschrieb 81 *geschlechtlich gemischte Grundtypen* und kam zu »43.046.721 Sexualtypen«! (Hirschfeld, 1926, S. 595/596). Letztlich aber gebe es gemäß des »Gesetzes der unbegrenzten Mannigfaltigkeit der Geschlechtsbeschaffenheit und demzufolge der Geschlechtstypen« (Hirschfeld, 1926, S. 6) so viele Sexualtypen wie Individuen. Damit war die Binarität der Geschlechter praktisch aufgelöst. Hirschfelds Überlegungen sind indes während langer Zeit nicht akzeptiert und auch nicht in die Genderdiskussion aufgenommen worden. Dies findet erst in jüngster Zeit statt.

In der aktuellen kontroversen Diskussion der Nichtbinarität wird immer wieder angeführt, dies sei ein völlig neues, von den Social Media initiiertes Thema und stelle speziell für Jugendliche einen »Hype« dar – wogegen allerdings die Tatsache spricht, dass ja bereits Hirschfeld (1926) das Phänomen Nichtbinarität beschrieben hat.

Wenn ich die 54 Jahre, in denen ich mich mit dem Thema Trans* beschäftige, überschaue, muss ich zugeben, dass ich in den 1970er, 1980er und 1990er Jahren keine Personen kennengelernt habe, die sich als nichtbinär bezeichnet haben. Dies ist klar, da weder den Klient:innen noch mir das Konzept der Nichtbinarität bekannt war, das erst ab Mitte der 1990er Jahre im angloamerikanischen Schrifttum mit Kate Bornstein (1994) und Joan Nestle, Clare Howell und Riki Anne Wilchins (2002) auftauchte.

Hat es damals also keine Menschen gegeben, bei denen das ihnen zugewiesene Geschlecht nicht mit dem von ihnen empfundenen Geschlecht übereingestimmt hat und die sich keinem der beiden Kategorien Frau oder Mann zuordnen konnten? Tatsächlich bin ich von jeher Menschen begegnet, die sich als nichtbinär beschrieben haben, ohne das Konzept der Nichtbinarität zu kennen. Etliche Transgender haben ihre Identität in den 1970er, 1980er und 1990er Jahren dadurch beschrieben, dass sie von sich sagten, sie seien »Mann *und* Frau«. Dies ist im Grunde eine perfekte Beschreibung des Erlebens einer nichtbinären Person, dass die ursprüngliche Zuweisung zu einem der beiden Geschlechter für sie nicht stimmig ist, da sie sich »zwischen« diesen Geschlechtskategorien verortet, eben »nichtbinär« oder »genderqueer« ist.

Nichtbinarität ist also keineswegs ein neues Phänomen, das einen modischen Trend oder Hype darstellt. Dass heute ein Konzept der Nichtbinarität vorliegt, hat den Vorteil, dass Personen mit nichtbinärer Identität ihre Situation besser benennen können und auch erfahren, dass sie keineswegs eine zahlenmäßig kleine Gruppe sind.

Aus der Anerkennung der Nichtbinarität ergibt sich für die Psycho-Fächer die Notwendigkeit, sich intensiv damit auseinanderzusetzen und unsere psychologischen Theorien daraufhin zu untersuchen, ob sie dem Phänomen Nichtbinarität gerecht werden. Wie bereits erwähnt (s. Modell der Entwicklung der Geschlechtsidentität, S. 23 ff.), sind auch unsere psychodynamischen Konzepte stark durch die unsere Kultur prägenden Binaritätsvorstellungen bestimmt (z. B. in der Form, dass die Kerngeschlechtsidentität als binär, nämlich weiblich *oder* männlich zu sein, gedacht wird).

Erste Schritte auf dem Weg einer Modifizierung unserer psychoanalytischen Konzepte, um auch nichtbinären Personen gerecht zu werden, hat beispielsweise Quindeau (2019) gemacht, indem sie auf der Grundlage der von Freud postulierten konstitutionellen Bisexualität ein Konzept der Geschlechtsidentität (»konstitutionelle Geschlechtervielfalt«) entwickelt hat, das verschiedengeschlechtliche Erfahrungen berücksichtigt und die Möglichkeit einräumt, die Geschlechtsidentität jenseits binärer Normen zu begreifen. In diesem Modell gibt es keine einheitlich männliche oder weibliche Essenz, sondern die verschiedenen Ebenen (bio-psycho-sozial) setzen sich selbst und in ihrer Wechselbeziehung aus »männlichen« und »weiblichen« Teilen zusammen.

Auch Baltes-Löhr verfolgt mit ihrem Konzept, das *Geschlecht als Kontinuum* zu verstehen, das Aufbrechen der Binaritäten, die damit »ihren allumfassenden Geltungsanspruch und ausschließende Wirkmächtigkeiten verlieren und lediglich als *eine* Möglichkeit von vielen gelten, individuelles und gemeinschaftliches Leben zu organisieren« (Baltes-Löhr, 2023, S. 62). Dabei kann die Figur des »Kontinuums in seiner Unendlichkeit« (S. 58) als »Analyseinstrument eingesetzt werden, wenn es darum geht, bestehende Vielfalt zu erfassen, und kann gleichzeitig als Instrument der/zur Veränderung dienen, wenn im Licht der Kontingenz aufgezeigt wird, wie alles auch hätte ganz anders sein können bzw. werden kann« (S. 63).

Dies sind erste, wichtige Schritte, die aber erst von einer relativ kleinen Zahl von Insider:innen getan werden. Ein goßer Teil der Therapeut:innen steht dem Konzept der Nichtbinarität irritiert bis ablehnend gegenüber und ist damit unzureichend auf die Konfrontation mit nichtbinären Patient:innen vorbereitet. In dieser Hinsicht besteht ein großer Handlungsbedarf, dessen sich die Psychoanalyse aber Schritt um Schritt annimmt, beispielsweise indem die DPG-Jahrestagung 2023 in Weimar ausdrücklich dem Thema »Jenseits der Binarität? Sexuelle Identitäten in der Herausforderung« gewidmet war (s. Blank-Knaut et al., 2024).

Der Ablauf der Diagnostik und Begleitung von Transidenten/Transgendern

Eine für trans* Personen selbst, aber auch für Professionelle, die sich in das Gebiet »Transidentität« einarbeiten wollen, schwierige Situation ergibt sich dadurch, dass es letztlich keine allgemein verbindlichen Behandlungsrichtlinien gibt. Die verschiedenen Zentren und Fachpersonen orientieren sich zwar zum Teil an ähnlichen Standards, denen zumeist die »Standards of Care der Harry-Benjamin-Gesellschaft« (Clement u. Senf, 1996) zugrunde liegen. Diese Richtlinien sind weiterentwickelt und zum Teil erheblich modifiziert worden, sodass die letzte Version in Gestalt der SoC 8 (WPATH, 2020) in wesentlichen Aspekten von den Empfehlungen abweicht, die ich noch in den früheren Auflagen dieses Buches zitiert habe.

Eine gewisse Orientierung für die Behandlung und Begleitung von trans* Personen liefert auch die S-3-Leitlinie »Geschlechtsinkongruenz, Geschlechtsdysphorie und Trans-Gesundheit: Leitlinie zur Diagnostik, Beratung und Behandlung« (AWMF, 2018). Es sind evidenzbasierte Handlungsempfehlungen, die jedoch nicht verbindlich sind und in einigen Punkten, z. B. betreffend »Alltagstest«, von den Forderungen des MDK abweichen (s. die Begutachtungsanleitung betreffend geschlechtsangleichende Maßnahmen bei Transsexualismus, ICD-10, F 64.0, 2020, die nach wie vor am »Alltagstest« festhält). In der Schweiz haben die Mitglieder einer Arbeitsgruppe (Garcia et al., 2014) ähnliche Empfehlungen formuliert. Aber auch sie sind nicht verbindlich.

Man mag diese fehlende Verbindlichkeit bedauern, da sie, wie ausgeführt, bei Transgendern wie bei Fachleuten oft zu Verunsicherungen und auch zu willkürlich formulierten Forderungen an trans* Personen führt (z. B. ob und wann ein »Alltagstest« zu machen ist, welche Gutachten abzugeben sind oder bezüglich der somatischen Behandlungsschritte). Andererseits liegt in der fehlenden Verbindlichkeit von Behandlungsrichtlinien aber auch die *Chance eines individuellen Vorgehens,* das sich an den Wünschen der betreffenden trans* Person orientiert und sie nicht in ein Raster einordnet, das ihr nicht entspricht.

Angesichts dieser Situation ist es letztlich nicht möglich, ein allgemein verbindliches Schema des Ablaufs der Transition zu schildern. Wichtig jedoch erscheint es mir, dass zusammen mit der transidenten Person ein *Gesamtbehandlungskonzept* formuliert wird, bei dem die daran beteiligten Fachleute (aus den Bereichen der Psychologie, Psychiatrie, Endokrinologie, Plastischen Chirurgie, Urologie, Gynäkologie sowie der Dermatologie und der Fachpersonen für Stimm- und Sprachtherapien) vernetzt zusammenarbeiten. Dies bedeutet, dass die Behandlungsschritte und -maßnahmen miteinander besprochen und zeitlich aufeinander abgestimmt werden. Auf diese Weise lassen sich für die trans* Person unnötig lange Wartezeiten zwischen den einzelnen Behandlungsschritten und ein immer wieder neues »Kämpfen« um den nächsten Schritt vermeiden.

Nach meiner Erfahrung kann die Zusammenarbeit der Fachleute in Form einer Arbeitsgruppe eine effiziente Möglichkeit sein (vgl. Kapitel »Welche Hilfe können die Professionellen trans* Personen bieten?«). Aber auch bei einer nichtinstitutionalisierten Zusammenarbeit sollte auf jeden Fall unter den an der Behandlung Beteiligten ein Konsens über einen Gesamtbehandlungsplan bestehen (ein solches Gesamtkonzept fordert im Übrigen beispielsweise das Schweizer Bundesgericht in seinem Urteil vom 24.06.2004, wenn dort die Rede ist von einem »gesamtheitlichen therapeutischen Programm«, in dessen Rahmen die einzelnen Behandlungsschritte zu planen und durchzuführen seien). Auf diese Weise lassen sich Doppelspurigkeiten, ein Aneinander-vorbei-Arbeiten und eine unzureichende und widersprüchliche Information der Klient:innen vermeiden.

Wenn eine Arbeitsgruppe für die Behandlung von trans* Personen besteht, erscheint es mir am günstigsten, wenn jeder trans* Person ein Mitglied dieser Gruppe, am ehesten wohl aus dem Fach der Psychiatrie oder Psychologie, als Bezugsperson zugeordnet wird. Diese Fachperson sollte in regelmäßigem Kontakt mit der trans* Person stehen und für die Koordination der Behandlungsschritte und -maßnahmen sorgen.

Damit die *extreme Fremdbestimmung*, der Transgender nach wie vor im Transitionsprozess unterworfen sind, abgebaut wird, ist es notwendig, dass sie in allen Stadien dieses Prozesses in die Entscheidungen einbezogen sind. Letztlich aber sollen *sie selbst* diejenigen sein, die die jeweils anstehenden Schritte zur Diskussion stellen und *entscheiden, was wann zu tun ist.* Die Aufgabe der verschiedenen Expert:innen ist in diesem Fall, aus der Sicht ihres Faches (z. B. Psychologie, Sozialarbeit, Endokrinologie, plastische Chirurgie) über die weiteren Schritte zu informieren und damit die Grundlage für eine *selbstständige Entscheidungsfindung* der trans* Person zu schaffen.

Mir ist bewusst, dass ein solches Vorgehen zurzeit vielerorts noch nicht üblich ist. Es sollte aber das Bestreben aller mit Transgendern arbeitenden Fachpersonen sein, sich diesem Ziel so weit wie möglich zu nähern. In letzter Konsequenz heißt dies, dass auf Begutachtungen jedweder Art total zu verzichten ist (s. hierzu auch die kritische Auseinandersetzung mit der »Psychodiagnostik von Geschlechtsidentität« von Güldenring, 2013). Die Fachpersonen haben lediglich eine informierende und beraterische Funktion. Die Entscheidungen darüber, welche Schritte zu welcher Zeit gemacht werden, liegen bei einem solchen Vorgehen allein bei der trans* Person.

Im Folgenden sollen die Schritte des Transitionsprozesses dargestellt werden, die viele trans* Frauen und trans* Männer, wenn auch längst nicht alle, gehen. Auch in dieser Hinsicht muss es den trans* Personen selbst überlassen bleiben, zu entscheiden, auf welche Art und mit welchem Ziel sie den Transitionsprozess durchlaufen wollen.

Diagnostik

Die Diagnostik richtet sich zunächst auf die *psychische Situation* der transidenten Person, wie ich sie im Kapitel »Eigene Erfahrungen« noch ausführlicher diskutieren werde. Dabei müssen wir uns, wie bereits erwähnt, darüber klar sein, dass die »Diagnose Transidentität« *immer eine Eigendiagnose* ist, die nur von der betreffenden Person selbst gestellt werden kann.

Bei einer Trennung der Rollen der Psychotherapeut:innen und der Gutachter:innen werden beide Fachleute der Diagnostik besondere Beachtung schenken, um einerseits die Diagnose »Geschlechtsdysphorie« (DSM-5: American Psychiatric Association, 2013; Falkai u. Wittchen, 2018; bis zur offiziellen Einführung der ICD-11 leider auch noch »Transsexualismus«, ICD-10) zu stellen und andererseits frühzeitig Kontraindikationen zu erkennen, z. B. Vorliegen einer Psychose (obwohl heute auch eine schizophrene Erkrankung nicht zwangsläufig eine Kontraindikation darstellt) oder einer Minderbegabung, aufgrund derer die betreffende Person nicht in der Lage ist zu beurteilen, was die hormonellen und chirurgischen Interventionen mit sich bringen.

Sind die Rollen von Psychotherapeut:innen und Gutachter:innen nicht getrennt, so obliegt der psychiatrischen oder psychologischen Fachperson die Diagnostik und therapeutische Begleitung der trans* Personen, indem sie die Klient:innen während einer gewissen – individuell zu planenden – Zeit regelmäßig sieht und sich so ein differenziertes Bild von der psychischen und sozialen Situation dieser Personen macht. Da es heute immer noch notwendig ist, dass eine Fachperson die Diagnose stellt, gehört dazu in erster Linie die Feststellung, ob es sich um das Phänomen »Transsexualität« im Sinne der ICD oder der »Geschlechtsdysphorie« des DSM-5 handelt. Ferner gilt es zu beobachten, wie konstant das Bedürfnis nach dem Leben im empfundenen Geschlecht ist, sowie zu klären, ob die transidente Person für sich ein – auch erreichbares – Therapieziel definiert hat, welche Veränderungen der Rollenwechsel im privaten wie im beruflichen Bereich mit sich bringen wird und welche Probleme allenfalls dabei entstehen können.

In den ersten Auflagen dieses Buches habe ich für eine Trennung der Rollen von Gutachter:innen und begleitenden Psychotherapeut:innen plädiert. Im Verlauf der Jahre hat sich meine Einstellung zu dieser Frage indes verändert, und ich habe kein Problem mehr damit, eine »gutachterliche« Stellungnahme für trans* Personen abzugeben, die ich psychotherapeutisch begleite. Dieser Einstellungsänderung liegt die folgende Überlegung zugrunde: Wenn ich davon ausgehe, dass Transgender selbst eigenverantwortlich die Entscheidung treffen sollen, wie sie ihren Transitionsprozess gestalten wollen, so betrachte ich meinen Bericht nicht wie ein »Gutachten« im traditionellen Sinne, sondern als Bestätigung dafür, dass alle wichtigen mit der Transidentität und der Transition zusammenhängenden Fragen ausführlich besprochen sind und die trans* Person alle zur Entscheidung nötigen Informationen erhalten hat.

Bei einem solchen Vorgehen muss die trans* Person nicht befürchten, dass allfällig von ihr geäußerte Zweifel an der Selbstdefinition »transident« oder Unsicherheiten im Hinblick auf das weitere Vorgehen (Hormone, Operation) »gegen sie verwendet« würden. Es bestünde dann auch nicht die von Hirschauer (1999) befürchtete »Ambiguität der Gesprächssituation«. Denn nicht die Fachperson entscheidet über die weiteren Schritte, sondern die trans* Person selbst. Insofern kann die psychotherapeutische Begleitung und die Erstellung eines »gutachterlichen« Berichts durchaus in der Hand ein und derselben Fachperson liegen. Neben der psychologisch-psychiatrischen Abklärung gehören in die diagnostische Phase auch endokrinologische, internistische und bei Bedarf weitere somatische Untersuchungen, um zu prüfen, ob Risiken oder Kontraindikationen im Hinblick auf die späteren hormonellen und chirurgischen Maßnahmen bestehen.

Der »Alltagstest«

Ich erwähne den sogenannten »Alltagstest« hier, obwohl er im Grunde obsolet ist. Die S-3-Leitlinie (AWMF, 2018) möchte es denn auch der trans* Person überlassen, ob und in welcher Art sie einen solchen Alltagstest machen möchte. In der für Deutschland verbindlichen Begutachtungsanleitung Richtlinie des GKV-Spitzenverbandes nach § 282 SGB V »Geschlechtsangleichende Maßnahmen bei Transsexualismus (ICD-10, F 64.0)« vom 31. August 2020 wird jedoch ein Alltagstest gefordert, bei dem die trans* Person »ausreichend Möglichkeiten« haben soll, »sich in der angestrebten Geschlechtsrolle täglich und in allen Lebensbereichen (Freunde, Familie, Arbeit etc.) zu erfahren«. Als Dauer wird für den Alltagstest angegeben, er müsse sich »über einen ausreichend langen Zeitraum« erstrecken.

So hilfreich es ist, dass Transgender sich selbst in der ihrem empfundenen Geschlecht entsprechenden Rolle erleben und erfahren, wie die Umgebung auf sie reagiert, darf der »Alltagstest« nach meiner Erfahrung jedoch *keinesfalls obligatorisch* sein. Es muss der betreffenden trans* Person überlassen bleiben, wann und ob sie überhaupt einen solchen »Alltagstest« durchführen will. In der psychotherapeutischen Begleitung kann besprochen werden, welche Motive der Entscheidung für oder gegen einen »Alltagstest« zugrunde liegen.

Dies kann die – unter Umständen unbegründete – Angst sein, in der Öffentlichkeit in der neuen Rolle abgelehnt und diskriminiert zu werden. Der Verzicht auf den »Alltagstest« kann aber auch das Resultat einer klugen, an der Realität orientierten Entscheidung sein. Dies gilt etwa für Transgender, die in einem sozialen (z. B. beruflichen) Umfeld leben, das mit großer Wahrscheinlichkeit, wenn nicht sogar mit Sicherheit, mit ausgeprägter »Transnegativität« (d. h. mit Feindseligkeit ihnen gegenüber) reagieren wird. Gerade weil die berufliche Stabilität von großer Bedeutung für den Transitionsprozess ist (vgl. die Resultate meiner katamnestischen Untersuchung, Rauchfleisch, Barth u. Battegay, 1998), wäre es unsinnig, in dieser Hinsicht Risiken einzugehen.

Das Fazit dieser Überlegungen lautet: Der »Alltagstest« kann nicht von außen gefordert werden. Es liegt vielmehr im Ermessen der trans* Personen, ob, wann und in welcher Form sie den Rollenwechsel vollziehen. Ein solches Vorgehen entspricht im Übrigen den Forderungen der Standards of Care (SoC8) der WPATH (2020) sowie den Empfehlungen der S-3-Leitlinie (AWFM, 2018) und den »Altdorfer Empfehlungen« (Haupt, 2011).

Hat sich eine trans* Person für den »Alltagstest« entschieden, so geht es einerseits darum, dass sie für sich selbst »testet«, ob und wie ihr der Wechsel der Geschlechtsrolle möglich ist. Zugleich »testet« sie aber auch ihre Umgebung, inwieweit diese in der Lage ist, den Rollenwechsel mitzuvollziehen und zu akzeptieren.

In dieser Transitionsphase ist es hilfreich, wenn die trans* Person eine Bestätigung erhält, die sie bei Behörden, Ausweiskontrollen, bei der Bank und Post oder in ähnlichen Situationen vorlegen kann und in der von fachlicher Seite (Gutachter:in oder Psychotherapeut:in) erklärt wird, dass die betreffende trans* Person sich im »Alltagstest« befindet und deshalb in der »gegengeschlechtlichen« Rolle auftritt (vgl. auch S. 136 ff.).

Die Hormonbehandlung

Da ich noch ausführlich auf die Applikation von gegengeschlechtlichen Hormonen eingehen werde (siehe S. 137 ff.), sei hier nur einiges Grundsätzliche zu dieser Behandlungsphase ausgeführt.

Bei einem »traditionellen« Vorgehen, das nicht der trans* Person selbst die Entscheidung überlässt, sondern in Form von Gutachten und Empfehlungen über sie bestimmt, kann die Hormonbehandlung erst beginnen, wenn die folgenden vier Voraussetzungen erfüllt sind (vgl. Kockott, 1996):

a) Die Diagnose »Transsexualität« muss gesichert sein.
b) Die »Transsexualität« muss eine innere Gewissheit erreicht haben und konstant bestehen.
c) Die transidente Person muss mit entsprechender fachlicher Beratung die Möglichkeiten, Grenzen und Risiken einer Hormonbehandlung realistisch beurteilen können.
d) Die innere wie äußere (soziale) Lebbarkeit der gewünschten Geschlechtsidentität muss im »Alltagstest« erfolgreich erprobt worden sein.

Es ist indes zu berücksichtigen, dass bei Transgendern in Deutschland gemäß Bundesgerichtsurteil vom Januar 2011 eine Personenstandsänderung möglich ist, ohne dass irgendwelche körperlichen Eingriffe (wozu auch die hormonelle Behandlung gehört) vorgenommen worden sind. Insofern gilt das dritte von Kockott (1996) genannte Kriterium nicht mehr. Nach wie vor aber müssen für die Personenstandsänderung die Kriterien 1 und 2 erfüllt sein, und es bedarf immer noch zweier Gutachten. Nachdem der Deutsche Bundestag am 10. April 2024 das Selbstbestimmungsgesetz SBGG (2024) angenommen hat, können volljährige Personen in Deutschland ab 1. November 2024 den Geschlechtseintrag und den Vornamen per Selbstauskunft gegenüber dem Standesamt ändern lassen. Es bedarf nun keiner Begutachtung mehr – wie es in der Schweiz bereits sei dem 1. Januar 2022 der Fall ist. Damit ist die extreme Fremdbestimmung, der trans* Personen ausgesetzt sind, wenigstens ein Stück weit verringert worden.

Die chirurgischen Maßnahmen zur Angleichung an das empfundene Geschlecht

Für Transgender, die den ganzen Prozess der Transition durchlaufen wollen, erfolgen die chirurgischen Maßnahmen, nachdem sich gezeigt hat, dass sie mit der hormonellen Medikation zurechtkommen. Nach der Operation werden sie nämlich lebenslang auf die Hormonapplikation angewiesen sein (zu den Operationstechniken und den dadurch erreichbaren körperlichen Veränderungen s. S. 140 ff.).

Üblicherweise fordern die Chirurg:innen für die operative Geschlechtsangleichung in Deutschland zwei befürwortende, unabhängige, ausführliche Gutachten an. Auch die Krankenkassen verlangen für die Kostenübernahme zwei unabhängige Gutachten. Selbstverständlich machen sich die Chirurg:innen auch ein eigenes Bild von der zu operierenden Person, erklären ihre Operationstechnik und besprechen die zu erwartenden Erfolge, aber auch die Grenzen und Risiken der chirurgischen Maßnahmen. Dazu gehören auch Hinweise darüber, wie viel die Operation zu einem guten »Passing«, dem Sich-Einfügen in die neue Rolle, beitragen kann und welche körperlichen Bedingungen auch durch noch so gute Operationstechniken nicht zu verändern sind.

Während in den 1970er, 1980er und 1990er Jahren wie selbstverständlich von trans* Personen gefordert wurde, dass sie den ganzen Prozess der körperlichen Transition (Hormontherapie und chirurgische Angleichung) durchliefen, ist die heutige Haltung dieser Frage gegenüber wesentlich offener. Ich selbst hatte schon in den ersten Dekaden der Begleitung von Transgendern den Eindruck, es solle ihnen überlassen bleiben, welche Schritte der körperlichen Transition sie unternähmen und wann sie diese Schritte tun wollten. Bis in die 1990er Jahre hin war dies aber nicht möglich. Heute hingegen ist es mehr oder weniger üblich, dass Transgender einen Schritt in der körperlichen Angleichung gehen und dann jeweils entscheiden, wie die nächsten Schritte aussehen sollen.

Personenstandsänderung

Beim Durchlaufen des Transitionsprozesses stellt die Personenstandsänderung für viele Transgender den letzten Schritt dar.

In *Deutschland* war eine Personenstandsänderung nach dem Bundesgerichtsurteil vom Januar 2011 auch ohne hormonelle und chirurgische Behandlung möglich. Nachdem am 10. April 2024 der Deutsche Bundestag das Selbstbestimmungsgesetz angenommen hat, sind nun auch keine Gutachten mehr zu erstellen.

In der *Schweiz* können trans* Personen seit Januar 2022 ohne irgendwelche gutachterlichen Stellungnahmen einen Antrag beim Zivilstandsamt auf Änderung des Personenstandes stellen. Damit ist eine weitere Hürde in der Selbstbestimmung von Transgendern überwunden. Die Erfahrungen mit dem Selbstbestimmungsgesetz in der Schweiz und in anderen Ländern, die diese gesetzliche Möglichkeit geschaffen haben (Irland, Dänemark und Portugal sowie Argentinien und Uruguay) zeigen, dass die in der Diskussion um dieses Gesetz geäußerten Befürchtungen gegenstandslos sind.

In *Österreich* ist im Juli 2006 der Transsexuellenerlass von 1996 vom österreichischen Verfassungsgerichtshof als verfassungswidrig aufgehoben worden. Mit dem Entscheid des Verwaltungsgerichtshofs vom Dezember 2009 besteht auch in Österreich nun die Möglichkeit, ohne Hormonbehandlung oder »Operationszwang« (d.h. ohne geschlechtsangleichende Operationen) den Geschlechtseintrag im Geburtenbuch zu ändern. Der Verwaltunsgerichtshof nennt dafür drei grundsätzliche Voraussetzungen: die Diagnose »Transidentität« muss gestellt sein, es muss eine deutliche Annäherung an das äußere Erscheinungsbild des anderen Geschlechts vorliegen, und es muss mit hoher Wahrscheinlichkeit damit zu rechnen sein, dass sich am Zugehörigkeitsempfinden zum anderen Geschlecht nichts mehr ändern wird. Das letztere Kriterium lässt sich nach Ansicht des Verwaltungsgerichtshofs »in aller Regel nur durch die Einholung eines Sachverständigengutachtens ausreichend klären«.

Nachbetreuung

Zu dieser Phase gehört zum einen die *körperliche Nachbetreuung* (allfällige chirurgische Korrekturen, Information und Kontrolle bezüglich der Wundheilung usw.).

Zum anderen ist nach meiner Erfahrung häufig auch eine *psychotherapeutische Nachbetreuung* sinnvoll. Trotz noch so guter Vorbereitung auf die hormonellen und chirurgischen Maßnahmen stellen sich nach diesen Interventionen doch immer wieder Fragen und Probleme (Integration in die neue Rolle, Enttäuschungen über die erreichten/erreichbaren Erfolge, Eingehen von Partnerschaften etc.), die sinnvollerweise psychotherapeutisch aufgearbeitet und begleitet werden, damit die transidente Person eine positive Entwicklung durchlaufen kann. Meine Erfahrung zeigt mir, dass nach einer intensiveren psychotherapeutischen Begleitung der Transition das Angebot der psychotherapeutischen Begleitung über die Operation hinaus fast immer angenommen wird. Die Stundenfrequenz richtet sich selbstverständlich nach den Bedürfnissen der betreffenden trans* Person.

Ein in diesem Zusammenhang speziell zu beachtendes Thema ist die Auseinandersetzung der trans* Person mit dem »neuen« Körper, nachdem die hormonelle und chirurgische Angleichung an das empfundene Geschlecht erfolgt ist. Viele Transgender sagen, dass sie nach der operativen Angleichung ihren Körper »neu entdecken« müssen und gleichsam eine »zweite Pubertät« durchlaufen. In dieser Transitionsphase erscheint mir eine *körperorientierte therapeutische Begleitung* wichtig und hilfreich für die weitere Entwicklung der trans* Person (Hamm, 2020; Stern u. Hahne, 2019; Rauchfleisch, 2023).

Die Begutachtung und Begleitung von Transidenten/Transgendern

In den vergangenen Jahren hat sich in rechtlicher Hinsicht in Bezug auf die Begutachtung von trans* Personen etliches geändert. Es ist interessant zu sehen, dass trotz nach wie vor bestehender Unterschiede die Änderungen in der Rechtsprechung in den deutschsprachigen Ländern Deutschland, Österreich und der Schweiz sehr ähnlich verlaufen sind, obwohl die Ausgangsbedingungen unterschiedlich waren.

Nachdem am 10. April 2024 der Deutsche Bundestag das Selbstbestimmungsgesetz (SBGG) angenommen hat, ist das aus dem Jahre 1981 stammende »Gesetz über die Änderung der Vornamen und die Feststellung der Geschlechtszugehörigkeit in besonderen Fällen« (Transsexuellengesetz – TSG) nicht mehr gültig. Schon vorher war mit dem Entscheid des Bundesverfassungsgerichts vom Januar 2011 in Deutschland trans* Personen die Möglichkeit gegeben, auch ohne hormonelle Behandlung und ohne angleichende Operation den Personenstand zu ändern und nachfolgend auch eine Ehe einzugehen. Solange aber noch kein Selbstbestimmungsgesetz bestand, mussten die Antragsteller:innen für die Personenstandsänderung zwei Gutachten beibringen. Diese Transgender diskriminierende Praxis ist nun mit dem Selbstbestimmungsgesetz endlich beendet.

In *Österreich* ist der »Transsexuellenerlass« von 1983 respektive 1996 im Jahr 2006 durch den österreichischen Verfassungsgerichtshof aufgehoben worden.

Damit sind die folgenden Änderungen gegenüber der früheren Praxis zu verzeichnen:

- Die Ehelosigkeit ist keine Voraussetzung mehr zur amtlichen Änderung des Geschlechtseintrags.
- Auch die Voraussetzung der geschlechtsangleichenden Operation ist durch das Urteil des Verwaltungsgerichtshofs im Februar 2009 aufgehoben worden.

Nach wie vor muss aber durch mindestens ein Gutachten bestätigt werden, dass bei der betreffenden trans* Person die feste Überzeugung besteht, dem »anderen« Geschlecht anzugehören, und mit hoher Wahrscheinlichkeit damit zu rechnen ist, dass sich am Zugehörigkeitsempfinden zum »anderen« Geschlecht nichts mehr ändern wird.

Ferner soll das Zugehörigkeitsempfinden zum »anderen« Geschlecht bei den Gesuchsteller:innen nach außen in der Form einer deutlichen Annäherung an das äußere Erscheinungsbild des »anderen« Geschlechts zum Ausdruck kommen. Dies allerdings heute ohne Operationszwang.

Ich habe bereits darauf hingewiesen, dass Transgender in der Schweiz seit dem 1. Januar 2022 selbst eine Änderung des Geschlechtseintrags beim Zivilstandsamt beantragen können, ohne dass sie dazu eine gutachterliche Bestätigung brauchen.

Fazit: Es sind in den letzten Jahren in rechtlicher Hinsicht einige Fortschritte zu verzeichnen. Diese betreffen in allen drei deutschsprachigen Ländern die Möglichkeit, den Personenstand auch ohne hormonelle Behandlung und Operation zu ändern, und die Streichung der Forderung, eine bestehende Ehe vor der Personenstandsänderung aufzulösen. In der Schweiz und in Deutschland besteht mit dem Selbstbestimmungsgesetz die Möglichkeit, ohne jegliche Gutachten eine Änderung des Geschlechtseintrags vorzunehmen. Nur in Österreich müssen trans* Personen Gutachten beibringen, welche die Diagnose »Transsexualität« bestätigen und dazu Stellung nehmen, dass sich das Zugehörigkeitsempfinden der Antragsteller:innen mit hoher Wahrscheinlichkeit nicht mehr ändern wird.

Angesichts der vielfältigen Änderungen im rechtlichen Bereich ist es Transgendern zu empfehlen, sich bei den nationalen Transorganisationen über den aktuellen Stand zu informieren.

Eigene Erfahrungen aus Begutachtungen und Behandlungen von Transidenten/Transgendern

Meine ersten Begegnungen mit trans* Personen

Als im Jahr 1971 an meinem damaligen Arbeitsort, der Psychiatrischen Universitätspoliklinik Basel, ein »transsexueller Mann« von seinem Hausarzt aus einer deutschen Stadt angemeldet wurde, war ich hoch gespannt, mit wem ich zusammentreffen und wie sich unsere Interaktion gestalten würde. Bisher hatte ich im Studium und aus der Fachliteratur lediglich einige wenige Informationen über das Phänomen »Transsexualismus« erhalten und war selbst nie mit einer solchen Person zusammengetroffen.

Nur gleichsam aus zweiter Hand hatte ich im Studentenheim, in dem ich während meines Studiums gewohnt hatte, eine Situation erlebt, die bei den Bewohnern große Belustigung hervorgerufen hatte und tagelang im Wohnheim Gesprächsthema Nummer eins war: Ein ebenfalls im Heim wohnender Kommilitone hatte, wie wir später von ihm erfuhren, in einem Nachtclub eine Stripteasetänzerin kennengelernt und war mit ihr übereingekommen, dass sie die Nacht mit ihm verbringen werde. Mitten in der Nacht wurden wir durch einen heftigen Wortwechsel auf dem Flur und lautes Türenschlagen geweckt. Als ich aus meinem Zimmer schaute, traf ich auf dem Flur den zitternden Kommilitonen an, der uns voller Empörung berichtete, er habe »einen Mann im Bett gehabt«. Auf unsere Fragen hin erzählte er, er habe die Stripteasetänzerin zu sich eingeladen in der festen Überzeugung, eine Frau vor sich zu haben. Als sie sich näher gekommen seien, habe er jedoch plötzlich bemerkt, dass die »Frau« einen Penis gehabt habe, worauf er »ihn« hinausgeworfen habe. Mit diesen wenigen Vorkenntnissen ausgestattet, traf ich im Jahr 1971 mit Frau B. zusammen (der Einfachheit halber werde ich die trans* Frau, die damals zwar noch nicht operiert war, aber bereits seit längerer Zeit permanent in der weiblichen Rolle lebte, im

Folgenden als »Frau« bezeichnen). Sie lebte in Deutschland und war von ihrem Hausarzt an unsere Poliklinik überwiesen worden, damit von uns ein Gutachten zur Frage der Indikation einer hormonellen und operativen Angleichung an das weibliche Geschlecht erstellt werde. Im Rahmen dieser Begutachtung war es meine Aufgabe, die Anamnese zu erheben und mit Frau B. eine ausführliche testpsychologische Untersuchung durchzuführen.

Als ich Frau B. im Wartezimmer begrüßte, fiel mir schlagartig wieder die längst vergessene Episode aus der Studienzeit ein. Ich sah mich einer groß gewachsenen Frau mit üppigen, gelockten roten Haaren gegenüber, mit Netzstrümpfen, extrem hochhackigen Schuhen, einem engen Minirock und einer tief dekolletierten glitzernden Bluse bekleidet, eine Frau, die jede Nachtclubtänzerin vor Neid hätte erblassen lassen. Frau B. sprach zwar mit einer tiefen, rauchig wirkenden Stimme, die jedoch in keiner Weise den Eindruck entstehen ließ, einen Mann vor sich zu haben. Einzig die ausgesprochen breiten Hände und der vorspringende Adamsapfel wirkten disharmonisch im Gesamtbild. Hinzu kam, dass im weiteren Gespräch mit Frau B. bei einem spontanen Lachen und einer spontanen Bewegung plötzlich, mitunter nur für den Bruchteil einer Sekunde, etwas ausgesprochen »Männliches« sichtbar wurde, das sie aber sofort wieder unter Kontrolle hatte und mit einer betont »weiblichen« Attitüde überspielte.

Auf diese Weise entstand ein schillerndes Bild, das es mir unmöglich machte, mein Gegenüber eindeutig als Frau oder Mann wahrzunehmen. Das Gefühl der Irritation steigerte sich im Verlauf des Gesprächs immer mehr, und ich stellte in der an die Konsultation anschließenden Reflexion meiner Gegenübertragung fest, wie irritierend es für mich war, dass die von uns im Allgemeinen als selbstverständlich und unverrückbar angenommene Binarität der Geschlechter (es gibt nur zwei Kategorien von Menschen, nämlich Frauen und Männer) bei Frau B. offensichtlich nicht zutraf. Diese mir sonst Orientierung gebenden Koordinaten waren bei ihr aufgelöst, und sie konfrontierte mich (sowie ihr näheres und weiteres Umfeld) mit einer völlig neuen Situation.

Diese Verunsicherung und Irritation meinerseits kontrastierte mit der absoluten Sicherheit, die Frau B. hinsichtlich ihres Weiblich-

Seins an den Tag legte. So berichtete sie mir, dass sie immer wieder als Nachtclubtänzerin arbeite und gelegentlich auch als Prostituierte tätig sei. Dabei betonte sie, dass die Männer sie »natürlich« als Frau wahrnähmen. Keiner habe je an ihrer Weiblichkeit gezweifelt. Erklärend fügte sie mit kokettem Lächeln hinzu: »Als Frau kennt man die Tricks, wie man den Männern den ›kleinen Unterschied‹ geschickt verheimlicht.«

Ich habe meine erste Begegnung mit einer trans* Person so ausführlich geschildert und dabei auch meine Gefühlsreaktionen beschrieben, weil sich darin einige wesentliche Merkmale finden, die für die Interaktion zwischen Transidenten und ihrer Umgebung charakteristisch sind und zumindest für einen Teil der trans* Frauen gelten.

Ich bin in den Jahren von 1971 bis heute mit einer großen Zahl Transidenter anlässlich von Begutachtungen, Kriseninterventionen, die Angleichung an das empfundene Geschlecht begleitenden Psychotherapien sowie in Behandlungen, die Jahre nach der Operation der Klärung der inneren und äußeren Situation galten, zusammengetroffen. Dabei habe ich sehr unterschiedliche Menschen kennengelernt. Bei den trans* Männern ist das Passing, die Einpassung in die angestrebte Rolle und Lebensweise, einfacher und gelingt in der Regel sehr gut. So kommt es durch die hormonelle Behandlung z. B. zu Stimmbruch und Bartwachstum. Bei vielen trans* Frauen hingegen werden oft Züge des ursprünglich zugewiesenen männlichen Geschlechts sichtbar und führen bei der Umgebung zu den Irritationsgefühlen, die ich bei meinem ersten Zusammentreffen mit Frau B. beschrieben habe. Diese Irritation wird noch dadurch verstärkt, dass wir gewohnt sind, die Geschlechterbinarität als unverrückbare Gegebenheit zu betrachten, und mit großer Verunsicherung reagieren, wenn diese Koordinaten ins Wanken geraten. Um solche quälenden Unsicherheiten zu vermeiden, werden in vielen sozialen Situationen die »Geschlechtsunterschiede« betont und augenfällig gemacht (z. B. bei den sanitären Anlagen, die im Allgemeinen getrennt für Frauen und Männer vorgesehen sind), ein Phänomen, das Goffman (1979) als »institutional genderism« bezeichnet hat.

Aus der beschriebenen Irritation heraus ist auch erklärbar, warum es vor allem trans* Frauen nach wie vor schwer haben, in der

Öffentlichkeit Akzeptanz zu finden. Dabei ist allerdings zu berücksichtigen, dass vor allem Männer sich mit der Akzeptanz von Transidenten schwer tun (»Transnegativität«). Dies ist eine Einstellung, die wir in ganz ähnlicher Weise im Hinblick auf die Akzeptanz von Lesben und Schwulen finden. Auch hier zeigen Männer im Allgemeinen eine wesentlich ausgeprägtere Homonegativität (homosexualitätsfeindliche Haltung) als Frauen (Rauchfleisch, 2011; Rauchfleisch, Frossard, Waser, Wiesendanger u. Roth, 2002). Die mit der Irritation und der geschlechtsspezifischen Akzeptanz zusammenhängenden, für die Genderforschung interessanten Fragen werde ich ausführlich im Kapitel »Gendertheoretische Aspekte der Transidentität« diskutieren.

Noch ein weiterer Aspekt ist in meiner ersten Begegnung mit einer transidenten Person sichtbar geworden: Es könnte bei den Leser:innen der Eindruck entstanden sein, trans* Frauen seien typischerweise im Rotlichtmilieu tätig. Tatsächlich haben sich unter denen, die ich in den 1970er Jahren angetroffen habe, einige befunden, die zumindest zeitweise ihr Geld im Rotlichtmilieu verdient haben. Dies war bedingt durch die Marginalisierung und Diskriminierung, denen trans* Personen in dieser Zeit in starkem Maße ausgesetzt waren. Doch finden sich unter Transgendern ebenso Ärzt:innen, Büroangestellte, Verkäufer:innen, Friseur:innen, Naturwissenschaftler:innen, Informatiker:innen und Angehörige vieler anderer »bürgerlicher« Berufe.

Wenn ich auf die nunmehr 54 Jahre, in denen ich mich mit transidenten Menschen beschäftige, zurückblicke, hat die Zahl derer, die in sozial instabilen Situationen leben, deutlich abgenommen. Ich sehe diese Veränderung vor allem dadurch bedingt, dass die Akzeptanz von Transgendern in der Gesamtbevölkerung zugenommen hat und sie heute nicht mehr in gleichem Maß wie noch vor 40 oder 50 Jahren marginalisiert und das heißt im beruflichen Bereich ins »Abseits« gedrängt werden. Je weniger Transgender ausgegrenzt und marginalisiert werden und je größer echte Akzeptanz ihnen gegenüber wird, desto besser gelingt es ihnen selbstverständlich, im beruflichen Bereich Fuß zu fassen und, wie cis Personen, entsprechend ihrer Begabung Ausbildungen zu absolvieren und beruflich erfolgreich zu sein.

Dabei ist mir im Verlauf der Jahre aufgefallen, dass bei Transgendern eine gewisse Gefahr besteht, dass sie nach der Transition ein *Burn-out* entwickeln. Oft haben trans* Personen im Gespräch mit mir darauf hingewiesen, dass sie den Skeptiker:innen, die bezweifeln, dass sie weiterhin beruflich erfolgreich sein werden, zeigen würden, dass sie gleich, wenn nicht sogar noch leistungsfähiger sein werden als vor der Transition. Dieser Wunsch, sich und der Umgebung zu beweisen, dass die Transition keineswegs eine Verminderung der Leistungsfähigkeit bedeutet, ist völlig verständlich und zutreffend. Der aus einer solchen Haltung entstehende Leistungsdruck kann sich jedoch so steigern, dass es zu einem Burn-out kommt. Im Grunde ist dies Ausdruck einer verinnerlichten Transnegativität, die der Auffassung entspringt »Wenn schon transident, dann wenigstens sehr leistungsfähig«. Es ist aus diesen Gründen wichtig, in der Transitionsbegleitung auf Hinweise auf eine verinnerlichte Transnegativität zu achten und diese zu bearbeiten, um eine solche Burn-out-Entwicklung zu vermeiden.

Ein Problem sehe ich darin – und auch dieser Aspekt zeigte sich bei meinem oben geschilderten Zusammentreffen mit Frau B. –, dass bei trans* Frauen, wenn auch in unterschiedlichem Maß, häufig nicht nur der Wunsch nach einem möglichst guten Passing besteht, sondern sie danach streben, jegliches Zeichen des ihnen zugewiesenen Geschlechts geradezu auszumerzen, in der Hoffnung, auf diese Weise dann endlich als »eine richtige Frau« wahrgenommen zu werden.

Dadurch, dass heute viele Transgender die körperliche Transition schrittweise vornehmen, können sie sich mit der jeweiligen körperlichen Situation besser auseinandersetzen und es gelingt ihnen nach meiner Beobachtung eher als Transgendern früher, eine realistische Haltung gegenüber den Ergebnissen der körperlichen Angleichung einzunehmen. Zudem besteht durch das schrittweise Vorgehen auch die Möglichkeit, in der therapeutischen Begleitung an den Erwartungen an die körperliche Angleichung und den real zu erzielenden Erfolgen zu arbeiten.

In der psychotherapeutischen Begleitung, die ich im Rahmen des Transitionsprozesses durchführe, gilt es auch zu klären, inwieweit die Klient:innen das ihnen zugewiesene Geschlecht, das oft einen bedeutenden Teil ihrer bisherigen Lebensgeschichte ausmacht, wenigstens so weit akzeptieren können, dass sie gewisse Merkmale bestehen lassen (vielleicht sogar besonders schätzen können) und nicht einen erbitterten Kampf dagegen führen müssen.

Es ist meines Erachtens unsinnig und letztlich selbstzerstörerisch und das Selbstwertgefühl unterhöhlend, einen permanenten Kampf dagegen zu führen. Wesentlich konstruktiver erscheint es mir, die bisherige Lebensgeschichte, auch wenn sie oft schwierig war und viele Verletzungen mit sich gebracht hat, als solche zu akzeptieren und sich zwar um ein möglichst gutes Passing zu bemühen, ohne dabei aber so weit zu gehen, dass alles, was an die Vergangenheit erinnern könnte, rigoros beseitigt werden müsste. Meine Vorstellungen über die psychotherapeutische Begleitung werde ich noch ausführlich (siehe S. 60 ff.) darstellen.

Ein Problem sei in diesem Zusammenhang hier wenigstens noch kurz angeschnitten (ausführlicher werde ich es im Kapitel »Gendertheoretische Aspekte der Transidentität« diskutieren): Es ist die Frage, ob das – zum Teil extreme – Bestreben einiger Transgender nach möglichst »perfektem« Passing letztlich ihr originärer Wunsch ist, oder ob die Gesellschaft, in der sie leben, ihnen diesen Wunsch nicht geradezu aufdrängt, indem die Umgebung nur »eindeutige« Frauen oder Männer akzeptiert. Wir müssen uns fragen – und Transgender selbst müssen sich meines Erachtens intensiv, wie es Jacqueline Born in ihrem Beitrag in diesem Buch tut, mit dieser Frage auseinandersetzen –, ob die Situation nicht anders aussähe, wenn in unserer Gesellschaft das Androgyne einen anerkannten, positiv konnotierten Platz einnähme, wie es beispielsweise bei den »Two- Spirit People« in Nordamerika (Tietz, 2013) ist.

Ich bin während der Jahre meiner Beschäftigung mit dem Phänomen Transidentität zur Ansicht gelangt, dass in einer nicht unbedingt auf die Binarität der Geschlechter beharrenden Gesellschaft vermutlich die Wünsche von trans* Personen nach einer »perfekten« Angleichung an das empfundene Geschlecht längst nicht so ausgeprägt wären, wie sie heute zum Teil geäußert werden. Ich habe diese Fragen bei der Auseinandersetzung mit dem heute viel diskutierten Thema der Nichtbinarität bereits in Kapitel »Exkurs: Zum ›Problem‹ der Nichtbinarität« diskutiert.

Diagnostische Überlegungen

Als wir 1971 in der Psychiatrischen Universitätspoliklinik Basel mit der Begutachtung von Transgendern – damals »Transsexuelle« genannt – begonnen haben, habe ich mich intensiv mit der damals vorliegenden Literatur auseinandergesetzt. In der Fachliteratur erfuhr ich, dass der »Transsexualismus« eine »Störung der Geschlechtsidentität« sei (s. die auf den Seiten 18 ff. dargestellten Leitlinien der ICD und des DSM). Diese Menschen seien der unerschütterlichen Überzeugung, dem »Gegengeschlecht« anzugehören, und sie strebten die Angleichung an das »andere« Geschlecht, die »Geschlechtsumwandlung«, mit Hilfe hormoneller und chirurgischer Maßahmen an. Keine wie auch immer geartete Psychotherapie oder somatische Behandlung könne sie von dieser Überzeugung abbringen. Die einzige ihnen zumindest eine gewisse Linderung ihres Leidens bringende Maßnahme sei die Behandlung mit gegengeschlechtlichen Hormonen und die operative Beseitigung der bisherigen, ihrem »biologischen« Geschlecht entsprechenden Geschlechtsmerkmale und die Erstellung der Geschlechtsmerkmale des »anderen« Geschlechts. Das hieß: Behandlung der »biologischen« Männer mit Östrogenen und operative Beseitigung des Penis und der Hoden und Bildung von Klitoris, Vagina und Schamlippen. Die »biologischen« Frauen wurden mit Testosteron behandelt, operativ wurden die Brüste, Gebärmutter und Eierstöcke entfernt. Eine Phalloplastik wurde wegen der vielfältigen Komplikationen eher selten erstellt.

In der psychiatrisch-psychologischen Fachliteratur, insbesondere in Publikationen psychoanalytischer Provenienz, wurde indes dringend von solchen hormonellen und chirurgischen Interventionen abgeraten. Das Argument lautete, die »transsexuelle« Idee sei eine nicht der äußeren Realität entsprechende Vorstellung, im Grunde eine Wahnidee, und es sei deshalb absurd, auf eine rein subjektive Überzeugung mit derart weitreichenden, im wahrsten Sinne des Wortes »einschneidenden« Maßnahmen einzugehen. Hormonelle und gar operative Interventionen stellten ein Mitagieren der »Psychopathologie« dar und seien in keiner Weise therapeutisch, sondern würden den intakten Körper der betreffenden Menschen zerstören und ihrer (wahnhaften) Vorstellung, dem »anderen« Geschlecht anzugehören, neue Nahrung geben, statt diese Vorstellung abzubauen.

Außerdem sei zu befürchten, dass die hormonelle und operative Angleichung an das »andere« Geschlecht bei diesen Menschen, in deren Persönlichkeit ein psychotischer Kern vermutet wurde, zu einer psychotischen Dekompensation führen könne, da die transsexuelle Idee eine ich-stabilisierende Wirkung habe. »Agiere« man in Form solcher Operationen mit, so destabilisiere man diese Persönlichkeiten, da sie mit dem Erreichen des Ziels erkennen müssten, dass ihre »Identitätsstörung« durch die Veränderung des Körpers in keiner Weise behoben sei. Die Folge sei eine Kette weiterer Operationswünsche wie Nasen-, Ohren- und Gesichtskorrekturen und andere operative Veränderungen am Körper. Wieder artikuliere sich die »Identitätsstörung« am Körper und jedes Eingehen auf die Operationswünsche habe verhängnisvolle Folgen. Die Berichte von (seltenen) psychotischen Dekompensationen und Suiziden von »Transsexuellen« nach der Operation wurden von solchen Autor:innen als Beleg für ihre Überlegungen angeführt.

Derartige Berichte in der Fachliteratur hatten selbstverständlich einen Einfluss auf meine Auffassung vom »Transsexualismus«. Und über etliche Jahre hin habe ich mit mehr oder weniger großer Ambivalenz bei den Begutachtungen mitgewirkt. Einerseits leuchtete mir die Argumentation der kritischen Autor:innen ein. Andererseits erlebte ich bei den uns aufsuchenden trans* Personen aber ein immenses Leiden unter ihrer Situation und bei den Konsultationen nach der Operation eine enorme Entlastung.

Dieser Eindruck wurde noch verstärkt durch positive Berichte von katamnestischen Untersuchungen, die die hormonellen und chirurgischen Maßnahmen als *das* Mittel der Wahl bezeichneten und von überwiegend positiven postoperativen Entwicklungen berichteten (eine Zusammenstellung dieser Studien findet sich bei Pfäfflin u. Junge, 1992). Eine von uns selbst 1979 durchgeführte katamnestische Studie (Wyler, Battegay, Krupp, Rist u. Rauchfleisch, 1979) bestätigte diese positive Sicht und führte zu einer erheblichen Verringerung meiner Ambivalenz (Katamnesen neueren Datums aus dem deutschsprachigen Bereich sind die von Hepp, Klaghofer, Burkhard-Kübler u. Buddeberg, 2002; De Roche et al., 2004; s. auch die Resultate der großen schottischen Studie »Trans Mental Health Study 2012«, McNeil et al., 2012; Krell u. Oldemeier, 2017; Timmermanns et al., 2022).

Zumeist aber ging ich, wenn ich es jetzt rückblickend kritisch reflektiere, wie selbstverständlich davon aus, dass der »Transsexualismus« (so die damalige ICD-Diagnose) eine – schwere – psychische Störung, eben eine die Persönlichkeit in ihrem Kern betreffende *Identitätsstörung*, sei. Entsprechend den international verwendeten Indikationskriterien ging es in der Begutachtung darum, das Vorliegen einer schizophrenen Psychose auszuschließen. Doch figurierte der »Transsexualismus« beispielsweise in der ICD und im DSM eindeutig unter den psychischen Krankheiten und wurde in den Abklärungen der 1970er und 1980er Jahre oft mit der Diagnose einer (zumeist Borderline-)Persönlichkeitsstörung verbunden.

Rückblickend zweifle ich nicht grundsätzlich an den damals gestellten Diagnosen. Ich hatte in dieser Zeit wohl tatsächlich mehrheitlich mit trans* Personen zu tun, die unter psychischen Störungen litten. Im Unterschied zu meiner damaligen Auffassung bin ich heute aber der Ansicht, dass diese Störungen *unabhängig von der Transidentität* bestanden und häufig *Reaktionen* auf besonders belastende Lebenssituationen darstellten. Aufgrund unserer heutigen Erfahrungen mit Transgendern ist klar, dass die Transidentität, wie die sexuellen Orientierungen (Hetero-, Homo-, Bi-, Pan- und Asexualitäten), in keinem ursächlichen Zusammenhang mit wie auch immer gearteten psychischen Störungen steht, sondern eine Identitätsvariante darstellt. Allenfalls finden sich depressive Verstimmungen und andere Anpassungsstörungen, mitunter ein erhöhter Suchtmittelkonsum und suizidale Krisen bei ihnen als *Reaktion* auf die schwierige Situation, in der sich Transgender in unserer cis-heteronormativen Gesellschaft nach wie vor befinden. Wie die sexuellen Orientierungen enthält auch die Transidentität das ganze Spektrum von psychischer Gesundheit bis zu schweren psychischen Störungen.

Gehen wir von einer solchen Sicht aus, so gewinnt die Diagnostik im Rahmen der Begutachtung und der psychotherapeutischen Begleitung keine geringere, sondern eigentlich erst ihre richtige Bedeutung. Denn welchen Sinn ergäbe eine diagnostische Abklärung, wenn die »Diagnose Transsexualismus« geradezu automatisch mit einer Persönlichkeitsstörung oder einer anderen schweren Psychopathologie kombiniert würde? Der Sinn einer diagnostischen Reflexion liegt vielmehr darin, im Interesse der betreffenden trans* Person und mit ihr zusammen zu eruieren, ob und wo auf dem Weg der Transition Hindernisse und Probleme auftauchen können, und diese Hindernisse so weit wie möglich abzubauen.

Es erscheint mir bei der Diagnostik wichtig zu beachten, dass es sich um ein prozesshaftes, vielschichtiges Geschehen handelt, das im Hinblick auf die verschiedenen Bezugspersonen und Bezugsgruppen der trans* Personen unterschiedliche Bedeutung hat. Mit Hirschauer (1999, S. 204) lassen sich die folgenden sechs Aspekte unterscheiden:

Die Diagnose »Transsexualität«
- »ist eine *Stellungnahme zu einem Geltungsanspruch,* der für die Rezeption durch die Medizin in die Form einer Selbstdiagnose gebracht wurde«;
- »ist eine *Aufnahmeentscheidung* über die Zugehörigkeit zu der Geschlechtsgemeinschaft, der der Diagnostiker angehört oder gerade nicht angehört; das heißt, sie ist innerhalb der Beziehung von Transsexuellen und Gutachtern distinktiv und assoziierend«;
- »ist ein *Schiedsspruch* in den sozialen Konflikten um die transsexuelle Geschlechtszugehörigkeit, besonders zwischen Transsexuellen und ihren Angehörigen, aber auch unter Angehörigen, zwischen Patienten und Kassen, Ärzten, Arbeitgebern usw.«;
- »ist ein *Urteil über Mitgliedschaft* in einem Szenekollektiv, das Zugehörigkeit attestiert oder einen Ausscheidungsgrund liefert – je nach Interpretation durch den ›Transsexuellen‹«;
- »ist eine *irreversible Arbeitsanweisung,* da die indizierte Behandlung von anderen medizinischen Disziplinen übernommen wird«;
- »ist aber auch ein *Qualifikationsurteil* über die riskante Aufnahme erfolgversprechender Kandidaten in ein Behandlungsprogramm, das wegen seiner öffentlichen und innermedizinischen Beobachtung unter Legitimationsdruck steht.«

Es erscheint mir bei dieser aus dem Jahr 1999 stammenden Auflistung von Hirschauer interessant, dass der Autor bereits damals auf die in der Diagnostik liegende Festschreibung einer bestimmten sozialen Rolle der trans* Personen und auf die Funktion der Diagnose »Transsexualität« als »Aufnahmeentscheidung« und »Schiedsspruch« hingewiesen hat. Hier zeigt sich noch einmal deutlich, in welch starkem – unzumutbaren! – Maße Transgender in ihren Entscheidungen fremdbestimmt sind.

Die Entpathologisierung des Phänomens Transidentität hat gerade für die Diagnostik von Ratsuchenden und zu Begutachtenden weitreichende Folgen. So bin ich im Verlauf der Jahre bei der Feststellung, dass bei einer trans* Person psychische Störungen bestehen, immer mehr darauf bedacht, zwischen *primären* und *reaktiven Störungen* zu differenzieren. Das ist gewiss nicht immer möglich, erscheint mir aber vor allem im Rahmen der den Transitionsprozess begleitenden Psychotherapie von großer Bedeutung. Ich werde mein Vorgehen in diesen Behandlungen noch ausführlich schildern (siehe S. 60 ff.).

Die Differenzierung zwischen primären und reaktiven Störungen ist auch von Bedeutung für die Beurteilung eines Kriteriums, das sich für den Transitionsprozess als wichtig erwiesen hat: Es ist die *soziale Integration* (Fahrner, Kockott u. Duran, 1987; Pfäfflin, 1993; Pfäfflin u. Junge, 1992; Rauchfleisch et al., 1998; Krell u. Oldemeier, 2017; Timmermanns et al., 2022). Es besteht ein gravierender Unterschied, ob eine trans* Person beispielsweise primär unter einer Borderline-Persönlichkeitsstörung leidet und wegen der dieser Erkrankung zugrunde liegenden Ich-Struktur-Pathologie und der für die Borderline-Störung charakteristischen prägenitalen Konflikte (s. Kernberg, 1979; Rauchfleisch, 2019) große Probleme mit der konstruktiven Auseinandersetzung mit ihrer Transidentität und ihrer Integration hat, oder ob es sich um eine primär gesunde Persönlichkeit handelt, die aufgrund der schwierigen Lebensumstände, mit denen viele Transgender in unserer Gesellschaft konfrontiert sind, und infolge von Ausgrenzungen, die sie im Alltag erfährt, psychische Störungen wie Depressionen, Ängste und suizidale Krisen aufweist. Auch dem Symptom eines erhöhten Alkohol- und Drogenkonsums kommt eine unterschiedliche Bedeutung zu, je nachdem, ob es ein Missbrauch als Reaktion auf eine belastende Lebenssituation ist oder Ausdruck sich wiederholender Impulsdurchbrüche auf dem Boden einer Persönlichkeitsstörung oder anderer schwerer Psychopathologien.

Schließlich führt die Entpathologisierung der Transidentität auch zu wichtigen Änderungen in der *Gegenübertragung:* Solange wir Transgender als primär Kranke mit einer den Kern ihrer Persönlichkeit betreffenden Störung betrachten, besteht die Gefahr, sie nicht in dem Maß als Partner:innen und selbstverantwortlich handelnde und entscheidende Menschen wahrzunehmen, als wenn wir uns darüber klar sind, dass ihre Transidentität selbst nichts mit irgendwie gearteten psychischen Störungen zu tun hat. Obwohl natürlich jeder psychisch Kranke genauso wie jeder psychisch Gesunde von den Professionellen als gleichwertige Partner:in behandelt werden soll, sieht die Realität oft leider anders aus, indem die Fachleute bei Kranken mitunter meinen, sie wüssten besser als die Patient:innen selbst, wie es um sie stehe und was ihnen gut tue.

Gerade im Fall der Begutachtung und der Entscheidungsfindung bei der Einleitung der hormonellen und chirurgischen Maßnahmen, aber auch bei allen anderen Schritten, die trans* Personen im Verlauf ihrer Transition in engem Austausch mit den Professionellen der verschiedenen medizinischen und psychologischen Disziplinen tun, erscheint es mir von großer Bedeutung, ob es zwischen ihnen und den Behandelnden zu einer echten, partnerschaftlichen Zusammenarbeit kommt, die transidenten Personen also als mündige »Patient:innen« betrachtet werden, oder ob sie sich in der Position von Menschen befinden, über die andere entscheiden, ohne dass sie große Möglichkeiten zur Mitwirkung an den Entscheidungen haben. Es klingt zwar nach einem partnerschaftlichen Umgang zwischen medizinischen Fachpersonen und Transgendern, wenn die Rede davon ist, die Entscheidungen im Transitionsprozess seien auf der Grundlage des viel gepriesenen »informed consent« (d.h. aufgrund einer Einwilligung nach erfolgter Aufklärung) gefällt worden. Ich zweifle indes oft daran und stehe unter dem Eindruck, dass durch diese Formulierung die tatsächlich bestehende Asymmetrie zwischen den medizinischen Fachleuten und den trans* Personen lediglich verschleiert wird und die Entscheidungen letztlich doch von den Fachleuten getroffen werden.

Die Beachtung dieser interaktionellen Prozesse erscheint mir besonders wichtig angesichts der real bestehenden großen, letztlich unzumutbaren und durch nichts zu rechtfertigenden Abhängigkeit der trans* Personen von den Fachleuten, wenn es um die verschiedenen Behandlungsschritte geht. Die extreme Fremdbestimmung zeigt sich noch einmal in besonders brisanter Form, wenn wir uns vor Augen führen, dass Transidentität immer eine *Eigendiagnose* ist und nicht von Außenstehenden gestellt werden kann.

Ich möchte noch auf eine Änderung eingehen, die sich für mich im Verlauf der Jahre, in denen ich mich mit Transgendern beschäftige, ergeben hat. In der Anfangszeit sah die typische Situation so aus, wie ich sie bereits am Beispiel von Frau B. beschrieben habe: Die trans* Personen wurden von ihren Hausärzt:innen oder plastischen Chirurg:innen, die sie aufgesucht hatten, mit der Bitte angemeldet, ein Gutachten zur Frage der Indikation hormoneller und chirurgischer Interventionen zu erstellen.

Die dazu nötigen Abklärungen erfolgten im Allgemeinen in drei bis fünf Sitzungen, in denen wir die Anamnese erhoben, eine umfangreiche Testbatterie mit verschiedenen Leistungs- und Persönlichkeitstests durchführten und in ausführlichen Explorationen ein Bild von der zu beurteilenden Persönlichkeit zu gewinnen versuchten. Vor allem galt es, entsprechend den international gebräuchlichen Indikationskriterien, eine Psychose auszuschließen und festzustellen, ob es sich bei der Überzeugung, dem »anderen« (empfundenen) Geschlecht anzugehören, um eine seit längerer Zeit bestehende, unveränderbare Vorstellung handelte. Wir stellten das Gutachten den Endokrinolog:innen und plastischen Chirurg:innen zu und sahen die transidenten Klient:innen in der Regel nicht wieder, zumal anfangs etliche von ihnen von recht weit entfernten Orten zu uns kamen. Allenfalls suchten sie uns bei weiteren Terminen, die sie bei den Chirurg:innen wahrnahmen, gelegentlich auch später noch einmal, zu einem kurzen Gespräch auf. Wir hatten jedoch nicht die Möglichkeit, sie über längere Zeit zu begleiten und uns ein differenziertes Bild von ihrer weiteren Entwicklung zu machen. Außerdem beschränkte sich die Zusammenarbeit mit den Vertreter:innen der Endokrinologie und plastischen Chirurgie auf den erwähnten Schriftwechsel und gelegentliche telefonische Kontakte.

Um die Zusammenarbeit mit den Vertreter:innen der anderen Fächer zu verbessern, beschlossen wir 1993, im Universitätsspital Basel (früher »Kantonsspital«) eine interdisziplinäre »Arbeitsgruppe für Patientinnen und Patienten mit transsexuellen Ideen« zu bilden. Diese Arbeitsgruppe setzte sich zusammen aus den Vertreter:innen der Psychiatrie und Psychologie, der Endokrinologie, der Urologie, der Gynäkologie und der Plastischen Chirurgie. Die personelle Zusammensetzung hat sich im Verlauf der Jahre durch das Ausscheiden etlicher Mitglieder, die dann durch ihre Nachfolger:innen ersetzt wurden, immer wieder geändert (ich selbst bin Ende 1999 mit meinem Weggang von der Psychiatrischen Universitätspoliklinik Basel und der Eröffnung meiner privaten Praxis aus der Arbeitsgruppe ausgeschieden). Die transidenten Klient:innen haben sich mit der Bitte um Aufnahme in das »Programm« der Arbeitsgruppe an ein Mitglied aus diesem Gremium gewendet, und die Gruppe hat gemeinsam Entscheidungen über die weiteren Schritte (hormonelle Behandlung und Operation) getroffen. Die psychotherapeutischen Begleitungen im Transitionsprozess wurden im Allgemeinen von Psychotherapeut:innen in privater Praxis durchgeführt, wobei diese nach Ablauf eines Jahres der Arbeitsgruppe bekannt gaben, ob die Behandlung regelmäßig durchgeführt worden war.

Ich selbst bin während meiner Zugehörigkeit zur Arbeitsgruppe bei trans* Personen, deren psychotherapeutische Begleitung ich übernommen hatte, bei den Entscheidungen über die weiteren Schritte in den Ausstand getreten, da meiner damaligen Ansicht nach die Rollen des Psychotherapeuten und des Gutachters voneinander getrennt werden sollten. Ich ging damals davon aus, dass die Klient:innen sich in der Psychotherapie nur dann frei äußern könnten, wenn sie nicht befürchten müssten, dass beispielsweise Zeichen von Ambivalenz der Operation gegenüber oder die Mitteilung bestimmter, möglicherweise ungünstig erscheinender Lebensumstände den Therapeuten, der gleichzeitig bei der Entscheidung über die weiteren Schritte beteiligt ist, in negativer Weise beeinflussen könnten.

Was die Koordination der Betreuung und die Rollen von Psychotherapeut:innen und Gutachter:innen betrifft, existieren vor allem zwei Konzepte:

1. Im einen Fall liegen die psychotherapeutische Begleitung und die diagnostische Abklärung für die Gutachtenerstellung in *einer* Hand. Die Psychotherapeut:innen können sich im Verlauf der Begleitung ein differenziertes Bild von den transidenten Klient:in-

nen machen und geben aufgrund dieser Kenntnis später eine gutachterliche Stellungnahme (zur Vornamens- und Personenstandsänderung sowie zu den chirurgischen Maßnahmen) ab.
2. Das zweite Modell *trennt* die Rollen der Psychotherapeut:innen und der Gutachter:innen. In diesem Fall übernimmt eine Person die Hauptbetreuung und Begutachtung der transidenten Person und delegiert die Psychotherapie an eine unabhängige Fachperson.

Ich selbst habe beide Modelle kennengelernt und war noch bei der Veröffentlichung der 3. Auflage dieses Buches (2012) der Ansicht, dass die Rollen der Psychotherapeut:innen und der Gutachter:innen möglichst getrennt werden sollen. Ein solches Konzept setzt allerdings voraus, dass die Fachperson, der die Hauptbetreuung obliegt, eine *Bezugsperson* darstellt, die in engem, regelmäßigem Kontakt mit der trans* Person steht. Dies erfordert von den Klient:innen, einen mehr oder weniger engen Kontakt zu zwei Personen psychiatrischer und psychologischer Provenienz halten zu müssen.

Im Unterschied zu meiner damaligen Auffassung von der Trennung der psychotherapeutischen und der gutachterlichen Rolle bin ich heute bereit, beide Funktionen auszuüben. Dies erscheint mir als eine im Grunde selbstverständliche Konsequenz der Entpathologisierung der Transidentität: Zum einen ist die Transidentität eine *Selbstdiagnose* und zum anderen geht es darum, dem *Selbstbestimmungsrecht* von Transgendern einen größtmöglichen Raum zu geben. Wenn ich die transidenten Klient:innen als selbstverantwortlich entscheidende Personen betrachte, stellt die »Begutachtung« nicht mehr eine Begutachtung im traditionellen Sinn dar, in der eine »Fachperson« eine mehr oder weniger »unmündige« Person beurteilt. Ich betrachte meine »gutachterliche« Stellungnahme vielmehr als eine *Bestätigung der Entscheidung der trans* Person,* die eine solche Bestätigung wegen der – leider immer noch bestehenden – gesetzlichen Regelung benötigt.

Wie bereits erwähnt, darf bei diesen Überlegungen nicht außer Acht gelassen werden, dass Transgender auf ihrem Weg der Abklärung und Angleichung an das empfundene Geschlecht in einer extremen Abhängigkeit von den Entscheidungen der verschiedenen

Fachleute leben. Ich teile deshalb die Ansicht Pfäfflins (1996a), dass Nähe-Distanz- und Autonomie-Abhängigkeit-Regulierungen empfindliche Schnittstellen der Beziehung zwischen Therapeut:innen und Patient:innen sind. Den Transidenten selbst geht es um eine autonome Geschlechtsidentitätsfestlegung, die sie aber – zurzeit – nur durch die Bestätigung und Bewilligung durch andere und durch deren Mithilfe erreichen können.

Diese extreme Fremdbestimmung und das Beharren von staatlichen und medizinischen Diensten wird nicht zuletzt dadurch im Grunde zu einer Farce, weil wir wissen, dass »Transidentität« immer eine *Selbstdiagnose* ist (s. hierzu auch Güldenring, 2013). Keine Fachperson kann einem anderen Menschen ansehen, ob er trans* oder cis ist. Die »Diagnose« – wenn es überhaupt eine solche Etikettierung braucht – stellt allein die trans* Person. Insofern ist es unverständlich, dass in der Begutachtungsanleitung des MDK in Deutschland zwölf Sitzungstermine im Zeitraum von mindestens sechs Monaten gefordert werden, um die Diagnose zu sichern.

Die den Transitionsprozess begleitende Psychotherapie

Ich habe bereits mehrfach darauf hingewiesen, dass es den internationalen Gepflogenheiten entspricht und sich auch mir als wichtig erwiesen hat, dass die transidenten Klient:innen während des Transitionsprozesses eine psychotherapeutische Begleitung haben. Dies ist denn auch in der von mir durchgeführten katamnestischen Untersuchung (Rauchfleisch et al., 1998) von vielen Klient:innen ausdrücklich als sehr hilfreiche Maßnahme hervorgehoben worden und wird auch von denen, die ich zurzeit begleite, immer wieder als ihnen wichtige Unterstützung empfunden. Ebenso verweist die österreichische Gruppe »TransX« in ihren Empfehlungen im Internet ausdrücklich auf den Wert der begleitenden Psychotherapie.

Die Leser:innen mögen sich fragen – und Transgender selbst stellen diese Frage auch, wenn sie mich im Rahmen von Vorgesprächen aufsuchen –, was denn das *Ziel* und der *Inhalt* solcher Therapiesitzungen sein sollen. Manche transidente Klient:innen fürchten, die Therapie könne das Ziel verfolgen, sie von ihrer Überzeugung, einem anderen als dem ihnen zugewiesenen Geschlecht anzugehören, abzubringen und sie zu veranlassen, ihren Plan der hormonellen und chirurgischen Behandlung aufzugeben. Dies ist eine Ansicht, die auch Hirschauer (1999) vertritt, wenn er die Psychotherapie bei trans* Personen als »Zwangsberatung« (S. 122) mit dem Ziel des »Aufdeckens von Zweifeln« (S. 173) beschreibt.

Dies ist ausdrücklich *nicht* das Ziel der psychotherapeutischen Begleitung – und auch nicht der Begutachtung –, obschon selbstverständlich immer wieder auch die Frage, welche weiteren Schritte die Klient:innen tun wollen und was sie von diesen erwarten, Thema der Gespräche ist. Nie aber kann es in einer solchen Begleitung darum gehen, der betreffenden Person ihre Überzeugung »ausreden« zu wollen. Das ist zum einen gar nicht möglich, stellen doch die über eine längere Zeit bestehende, nicht veränderbare Überzeugung, dem empfundenen Geschlecht anzugehören, und der Wunsch nach einer hormonellen und chirurgischen Angleichung an das empfundene Geschlecht Kardinalsymptome des Transsexualismus (wenn man diese alte »Diagnose« verwenden will) dar. Zum anderen wäre es auch ein gänzlich untherapeutisches – und unethisches – Vorgehen, wenn das Ziel der Begleitung von den Therapeut:innen festgelegt und ohne Rücksicht auf das Anliegen der Klient:innen durchgesetzt würde. In diesem Fall wäre es keine therapeutische Begleitung, sondern eine »Konversionsmaßnahme«, die eine Menschenrechtsverletzung darstellt und deshalb absolut abzulehnen ist.

Die den Transitionsprozess begleitenden Therapien stellen letztlich ein *Coaching* dar und weisen nach meiner Erfahrung zu Beginn in der Regel sinnvollerweise eine *Frequenz* von einer Sitzung pro Woche auf. In späteren Phasen der Begleitung kann die Stundenfrequenz reduziert werden. Letztlich liegt es aber bei den trans* Personen selbst, wie häufig sie Sitzungen als sinnvoll und notwendig erachten. Die Frequenz kann dabei variabel gestaltet werden, indem häufigere Sitzungen beispielsweise in Zeiten stattfinden, in denen die Entscheidung der Endokrinolog:innen und Chirurg:innen über einen weiteren Schritt ansteht, da diese Phasen der Ungewissheit für die trans* Personen mitunter sehr belastend sind.

Als sehr wichtig erachte ich es, dass die Klient:innen ihr *je eigenes Tempo* für das Durchlaufen der verschiedenen Phasen im Transitionsprozess finden und beachten. Ich sehe es als eine wichtige Aufgabe der psychotherapeutischen Begleitung, auf diese Dimension zu achten und sie immer wieder zu thematisieren. Weder der Druck der Umgebung (seien es Angehörige, Partner:innen, andere Transgender oder Fachleute) noch die Befolgung eines rein zeitlichen Rasters dürfen zu einem Weiterschreiten von einer Transitionsstufe zur nächsten führen. Die Klient:innen müssen vielmehr selbst spüren, wann die Zeit reif ist für einen weiteren Schritt. Die in diesen Entscheidungsphasen häufig von ihnen erlebten ambivalenten Gefühle bedeuten nicht, dass sie ihre Transidentität grundsätzlich infrage stellten, sondern müssen im therapeutischen Prozess als – wichtige – Hinweise darauf verstanden werden, dass sich die Betreffenden noch etwas Zeit für die Konsolidierung ihrer Gefühle und für die in der jeweiligen Phase zu erbringenden Anpassungsleistungen zugestehen müssen.

Es sei an dieser Stelle noch erwähnt, dass die Realität in Deutschland häufig anders aussieht und die trans* Personen nicht die hier beschriebene Freiheit haben, zu entscheiden, wie die therapeutische Begleitung verläuft. So heißt es in der Begutachtungsanleitung Richtlinie des GKV-Spitzenverbandes nach § 282 SGB V »Geschlechtsangleichende Maßnahmen bei Transsexualismus (ICD-10, F 64.0)« ausdrücklich, dass die trans* Personen einen »Alltagstest« absolvieren müssen, der sich »über einen ausreichend langen Zeitraum« erstrecken solle, und während eines halben Jahres mindestens 12 therapeutische Sitzungen umfassen sollte (eine Vorlage für die Gesuche an die Krankenkasse um Bewilligung der Psychotherapie findet sich bei Rautenberg, 2022). Diese Verpflichtung geht beispielsweise auch über die Empfehlungen der S-3-Leitlinie hinaus.

Ich halte derartige Vorschriften für obsolet, stellen sie doch eine erhebliche Fremdbestimmung und einen nicht gerechtfertigten Eingriff in das Leben der trans* Personen dar. Zudem habe ich im Verlauf der 54 Jahre meiner Beschäftigung mit Transgendern die Erfahrung gemacht, dass sie selbst ein Interesse daran haben, sich therapeutisch (im Sinne eines Coaching) begleiten zu lassen. Voraussetzung dafür ist aber, es ihnen anheim zu stellen, ob und wann sie derartige Sitzungen in Anspruch nehmen wollen. Je stärker der von außen kommende Druck ist, desto größer ist die Ablehnung solcher

Forderungen vonseiten der trans* Personen. Sobald sie aber selbst darüber entscheiden können, welche Unterstützung sie im Transitionsprozess haben möchten, wird regelhaft ein großes eigenes Interesse an einer Begleitung sichtbar.

Inhaltlich geht es in den begleitenden Gesprächen vor allem um vier Hauptthemenbereiche, die ich im Folgenden darstellen und kommentieren möchte: die Klärung der psychischen und sozialen Situation, die Planung und Begleitung im Coming-out-Prozess, die Auseinandersetzung mit der neuen Rolle und den Zukunftserwartungen sowie die spezielle Situation von trans* Kindern und Jugendlichen.

Klärung der psychischen und sozialen Situation

Ein Hauptunterschied zu Psychotherapien mit anderen Patient:innen liegt darin, dass die trans* Personen sich in der Vergangenheit oft auf Veranlassung der Ärzt:innen, die die somatische Behandlung führen, an mich gewendet haben. Sie haben in diesem Fall zuvor mit einem Mitglied dieser Gruppe Kontakt aufgenommen, sich nach dem »Programm«, in das sie aufgenommen werden möchten, erkundigt und haben die Mitteilung erhalten, dass sie vor weiteren Schritten eine vorbereitende Psychotherapie absolvieren müssen. Immer häufiger melden sich heute aber auch Klient:innen, die den Transitionsprozess selbst organisieren und eine mehr oder weniger intensive psychotherapeutische Begleitung wünschen.

Diese Art der Psychotherapie weicht insofern von den Therapien mit anderen Patient:innen ab, als uns üblicherweise Menschen von sich aus aufsuchen, weil sie unter bestimmten Symptomen leiden oder soziale und Beziehungskonflikte klären wollen. Transgender sind heute (in den 1970er und frühen 1980er Jahren war es zum Teil anders) einer solchen psychotherapeutischen Begleitung gegenüber sehr offen. Mitunter wenden sie sich auch, bevor sie mit den Vertreter:innen der Endokrinologie oder Chirurgie Kontakt aufgenommen haben, direkt an mich oder werden von Hausärzt:innen an mich verwiesen, mit der ausdrücklichen Bitte um eine psychologische Beratung oder Psychotherapie, in der sie ihre innere und äußere Situation klären möchten.

Nimmt man die Entpathologisierung der Transidentität ernst, so muss es Transgendern *prinzipiell freigestellt* sein, ob sie eine begleitende Psychotherapie aufnehmen wollen oder nicht. Es macht nach meiner Erfahrung allerdings Sinn, ihnen ein solches *Coaching* anzubieten und ihnen in einem Vorgespräch plausibel zu machen, dass eine solche Begleitung sinnvoll ist und welche Ziele damit verfolgt werden, nämlich zum einen die *Selbstreflexion* der trans* Personen zu stärken und ihnen zum anderen *Unterstützung* auf ihrem oft schwierigen Weg der Transition zu bieten.

Wie in jeder anderen Psychotherapie geht es in der Anfangsphase zunächst darum, dass wir uns als Psychotherapeut:innen ein umfassendes Bild von der Persönlichkeit und der sozialen Situation der Klient:innen verschaffen. Dazu gehört die Aufnahme einer detaillierten *biografischen Anamnese*, die selbstverständlich auch Informationen über die sexuelle Entwicklung und Identitätsfragen enthält, aber auch das Gespräch über die verschiedenen sozialen Räume, in denen die Klient:innen sich bewegen, über ihre Beziehungen, über die Erfahrungen, die sie im Alltag machen (insbesondere wenn sie schon das Cross-Dressing vollzogen haben, also bereits in der neuen Rolle leben), und über vieles mehr, das uns die Person, die wir begleiten, erlebbarer macht und uns ihre ganz individuellen Konturen erkennen lässt.

Ich habe bereits darauf hingewiesen, wie wichtig es ist, dass wir uns ein möglichst genaues Bild von der Persönlichkeit der Klient:innen machen, da es zu differenzieren gilt zwischen psychisch gesunden Transidenten einerseits und solchen mit reaktiven psychischen Problemen oder primären psychischen Störungen andererseits. Eine solche *diagnostische Differenzierung* ist in der Anfangsphase der psychotherapeutischen Begleitung insofern wichtig, als der Transitionsprozess maßgeblich davon bestimmt wird. Haben wir einen psychisch gesunden Menschen vor uns, so können wir uns im Allgemeinen sehr schnell und direkt den Themen zuwenden, die ich in den folgenden Kapiteln diskutieren werde. Leiden die Klient:innen hingegen unter psychischen Störungen, die Reaktionen auf besonders belastende Lebensumstände darstellen, so muss die therapeutische Arbeit sich zunächst vor allem auf diese Symptome und Lebensumstände richten (zu psychischen Störungen von Transgendern s. Timmermanns et al., 2022; Günther, Teren u. Wolf, 2019; Pellicane u. Ciesla, 2022; Marchi et al., 2022; Velasco et al., 2022; Newcomb et al., 2020; Timmermanns u. Böhm, 2020; Pöge et al., 2020).

Im Fall reaktiver Störungen, z. B. bei depressiven Verstimmungen aufgrund familiärer Konflikte, die entstanden sind, weil Eltern und/oder Geschwister auf die Mitteilung der Transidentität ablehnend, entwertend oder sogar mit totalem Rückzug reagiert haben, kann es etwa wichtig sein, die Angehörigen zu gemeinsamen Sitzungen einzuladen und sie über das Phänomen der Transidentität zu informieren und ihre Gefühle zu klären, um auf diese Weise die Beziehung zwischen den Klient:innen und ihren Angehörigen (wieder) zu normalisieren. Ich werde noch ausführlich auf die Klärung der familiären Beziehungen eingehen (siehe S. 82 ff.).

Ähnlich ist das Vorgehen, wenn wir bei einer trans* Frau beispielsweise die Angst feststellen, die Kolleg:innen am Arbeitsplatz oder Mitbewohner im Haus, in dem die Klientin lebt, würden sich über sie lustig machen oder sie offen verspotten, sie vielleicht sogar attackieren, wenn sie sie in Frauenkleidern anträfen. In einem solchen Fall geht es in der Psychotherapie um eine Realitätsprüfung, also darum, mit der Klientin zu klären, inwieweit es berechtigte oder rein subjektiv begründete Ängste sind, und mit ihr Strategien zu erarbeiten, wie sie sich in derartigen Situationen verhalten und mit ihren Ängsten umgehen kann.

Wenn sich herausstellt, dass wir es mit tiefer gehenden, primären psychischen Störungen zu tun haben, ist zunächst, wie in jeder anderen Psychotherapie, zu klären, um welche psychische Erkrankung es sich handelt. Im Folgenden seien nur einige mögliche, für den Transitionsprozess besonders relevante Störungen kurz diskutiert. So könnte beispielsweise eine *Psychose aus dem schizophrenen Formenkreis* vorliegen. Auch wenn dies eine seltene Ausnahme ist, kommt der sorgfältigen diagnostischen Abklärung dieser Erkrankung besondere Bedeutung zu. Sie stellt heute zwar nicht mehr eine absolute Kontraindikation für die hormonellen und chirurgischen Maßnahmen dar. Es fragt sich aber, ob die betreffende Person den Belastungen, die der Transitionsprozess mit sich bringt, gewachsen ist.

Es ist nach meiner Erfahrung wichtig, solche Patient:innen zunächst mit Neuroleptika zu behandeln, um die (akute) Psychose zum Abklingen zu bringen. Anschließend gilt es – falls das Thema Transidentität für sie dann noch aktuell ist –, mit ihnen zu klären, ob sie sich fähig fühlen, den Weg der Angleichung an das empfundene Geschlecht zu gehen.

Eine andere Situation liegt vor, wenn wir mit Transgendern zusammentreffen, die unter einer *Persönlichkeitsstörung*, beispielsweise vom *Borderline-Typ*, leiden. Bei ihnen gilt es, im Rahmen der psychotherapeutischen Begleitung, wie bei anderen Borderline-Patient:innen auch, intensiv an dem beeinträchtigten Realitätsbezug, an ihrer emotionalen Instabilität, an der pathologischen Abwehr (insbesondere an Projektion, Spaltung und Verleugnung), an den Kontaktstörungen, den Selbstwertproblemen und den anderen für sie typischen Störungsanteilen zu arbeiten. Diese Arbeit ist deshalb so wichtig, weil der Transitionsprozess eine besondere Ich-Stärke und gute soziale Kompetenzen erfordert, die gerade Menschen mit Borderline-Persönlichkeitsstörungen nur in begrenztem Maß besitzen (Rauchfleisch, 2019).

Parallel zu dieser therapeutischen Arbeit, die nach den üblichen Behandlungskonzepten (Kernberg, 1979, 1989; Linehan, 1993; u. a.) erfolgt, verdienen die Interaktionen zwischen den Symptomen der Persönlichkeitsstörung und der Transidentität besondere Beachtung. So ist beispielsweise bei Berichten über aggressive Reaktionen, die von der Umgebung ausgehen, jeweils genau zu prüfen, ob es tatsächlich aggressive Aktionen der trans* Person gegenüber waren oder ob es sich um die Projektion der eigenen Aggression dieser Person handelt, die sie in der Außenwelt wahrzunehmen meint oder mitunter auch tatsächlich erlebt, weil sie ihre Bezugspersonen per Manipulation in die Rolle der Aggressoren drängt.

Ähnlich ist es bei der Arbeit an den beeinträchtigten Realitätsbezügen, der emotionalen Instabilität und den Selbstwertproblemen. Diese können durch die besondere Lage, in der sich Transgender befinden, noch verschärft werden, wodurch die in der Psychotherapie angestrebte emotionale und soziale Stabilisierung weiter erschwert wird. So folgt die Behandlung solcher Klient:innen einerseits den üblichen Therapiekonzepten, muss andererseits aber auch ihrer spezifischen inneren und äußeren Situation des Aufwachsens und Lebens in einer cis-heteronormativen Gesellschaft Rechnung tragen. Dies setzt eine *transaffirmative/transsensible* Haltung der Therapeut:innen voraus.

Wir haben es in diesem Fall mit einer ähnlichen Situation zu tun wie bei lesbischen, schwulen sowie bi-, pan- und asexuellen Klient:innen, die unter einer Persönlichkeitsstörung leiden. Auch bei ihnen erschwert die Persönlichkeitsstörung, die ursächlich nichts mit ihrer sexuellen Orientierung zu tun hat, einen erfolgreichen Coming-out-Prozess, und es kommt zu charakteristischen Interaktionen zwischen der Homosexualität und der Persönlichkeitsstörung (Rauchfleisch, 2009, 2021). Auch hier ist eine homoaffirmative/homosensible Haltung der Therapeut:innen notwendig.

In diesem Zusammenhang ist es wichtig, sich darüber klar zu sein, was das Aufwachsen und Leben in unserer cis-heteronormativen Gesellschaft für Transgender bedeutet. Es sind die folgenden Besonderheiten, die von den Therapeut:innen berücksichtigt werden müssen (s. auch Rauchfleisch, 2021):

- *Transgender wachsen in eine Welt hinein, die sie anders erwartet als sie sind:* Eltern erwarten in unserer cis-heteronormativen Gesellschaft ein cis-heterosexuelles Kind und nehmen während mehr oder weniger langer Zeit ihr trans* Kind nicht so wahr wie es ist. Dies hat Auswirkungen auf das Kind und führt unter Umständen zu psychischen Verletzungen.
- *Trans* Personen durchlaufen einen Coming-out-Prozesses:* Er umfasst zwei Phasen: einen innerpsychischen Prozess (inneres Gewahr-Werden und Akzeptanz der eigenen Transgeschlechtlichkeit) und einen sozialen Prozess (Hinaustreten mit der eigenen Identität an die Öffentlichkeit). Eltern brauchen mitunter auch Hilfe, um ihren Kindern in diesem Prozess zur Seite zu stehen (Rauchfleisch, 2023; zum Coming-out-Prozess s. S. 77 ff.).
- *Auseinandersetzung mit negativen Klischeebildern:* Über Transgender bestehen in der Öffentlichkeit zum Teil negative Bilder, mit denen sie sich kritisch auseinandersetzen müssen, etwa die Annahme, Transgeschlechtlichkeit sei eine Krankheit. Werden diese Klischeebilder nicht hinterfragt und aufgelöst, kann es zu einer verinnerlichten Transnegativität kommen.
- *Diskriminierungen:* Transgender sind in unserer Gesellschaft vielfältigen Diskriminierungen ausgesetzt, die ihre Entwicklung beeinflussen: Pathologisierung und extreme Fremdbestimmung, Bullying von trans* Kindern in der Schule, Schwierigkeiten im

Coming-out-Prozess beim Aufwachsen in Familien mit Migrationshintergrund.
- *Auslösen von Irritation in der Umgebung:* trans* Kinder, Jugendliche und Erwachsene lösen in ihrer Umgebung Irritation aus, weil sie sich nicht geschlechtsrollenkonform verhalten. Die Reaktion darauf können Diskriminierungen sein.
- *Fehlende Vorbilder:* Insbesondere Kinder und Jugendliche sind in ihrer Entwicklung auf Vorbilder angewiesen. Transgendern fehlen solche Leitbilder weitgehend. Dies kann zu Verunsicherungen führen.

Bei sehr ausgeprägten Persönlichkeitsstörungen ist es sinnvoll, in Absprache mit den betreffenden trans* Personen, von Anfang an eine höhere Stundenfrequenz (z. B. zwei Sitzungen pro Woche) zu wählen und mehr Zeit für die psychotherapeutische Begleitung zu veranschlagen. Bei besonders schwerwiegenden Störungen, die sich trotz intensiver therapeutischer Bemühungen kaum verändern lassen, sollten die Therapeut:innen den betreffenden Patient:innen ganz offen ihre Skepsis hinsichtlich der Indikation für die hormonellen und chirurgischen Maßnahmen mitteilen und begründen, warum nach ihrer Auffassung ein Fortschreiten auf dem Weg der Transition ein Risiko für diese Person darstelle. *Die letzte Entscheidung muss allerdings die betreffende trans* Person selbst treffen.*

Ein spezielles Thema kann mitunter in der Anfangsphase der psychotherapeutischen Begleitung eine Rolle spielen, sei es dass es von den Klient:innen selbst, sei es dass es von Angehörigen oder zuweisenden Stellen in die Diskussion gebracht wird: Es ist die *Differenzierung zwischen Homosexualität und Transidentität.* Ich habe bereits darauf hingewiesen, dass eine der unzutreffenden Erklärungen der Transidentität lautet, es handle sich bei diesen Menschen um eine von ihnen selbst nicht akzeptierte, verdrängte Homosexualität. Dies ist eine Position, die besonders vehement von Springer (1981) vertreten worden ist, der sich dementsprechend auch absolut negativ zu den hormonellen und chirurgischen Interventionen geäußert hat (s. auch Kamermans, 1995, S. 88, die als Transsexuelle, Feministin und ausdrückliche Operationsgegnerin die Ansicht vertritt, dass die »medizinische Transsexualität« der heutigen westlichen Welt eine »Homosexualitäts-Vermeidungsstrategie« verberge). Die Frage nach einer möglichen Homosexualität wird nach meiner Erfahrung von den transidenten Klient:innen selbst fast nie gestellt, es sei denn, sie erwähnten sie als ein Argument, das ihnen von Personen ihres Umfelds entgegengehalten wird.

Wie bereits (s. S. 23ff.) bei der Beschreibung des Modells der Geschlechtsidentitätsentwicklung erwähnt, stellen sexuelle Orientierungen und Geschlechtsidentitäten zwei *weitgehend voneinander unabhängige Persönlichkeitsdimensionen* dar. Bei Transgendern finden wir, wie bei cis Personen, alle sexuellen Orientierungen.

Vielfach wird wie selbstverständlich angenommen, nach der Angleichung an das empfundene Geschlecht würde eine – auf die neue Rolle bezogen – heterosexuelle Partnerwahl getroffen. Dies ist jedoch keineswegs stets der Fall. Ich habe eine große Zahl von Transgendern angetroffen, die von Anfang an darauf hingewiesen haben, dass sie eine *gleichgeschlechtliche Orientierung* besäßen. Ein trans* Mann wählt in diesem Fall einen Mann (d.h., er geht nach der Transition eine schwule Beziehung ein). Eine trans* Frau hingegen wählt eine Frau (d.h., sie geht nach der Transition eine lesbische Partnerschaft ein).

Das auf den ersten Blick vielleicht logisch erscheinende Argument, dann bestehe bei diesen Transgendern doch eine heterosexuelle Orientierung, geht indes völlig am Erleben der Betreffenden vorbei, da sie nicht in den Kategorien ihres ursprünglich zugewiesenen Geschlechts, sondern in denen des empfundenen Geschlechts und ihrer Identität denken und fühlen. Im Hinblick auf die neue Rolle ist es dann tatsächlich eine gleichgeschlechtliche Partner:innenwahl, wenn ein trans* Mann sich zu Männern und eine trans* Frau sich zu Frauen hingezogen fühlt.

Die dargestellte Situation zeigt, dass die *sexuellen Orientierungen* eine *eigenständige Dimension* darstellen. Es ist wichtig, dass alle, die im privaten wie vor allem auch im fachlichen Bereich mit Transgendern zusammentreffen, sich dieser Tatsache bewusst sind, da sie sonst an der Realität dieser Menschen vorbeigehen. Dies hätte nicht nur eine psychische Verletzung zur Folge, sondern würde auch den unvoreingenommenen Zugang zu ihnen verstellen, der für einen für beide Seiten konstruktiven Umgang transidenter Personen mit Angehörigen, Freund:innen und Fachleuten aber dringend notwendig ist.

Neben der Evaluierung der psychischen Befindlichkeit und der allfälligen Klärung der sexuellen Orientierung kommt der *Beachtung der sozialen Situation*, in der die Transgender leben, besondere Bedeutung zu. So hat sich auch bei der von mir durchgeführten katamnestischen Studie (Rauchfleisch et al., 1998) als Hauptbefund ergeben, dass die soziale Dimension eines der wichtigsten Kriterien für eine gut verlaufende Entwicklung ist. Je stabiler die Situation im Beziehungs- und Berufsbereich ist, desto besser gelingt die Integration in die Rolle des empfundenen Geschlechts. Dieser Befund ist im Grunde nicht verwunderlich, stellt die soziale Stabilität doch das Resultat von psychischer Gesundheit, einer guten Ich-Stärke und des Vorliegens sozialer Kompetenzen dar (s. auch Fahrner et al., 1987). Trotz mancher Fortschritte, die wir heute im Hinblick auf die Akzeptanz von trans* Personen in der Gesellschaft zu verzeichnen haben, müssen wir uns darüber im Klaren sein, dass sie nach wie vor vielfach marginalisiert und diskriminiert werden.

Wie eine Umfrage von Transgender Network Switzerland (2012) gezeigt hat, resultieren aus der mangelnden Akzeptanz von Transgendern auch etliche Probleme im beruflichen Bereich. In diesem Zusammenhang ist es wichtig, dass trans* Personen selbst, aber auch die sie begleitenden Fachpersonen die arbeitsrechtlichen Bedingungen kennen, wie Scholz (2022) sie zusammengestellt hat.

Ich werde in den folgenden Kapiteln noch ausführlicher auf die Gründe der Ablehnung, denen Transgender ausgesetzt sind, eingehen. Insbesondere ist es die in unserer Gesellschaft weithin als unumstößliche Tatsache betrachtete Vorstellung vom Bestehen zweier binär gedachter Geschlechter, die als nicht veränderbare Koordinaten betrachtet werden (s. hierzu das Kapitel »Gendertheoretische Aspekte der Transidentität«). Dabei wird die Situation für viele Menschen nochmals irritierender, wenn nicht nur die Bindung der Geschlechterrolle an das »biologische« Geschlecht aufgehoben wird, sondern sich auch noch die Frage von gleich- und gegengeschlechtlichen Orientierungen stellt.

Die aus dieser Situation entstehende Irritation vieler Personen aus der Mehrheitsgesellschaft, die mit Transidenten zusammentreffen, führt zu etlichen Problemen, mit denen Transgender sich im beruflichen wie im privaten Alltag konfrontiert sehen. In der psychotherapeutischen Begleitung des Transitionsprozesses ist es wichtig, diese Probleme sorgfältig zu besprechen. Dazu gehören vor allem auch die Bearbeitung der Enttäuschungen, Kränkungen und Diskriminierungen durch die nähere und weitere Umgebung sowie die Entwicklung von Strategien, die Schutz vor Verletzungen bieten und die soziale Integration aufrechterhalten oder verbessern.

Je nach Persönlichkeit, bisheriger Ausbildung und sozialem Umfeld ist es für manche trans* Personen relativ einfach, eine gute soziale Stabilität zu bewahren und diese durch die Transition sogar noch zu verbessern. Im Allgemeinen gilt, dass ein hoher Bildungsstand, eine solide Ausbildung und eine erfolgreiche berufliche Tätigkeit günstige Bedingungen für die Transition darstellen. Je stabiler diese Situation ist, desto günstiger ist die Prognose.

Ein anderes wichtiges Thema betrifft den *familiären Bereich* und die *Beziehungen zu Freund:innen.* Je offener und akzeptierender die Umgebung auf die trans* Personen eingeht, umso mehr fühlen sie sich getragen. Daraus resultiert nicht nur das Gefühl einer besseren Lebensqualität, sondern das Erleben, sozial unterstützt und akzeptiert zu werden, verleiht den Transgendern auch eine größere Resistenz gegenüber Anfeindungen und Diskriminierungen. Hinzu kommt, wie die Resilienzforschung zeigt (Werner, 1971; Schreiber u. Iskenius, 2013), dass ein tragfähiges soziales Netz in Krisensituationen einen wichtigen protektiven und mitunter geradezu einen therapeutischen Faktor darstellt (Rauchfleisch, 2001, 2021).

Wir treffen aber auch mit Transgendern zusammen, die im beruflichen und im Beziehungsbereich mit erheblichen Problemen kämpfen. Die Umfrage von Transgender Network Switzerland (TGNS, 2012) kommt denn auch zum Resultat, dass berufliche Probleme im Verlauf der Transition keineswegs selten sind. Wenn dazu allfällige psychische Störungen kommen, die berufliche Ausbildung und bisherige Tätigkeit unzureichend und die Beziehungen im Familien- und Freundeskreis instabil sind, besteht eine umso größere Gefahr, dass die betreffende Person den Belastungen, die der Transitionsprozess mit sich bringt, nicht gewachsen ist. Aus diesem Grund ist es wichtig, dass wir uns in der Begleitung ein genaues Bild von der sozialen Situation der transidenten Klient:innen machen und mit ihnen sorgfältig die Bedeutung dieser Dimension besprechen.

Falls in diesem Bereich Probleme bestehen (z. B. eine fundierte Berufsausbildung fehlt oder die bestehenden sozialen Beziehungen brüchig sind), müssen die damit zusammenhängenden Fragen in der Begleitung unbedingt zum Thema gemacht und so weit wie möglich einer Lösung zugeführt werden.

In diesem Fall wird in der psychotherapeutischen Begleitung beispielsweise die Frage der beruflichen (Wieder-)Eingliederung zu klären und in Gang zu setzen sein. Außerdem geht es um das Definieren und Erproben von Schritten auf dem Weg zu tragfähigeren sozialen Beziehungen. Und schließlich können wir als Therapeut:innen auch Unterstützung leisten bei der Klärung und Bearbeitung familiärer Konflikte, die die transidenten Klient:innen belasten (s. S. 82 ff.). Das übergeordnete Ziel ist, eine *möglichst große emotionale und soziale Stabilität zu erreichen*, damit die betreffende trans* Person den Belastungen, mit denen sie zwangsläufig immer wieder im Alltag konfrontiert wird, standhalten und mit ihnen konstruktiv umgehen kann.

Von großer Bedeutung sind eine gute berufliche Ausbildung und der Aufbau eines tragfähigen Beziehungsnetzes bei *jugendlichen trans* Personen.* Sie sind auf der einen Seite in der günstigen Position, schon im Jugendalter in die Rolle des empfundenen Geschlechts hineinzuwachsen. Auf der anderen Seite verfügen sie aber in diesem Alter noch nicht über die Lebenserfahrung erwachsener Transgender und müssen die altersspezifischen Aufgaben zusammen mit der Kräfte fordernden Transition erfüllen.

Zur speziellen Situation von trans* Flüchtlingen

Ich widme dieser Gruppe von trans* Personen ein eigenes Unterkapitel, da sie im Transgender-Diskurs oft übersehen werden. Gerade sie sind jedoch besonders vulnerabel und bedürfen deshalb in ihrer schwierigen Lebenssituation besonderer Aufmerksamkeit und einer speziell transsensiblen Behandlung und Begleitung (zu den grundlegenden Problemen von trans* Flüchtlingen s. Balaguera, 2023; Nelson, 2005; Saleh, 2020).

Die Erfahrungen von Rechtsdiensten, die im Rahmen von Asylverfahren queere Flüchtlingen vertreten, und von Gruppierungen wie Queeramnesty, deren Mitglieder queere Flüchtlinge betreuen, zeigen übereinstimmend, dass gerade diese Asylsuchenden mit großen Problemen zu kämpfen haben. Ich selbst begleite seit vielen Jahren homo- und bisexuelle sowie trans* Flüchtlinge therapeutisch und ehrenamtlich und habe dabei die Erfahrung gemacht, dass wir bei ihnen ihre psychische Befindlichkeit, die soziale Situation, in der sie leben, und ihren rechtlichen Status besonders beachten müssen. Eine wichtige Aufgabe in ihrer Begleitung ist es, zusammen mit den juristischen und sozialen Stellen, die sie betreuen, für eine möglichst stabile soziale Situation zu sorgen und, soweit möglich, die erlittenen Traumatisierungen zu bearbeiten.

Trans* Asylsuchende

Trans* Flüchtlinge sind aufgrund der Diskrimierungen und Gewalt, die sie in ihren Heimatländern wegen ihrer Identität erlitten haben, im Allgemeinen schwerwiegend traumatisiert. Hinzu kommen die Probleme, denen sie in den Asylaufnahmezentren im engen Zusammenleben mit Flüchtlingen ausgesetzt sind, die aufgrund ihrer kulturellen und religiösen Einstellung Transidentität zum Teil vehement ablehnen. Längst nicht überall stehen Asylzentren für diese vulnarablen Flüchtlinge zur Verfügung. Auch in den Aufnahmeländern erfahren sie, wie viele andere trans* Personen, im Alltag vielfältige Diskriminierungen, die sich traumatisierend auswirken. Schließlich stellen auch das Asylverfahren und die Anhörungen gerade für trans* Flüchtlinge eine enorme Belastung dar, da sie ihre Identität, deren sie sich zum Teil schämen und die Grund für die gegen sie gerichtete Gewalt war, von Anfang an als Asylgrund thematisieren müssen. Eine spätere Erwähnung der Transidentität verstärkt im Allgemeinen das Misstrauen der Behörden und kann zur Ablehnung des Asylgesuchs führen. In eindrücklicher Weise stellt der mehrfach preisgekrönte Schweizer Dokumentarfilm »Die Anhörung« (2023, Regie: Lisa Gerig) die Situation dar, in der sich Asylsuchende, unter ihnen im Film auch eine trans* Frau, bei der Anhörung im Asylverfahren des Schweizer Staatssekretariats für Migration (SEM) befinden.

Bei Asylanträgen queerer Flüchtlinge geht es generell um zwei Fragen: um die Glaubwürdigkeit der von den Antragsteller:innen vorgetragenen sexuellen Orientierung bzw. geschlechtlichen Identität und um die daran geknüpfte individuelle Verfolgungswahrscheinlichkeit.

Wie die Forschung zeigt, ist die *Glaubwürdigkeit* ein äußerst komplexes Phänomen, dessen Einschätzung von historischen, aktuellen politischen und sozialen Determinanten beeinflusst wird und deshalb generell viele Probleme bietet (vgl. Spijkerboer, 2013; Jubany, 2017, 2019; Bodström, 2020; und das Forschungsprojekt von Gangwar, 2024). In Bezug auf die Glaubwürdigkeit hinsichtlich ihrer Identität befinden sich Transgender in einer nochmals schwierigeren Lage, weil sie die Einzigen sind, die dazu eine Aussage machen können. Ich habe bereits mehrfach darauf hingewiesen, dass Transidentität eine *»Selbstdiagnose«* ist, die – selbst von Fachleuten – nicht von außen gestellt werden kann. Daraus ergibt sich für die Interviews im Rahmen von Asylgesuchen von trans* Personen, dass die Frage der Glaubwürdigkeit bei ihnen völlig fehl am Platz ist.

Die zweite zentrale Frage bei Asylanträgen betrifft die *Verfolgungswahrscheinlichkeit* im Falle einer Ablehnung des Asylgesuchs und der Rückführung der Antragsteller:innen in das Herkunftsland. Wie bereits erwähnt, müssen die Asylsuchenden ihre Transgeschlechtlichkeit beim ersten Interview offenlegen. Aber selbst wenn sie dies tun und ihnen geglaubt wird, kann es aufgrund des sogenannten »Diskretionsgebots« bzw. der »Diskretionserfordernis« zur Ablehnung ihres Asylgesuchs kommen. Die Behörden lehnen das Asylgesuch von queeren Personen unter Umständen mit dem Argument ab, die schutzsuchende Person könne oder werde bei einer Rückkehr in das Herkunftsland durch »diskretes Verhalten« (erneuter) Verfolgung entgehen (zur Problematik solcher Entscheidungen s. Spijkerboer, 2013; Dörr, Träbert u. Braun, 2021). Mit dem EuGH-Urteil vom 7. November 2013 zur Verfolgung aufgrund der (Homo-)Sexualität (»X, Y, Z gegen die Niederlande«) ist die Praxis zwar für unzulässig erklärt worden, Asylsuchende auf die Möglichkeit zu verweisen, durch »diskretes Verhalten« Verfolgungen zu vermeiden. Allerdings ermöglicht ein Urteil des Obersten Gerichtshofs des Vereinigten Königreichs (UKCS) vom 7. Juli 2010 dennoch eine Ablehnung des Gesuchs, wenn der Grund für das »diskrete« Leben bei der Rückkehr ins Herkunftsland »der soziale Druck« sei, zum Beispiel weil die betreffende Person »die Familie nicht bekümmern« oder »Freunde nicht blamieren will«.

Die asylsuchenden trans* Personen befinden sich mit der in jüngster Zeit verschärften Asylpolitik der europäischen Länder in einer extrem schwierigen Situation. Dabei ist zu befürchten, dass die Zahl der Ablehnungen von Asylgesuchen gerade dieser Gruppe von Flüchtlingen in Zukunft voraussichtlich noch ansteigen wird. Sie bedürfen deshalb einer besonders sensiblen, ihre kulturellen Wurzeln und ihre Identität berücksichtigende Begleitung. Dies ist indes aus verschiedenen Gründen schwierig.

Zum einen sind es *Kostenfragen*. Wenn es etwa um Kontakte zu Fachpersonen der Psychiatrie und Psychologie geht, werden diesen Patient:innen im Allgemeinen nur wenige Sitzungen finanziert. Zum anderen wirken sich die Sprachbarrieren nachteilig aus, da wir Therapeut:innen zumeist nicht die Sprachen der Flüchtlinge sprechen und sie gerade in der ersten Zeit ihres Aufenthaltes im Exilland unsere Sprachen nicht beherrschen. Der Einbezug von Dolmetscher:innen bereitet wiederum Kosten, welche die Krankenkassen nicht vergüten. Aus diesen Gründen kommt es häufig nicht zu intensiven Behandlungen, derer die trans* Flüchtlinge aber dringend bedürften.

Eine zweite Schwierigkeit liegt in der *sozialen und rechtlichen Unsicherheit*, in der viele trans* Flüchtlinge leben. Je nach dem Stand ihres Asylgesuchs müssen sie Monate, zum Teil sogar Jahre darauf warten, bis sie die Sicherheit haben, im Aufnahmeland bleiben zu dürfen. In dieser Zeit sind sie total davon absorbiert, ihren Alltag zu organisieren, unsere Sprachen zu erlernen und alles zu tun, was bei dem Entscheid über ihren Asylantrag oder, im Fall der erfolgten Ablehnung, für einen Rekurs wichtig sein könnte. Dadurch bleibt wenig bis keine Zeit und Kraft für intensive traumatherapeutische Behandlungen, die jedoch dringend notwendig wären, um Chronifizierungen zu vermeiden.

Die Diskussion dieser Probleme zeigt, dass in der Begleitung von trans* Flüchtlingen erheblicher Handlungsbedarf besteht. Es ist deshalb eminent wichtig, dass sich auch die Forschung der sich in diesem Zusammenhang stellenden Fragen annimmt, und dass die Forschungsbefunde Eingang in die Politik sowie in die Konzepte und die Praxis der Begleitung von Transgendern finden.

Trans* Personen mit Migrationshintergrund

Man könnte der Ansicht sein, Transgender, die sich im Hinblick auf ihre rechtliche Situation in einer gesicherten Position befinden (sei es, weil sie durch einen positiven Asylentscheid ein Bleiberecht im Aufnahmeland haben oder als Angehörige der zweiten Generation bereits Bürger des Aufnahmelandes sind), befänden sich in der gleichen Situation wie Transidente, die in unseren Ländern geboren und aufgewachsen sind. Dies ist jedoch nicht der Fall. Trans* Personen mit Migrationshintergrund sehen sich im Sinne der *Intersektionalität* zumindest einem doppelten Stigma gegenüber: zum einen ihre Zugehörigkeit zur Gruppe der »Ausländer« und zum anderen, Transgender zu sein. Hinzu kommen oft aber auch noch andere Stigmata wie Armut, geringere Bildungschancen mit der Konsequenz beruflicher Probleme etc. Häufig leben sie in grosser Einsamkeit, die ihrerseits zu psychischen und körperlichen Problemen führt (Rauchfleisch, 2024b) und dadurch ihr Leben nochmals mehr belastet.

Trans* Kinder und Jugendliche, aber auch Erwachsene mit Migrationshintergrund haben es besipielsweise häufig extrem schwer mit einem *Coming-Out* gegenüber ihren Familien. Für viele dieser Eltern und Geschwister sowie für die Angehörigen der weiteren Verwandtschaft ist die Tatsache, eine trans* Person in der Familie zu haben, völlig inakzeptabel. Je nach kultureller und religiöser Auffassung ist Transidentität für sie eine Krankheit oder eine Sünde, auf jeden Fall ein »Verhalten«, das unter keinen Umständen gelebt werden darf und dessen sich die Familie schämt (Rauchfleisch, 2021; s. auch Krell u. Oldemeier, 2017; Deutsches Jugendinstitut, o. J.).

Die heranwachsenden Transgender sehen sich angesichts dieser Situation mit der Notwendigkeit konfrontiert, sich irgendwann zwischen der Familie und ihrer Transidentität entscheiden zu müssen. Dies ist eine Frage, mit der sich auch Transidente aus unseren Ländern konfrontert sehen. Transgender mit Migrationshintergrund sind davon aber häufig in einem viel radikaleren Ausmaß betroffen, da sie in diesem Fall nicht nur mit ihrer Herkunftsfamilie brechen müssen – und dann möglicherweise von ihr mit Gewalt bedroht werden –, sondern weil mit ihrem Coming-Out unter Umständen auch der Kontakt zu einem größeren Kreis von Menschen ihrer nationalen und kulturellen Bezugsgruppe abbricht.

Soweit uns empirische Befunde über die Situation von queeren Kindern und Jugendlichen mit Migrationshintergrund vorliegen (Steffens et al., 2010), zeigen sie, dass diese Jugendlichen seltener als cis Jugendliche ein Coming-Out durchlaufen und die Eltern der Migrationsgruppe häufiger negative Reaktionen äußern, weil sie die queere Identität als Verletzung von moralischen und religiösen Werten verstehen. Je mehr persönliche Kontakte die Eltern zur Bevölkerung des Aufnahmelandes haben, desto positver sind ihrer Reaktionen auf ihre queeren Kinder. Das Selbstbild dieser Jugendlichen ist weniger positiv als das von cis Jugendlichen, und ihre allegemeine Lebenszufriedenheit und die soziale Unterstützung aus dem Freundeskreis sind weniger hoch. Insgesamt zeigt sich, dass queere Jugendliche mit Migrationshintergrund »zum Teil besonderen Stressfaktoren wie Erlebnissen von Gewalt und Diskriminierung ausgesetzt« sind (Steffens et al., 2010, S. 103).

Planung und Begleitung im Coming-out-Prozess

Einen zentralen Platz im Transitionsprozess nimmt das Coming-out ein. Dieser aus der Homosexualitätsforschung (Cass, 1979; Coleman, 1982) stammende Begriff beinhaltet zum einen das Gewahrwerden und schließliche Akzeptieren der eigenen – in diesem Fall transidenten – Identität und zum anderen das Hinaustreten mit dieser Identität in eine mehr oder weniger breite Öffentlichkeit. Dieser zweite Schritt ist bei trans* Personen häufig zwar mit dem Cross-Dressing, also mit dem Auftreten in der Kleidung des empfundenen Geschlechts, verbunden. Er muss aber nicht zwangsläufig erst dann erfolgen, sondern kann bereits vorher getan werden, indem das Umfeld über die Transidentität informiert wird und das Cross-Dressing daraufhin vollzogen wird.

Der Prozess des Coming-out ist bereits für psychisch gesunde Transgender, die in stabilen Berufs- und Beziehungskonstellationen leben, keineswegs leicht (Krell u. Oldemeier, 2017). Angesichts der Irritation, die viele Menschen in unserer Gesellschaft nach wie vor beim Zusammentreffen mit Transidenten erleben, ist der Schritt in die Öffentlichkeit für sie ein recht großes Wagnis. Je konservativer das Umfeld ist, desto mehr müssen sie mit transnegativen (transfeindlichen) Reaktionen in Form von Zurückweisungen und Ausgrenzungen, bis hin zu manifester Gewalt rechnen. Im Gegensatz zu gleichgeschlechtlich empfindenden Menschen befinden sich Transidente, insbesondere trans* Frauen, im Coming-out-Prozess, vor allem in dem Moment, in dem sie mit dem Cross-Dressing beginnen, in der besonderen Situation, häufig als Transidente erkannt zu werden, wenn sie nicht sogar als Transvestiten fehleingeschätzt werden. Stimme, körperliche Konstitution, die sekundären Geschlechtsmerkmale und bestimmte geschlechtstypische Verhaltensweisen »verraten« sie, lassen die Umgebung erkennen, dass es um einen Menschen geht, der in einer vom zugewiesenen Geschlecht abweichenden Geschlechterrolle lebt. Ganz besonders gilt dies für nichtbinäre Personen.

Diese Uneindeutigkeit löst beim Umfeld häufig nicht nur emotionale Irritation aus, sondern kann auch zu anzüglichen Bemerkungen, Belästigungen, Beschimpfungen, ja zu tätlichen Angriffen führen. Aber selbst wenn keine negativen, sondern vielleicht sogar ausgesprochen positive Rückmeldungen von der Umgebung kommen, stehen Transgender in der Öffentlichkeit häufig im Zentrum der Aufmerksamkeit und des Interesses. In der psychotherapeutischen Begleitung sind die damit zusammenhängenden Gefühle und Verhaltensweisen zu reflektieren und in ihrer Bedeutung für die transidente Person zu klären, und es sind Strategien zu erarbeiten, die den Betreffenden das Leben in ihrer besonderen Situation erleichtern.

Zunehmende Sichtbarkeit von Transgendern in der Öffentlichkeit führt zwar auf der einen Seite zu größerer Akzeptanz. Es ist indes zu berücksichtigen, dass größere Sichtbarkeit auf der anderen Seite aber auch zu vermehrter Ablehnung, ja zu unverhohlener Aggression führt. Diese Reaktion ist darauf zurückzuführen, dass Gruppen, die zahlenmäßig klein sind und als unbedeutend wahrgenommen werden, von der Öffentlichkeit gleichsam übersehen werden. Sobald sie jedoch in den Blick der Öffentlichkeit treten und Rechte, die ihnen bisher vorenthalten worden sind, einfordern, werden sie zum Ziel von Aggression. Dies ist eine Dynamik, mit der wir in der Gegenwart konfrontiert sind, als es in Deutschland um das Selbstbestimmungsgesetz ging und wenn die Fragen von Pubertätsblockaden und körperlicher Transition von Jugendlichen mit großer Emotionalität diskutiert werden.

Devor (2004) hat ein 14-Stufen-Modell der transidenten Identitätsbildung entwickelt, das von dauerhafter Angst und Identitätskonfusion über die Entdeckung, »transsexuell« oder Transgender zu sein, und die Akzeptanz der eigenen Transidentität bis hin zur Integration der Transidentität und zu einem stolzen Selbstbewusstsein als Person reicht. Ein aus vier Stufen bestehendes Modell hat Schachl (1997) formuliert, indem die Autorin ein Fortschreiten vom Stadium der Etikettierung mit dem klinischen Begriff von »Transsexualität« zur Zeit der »*transsozialen* Sichtbarkeit« (Coming-out, Cross-Dressing) in die *Transnormalität* bis zum »ganz Normalen« schildert.

Ein die ganze Lebensspanne umgreifendes Entwicklungskonzept der Transidentität schildert Güldenring (2009). In den sechs von der Autorin beschriebenen Phasen bestimmt jeweils ein spezifisches innerpsychisches Thema das Erleben des betreffenden Menschen und führt zu einem je typischen Konfliktthema mit Lösungsversuchen und daraus resultierenden Auswirkungen. Die Phasen sind gekennzeichnet durch die »innere Wahrnehmung des transsexuellen Erlebens« (Phase 1), die »innere Auseinandersetzung mit der Möglichkeit des Öffnens nach außen« (Phase 2), die »Offenbarung des transsexuellen Erlebens nach außen« (Phase 3), den »juristischen, medizinischen und psychologischen Prozess« (Phase 4), die »körperliche Angleichung – Hormone und Operation« (Phase 5) und die »Heilungsphase, Realitätsklärung, Integration und Stabilisierung« (Phase 6). Aus diesen Phasen und den verschiedenen von den trans* Personen dabei jeweils angewendeten Lösungsversuchen leitet die Autorin spezifische Vorschläge für eine phasenbegleitende Psychotherapie von Transgendern ab.

Zu den relevanten Themen der psychotherapeutischen Begleitung gehören auch Überlegungen, in welcher Art die Mitteilung der Transidentität an die Umgebung erfolgen kann. In dieser Hinsicht finden wir, je nach Persönlichkeit der trans* Personen und je nach ihrem Umfeld, ein breites Spektrum verschiedener Möglichkeiten. Sie reichen von persönlichen Gesprächen, über Briefe mit und ohne Foto (das die Person in der Rolle des empfundenen Geschlechts zeigt) bis hin zu »offiziellen« Mitteilungen beispielsweise per Internet (auch hier zum Teil mit Foto) an die Personen und Institutionen, mit denen sie in beruflichem Kontakt stehen.

In diesem Coaching-Prozess (vgl. die Ausführungen von Walker, 2013) kann es sinnvoll sein, zusammen mit der betreffenden Person auch ihre Vorgesetzten zu einer gemeinsamen Sitzung einzuladen, wenn die transidente Person dies möchte. Meine eigenen diesbezüglichen Erfahrungen sind sehr positiv, lassen sich auf diese Weise doch gemeinsam Strategien erarbeiten, die auf die spezielle Situation des beruflichen Umfeldes, in dem sich die betreffende trans* Person bewegt, zugeschnitten sind.

Auch bei einem souveränen Umgang mit der Transidentität sehen sich Transgender immer wieder vor die Frage gestellt, *wem* sie *was zu welcher Zeit* mitteilen wollen oder sollen. So hilfreich und erleichternd es in der Regel auch ist, wenn das zumeist Jahre lang bestehende Versteckspiel aufgegeben und damit der Verheimlichungsstress (Meyer, 2003) reduziert wird, so kann man keineswegs sagen, dass es stets notwendig und – etwa im Sinne der Identitätsstabilisierung – sinnvoll ist, die eigene Identität der Umgebung in jedem Fall bekanntzugeben. Gerade in fortgeschrittenen Phasen des Comingout und bei einem zunehmend besseren Passing in die neue Rolle entscheiden sich viele Transgender, ihre Identität dem weiteren Umfeld gegenüber nicht mehr von sich aus explizit zum Thema zu machen, sondern lediglich dann zu erwähnen, wenn sie bei den Menschen ihres beruflichen oder privaten Umfelds eine besonders große Irritation wahrnehmen oder direkt darauf angesprochen werden.

Auch bei der Klärung dieser Fragen und des jeweils zu wählenden Vorgehens ist die therapeutische Begleitung wichtig. Dabei kann es durchaus sinnvoll sein, dass vonseiten der Therapeut:innen aufgrund ihrer Erfahrungen mit anderen Transgendern aktiv Vorschläge eingebracht werden, auch wenn diese selbstverständlich keinerlei Verbindlichkeit beanspruchen können. Die Erwähnung verschiedener Strategien erweitert jedoch das Spektrum der Möglichkeiten und kann bei den Klient:innen einen Prozess der kreativen Auseinandersetzung mit Coming-out-Strategien einleiten, die auf ihre ganz individuelle Situation zugeschnitten sind. Auf die speziellen Fragen des Umgangs mit der Herkunftsfamilie werde ich noch ausführlicher eingehen (s. S. 82 ff.).

Auch wenn es oberflächlich erscheinen mag und man der Ansicht sein könnte, solche Fragen seien in einer Psychotherapie nicht von Bedeutung, tauchen vor allem bei trans* Frauen in der einem

Coaching ähnlichen Begleitung Fragen nach dem Umgang mit dem äußeren Erscheinungsbild auf: Bartwuchs, Sprechweise, vor allem Stimmhöhe, Schminken, angemessene Kleidung, die in der Rolle des empfundenen Geschlechts getragen wird, und viele andere Merkmale und Verhaltensweisen, die mit dem äußeren Erscheinungsbild und der Wirkung auf die Umgebung zusammenhängen.

Selbstverständlich sind wir als Psychotherapeut:innen keine Modeberater:innen, keine Stimm- und Sprachtherapeut:innen und keine Fachleute für Schminktechniken. Diesen Fragen kommt für den Wechsel in die neue Rolle aber eine hohe alltagspraktische Relevanz zu. Deshalb gehört für mich das Gespräch über die damit zusammenhängenden Probleme unbedingt in die psychotherapeutische Begleitung, da die Integration in die neue Rolle und damit die Akzeptanz vonseiten der Umgebung wesentlich von einem guten Passing abhängen – und das bedeutet auch: von der Fähigkeit, sich den in der Gesellschaft allgemein geltenden geschlechtsspezifischen Verhaltensnormen anzupassen. Dies ist eine Auffassung, die auch Livia Prüll (2016) in ihrer autobiografischen Publikation vertritt. Bei erheblichen Abweichungen davon, z. B. indem extrem auffallende, von der Umgebung geradezu als provozierend erlebte Kleidung getragen wird, stellt das kritische Gespräch darüber eine durchaus therapeutische Maßnahme im engeren Sinne dar, geht es hier doch um eine Realitätskonfrontation mit dem Ziel, den Bezug der betreffenden Klientin zur sozialen Realität zu verbessern und damit zum Gelingen der sozialen Integration beizutragen. Sinnvoll kann es, insbesondere bei trans* Frauen, in diesem Zusammenhang auch sein, sie auf entsprechende (Selbsthilfe-)Angebote bezüglich Schmink-, Mode- und Verhaltensberatung aufmerksam zu machen.

In solchen Gesprächen tauchen nicht selten auch explizit oder implizit gestellte *Genderfragen* auf, die sich charakteristischerweise um die Fragen »Was ist weiblich?« oder »Was ist männlich?« und »Gibt es typisch weibliches und typisch männliches Denken, Fühlen und Verhalten?« gruppieren (zur gendertheoretischen Diskussion s. Kapitel »Gendertheoretische Aspekte der Transidentität«). Derartige Überlegungen spielen für nichtbinäre Personen eine große Rolle, da sie durch ihre von der Binarität abweichende Identität mit diesen Fragen in besonderem Maße konfrontiert sind.

Schließlich kann das Gespräch über Kleidung, Schminken oder Stimme auch den Anstoß zu einer intensiven Auseinandersetzung mit der Tatsache geben, dass bei trans* Frauen, die im mittleren oder höheren Alter transitionieren, trotz allen hormonellen und chirurgischen Maßnahmen und trotz vielen Korrekturen im Verhalten und im äußeren Erscheinungsbild letztlich häufig das ursprünglich zugewiesene Geschlecht »durchschimmert«.

Dies muss nicht fatalistisch als unheilvolles Schicksal betrach- tet werden, erfordert aber die Akzeptanz dieser Situation und die Trauerarbeit darüber, dass die Diskrepanz zwischen dem zugewiesenen und dem empfundenen Geschlecht lebenslang zumindest teilweise eine schmerzliche Qualität behalten wird. Angesichts dieser Situation erscheint es mir von großer Bedeutung, dass in der psychotherapeutischen Begleitung gerade auch die Fragen, ob und inwieweit das zugewiesene Geschlecht (noch) sichtbar oder spürbar ist, besprochen werden. Thema ist in diesem Zusammenhang etwa auch die Frage, ob und inwieweit sich Transgender von unserer Gesellschaft, die ein binäres Geschlechtermodell postuliert, dazu zwingen lassen (wollen), möglichst »perfekte« Frauen und »perfekte« Männer zu werden. Diese Fragen stellen sich natürlich besonders bei nichtbinären Personen.

Klärung der familiären Beziehungen

Unter den sozialen Beziehungen, die Transgender vor allem auch im Verlauf ihres Coming-out klären und neu definieren müssen, nehmen die zu den Familienangehörigen einen zentralen Platz ein. Viele Eltern und Geschwister von Transidenten erleben nicht nur, wie etwa Fernerstehende, eine emotionale Irritation, wenn sie von der Transidentität erfahren, sondern die Mitteilung wirkt auf sie mitunter geradezu wie ein Schock.

Dabei ist interessant, dass die Mütter häufig bereits seit längerer Zeit, wenn nicht sogar von Kindheit an, gespürt haben, dass »etwas nicht stimmte«, auch wenn sie ihre Gefühle nicht eindeutig in Worte fassen und schon gar nicht in das Konzept »Transidentität« einordnen konnten. Bei einer Reihe von trans* Personen war dies indes keineswegs eine nicht genauer benennbare, atmosphärische Wahrnehmung, sondern wurde bereits in der Kindheit als Tatsache empfunden, die von den Müttern zum Teil sogar aktiv gefördert, zumindest aber geduldet wurde (beispielsweise das Anziehen von Kleidern und das Tragen einer weiblich wirkenden Haartracht bei dem männlichen Geschlecht zugewiesenen Kindern oder das ausgesprochen bubenhafte Aussehen und Verhalten von dem weiblichen Geschlecht zugewiesenen Kindern).

Die Beobachtung einer solchen familiären Konstellation hat denn auch zur Annahme geführt, Transidentität entstehe durch den bewussten oder unbewussten Wunsch der Eltern nach einem Kind des anderen Geschlechts. Wie ausgeführt, erweist sich diese Hypothese aber als unzutreffend. Zum einen finden wir ein ähnliches elterliches Verhalten und ähnliche Erwartungen auch in vielen anderen Familien, aus denen kein transidentes Kind hervorgeht. Zum anderen entsteht die Transidentität, deren Ursachen letztlich nach wie vor im Dunkeln liegen, offensichtlich in einer sehr frühen Zeit der Entwicklung (sicher wohl vor Ende des zweiten Lebensjahres, bevor die Kerngeschlechtsidentität ausgebildet ist), zu einer Zeit also, in der die elterlichen Vorstellungen von der Geschlechtsrolle ihres Kindes im Allgemeinen eine eher untergeordnete Rolle spielen. Folgt man den neurowissenschaftlichen Überlegungen von Diamond (2006, 2010) hinsichtlich einer Hirngeschlechtsidentität, so besteht die Transidentität bereits von Geburt an.

Es ist meines Erachtens zutreffender, das beschriebene elterliche Verhalten nicht als die Transidentität determinierenden Faktor zu betrachten, sondern als Ausdruck der Wahrnehmung, dass das betreffende Kind »anders« ist, und als durchaus *sinnvolles Eingehen auf die Signale des Kindes.* Dies wird besonders sichtbar bei der zunehmend größer werdenden Zahl von *trans* Kindern.* In den vergangenen zehn Jahren habe ich immer wieder Kinder und Jugendliche gesehen und sie und ihre Familien psychotherapeutisch begleitet, die ihren Eltern eröffnet hatten, dass sie kein Junge, sondern ein Mädchen, respektive kein Mädchen, sondern ein Junge seien. Diese Eltern hatten die Signale ihrer Kinder ernst genommen und suchten Beratung und Unterstützung bei der Planung und Durchführung des Transitionsprozesses.

Bei einer derartigen Sicht ist es möglich, bei den Eltern – und in der Regel sind es (wie meist in unserer Gesellschaft) vor allem die

Mütter, die sich Vorwürfe wegen vermeintlicher »Erziehungsfehler« machen – *Schuldgefühle abzubauen und aufzulösen*, die durch die Befürchtung ausgelöst werden, sie seien ursächlich an der Transidentität ihres Kindes beteiligt. Diese Annahme ist zum einen durch nichts belegbar; zum anderen wirkt sie sich aber auch insofern negativ aus, als sie die Eltern-Kind-Beziehung belastet und Kräfte in sich bindet, die die Eltern für die Auseinandersetzung mit dem Phänomen Transidentität dringend benötigen.

Hinzu kommt, dass es für das Durchlaufen einer positiven Transition für trans* Kinder, aber auch für erwachsene trans* Personen wichtig ist, Akzeptanz und Unterstützung in der Familie zu finden. Aus diesem Grund ist die enge Zusammenarbeit mit den Eltern eminent wichtig und wird von den die Transition begleitenden Therapeut:innen auch dementsprechend gewichtet. Es ist deshalb kaum vorstellbar, dass Eltern im Prozess der Transition und der dabei zu treffenden Entscheidungen nicht berücksichtigt oder sogar aktiv ausgeschlossen werden, wie es die Transition ihrer Kinder vehement ablehnende Elterngruppen wie »TransTeen. Sorge berechtigt« und »Parents of ROGD Kids – Selbsthilfe« (beide aus Deutschland) sowie AMQG (»Association pour une Approche Mesurée des Questionnements de Genre chez des Jeunes«) aus der Schweiz immer wieder kritisieren. Alle mir bekannten Zentren und Therapeut:innen, die trans* Kinder und Jugendliche begleiten, sind im Gegenteil bemüht und sehr interessiert an einer engen Zusammenarbeit mit den Eltern (s. zu diesen Fragen meine Ausführungen im Kapitel »Zur speziellen Situation von trans* Kindern und Jugendlichen«).

Aus den genannten Gründen kommt der Klärung der familiären Beziehungen in der Begleitung auch von erwachsenen trans* Personen eine keineswegs untergeordnete Bedeutung zu. Auf die Tatsache, dass auch bei den Transidenten selbst Schuldgefühle bestehen können, die in der Psychotherapie unbedingt zu bearbeiten und abzubauen sind, weisen Schaefer und Wheeler (2004) hin. Wir können diese Schuldgefühle als Ausdruck einer verinnerlichten Transnegativität verstehen.

Oft sind auch gemeinsame Gespräche der Familienmitglieder sinnvoll, bei denen die trans* Personen selbst der Transparenz wegen unbedingt anwesend sein sollten. In solchen gemeinsamen Sitzungen können die Angehörigen Informationslücken füllen, sich ihrer eigenen Gefühle dem transidenten Familienmitglied gegenüber bewusst werden und sie klären, Vorurteile und unzutreffende Klischeebilder abbauen und allfällig bestehende Familienkonflikte aufarbeiten oder bei schwerwiegenden Konflikten zu einer eigentlichen Familientherapie angeregt werden. Auf viele dieser Probleme bin ich in meinem Ratgeber »Transgender verstehen. Ein Ratgeber für Angehörige, Freund:innen und Kolleg:innen« eingegangen (Rauchfleisch, 2023).

Die Klärung und, wenn nötig, die Verbesserung der familiären Beziehungen sind nicht nur wichtig, weil dadurch Eltern und Geschwister entlastet werden, sondern besitzen auch für die transidenten Klient:innen selbst eine große Bedeutung, werden ihr Selbstverständnis und der Transitionsprozess doch wesentlich durch die Haltung (mit-)bestimmt, die die ihnen wichtigen Bezugspersonen einnehmen. Dies wird auch aus den Resultaten der Studie von Metzger (2013) an 366 trans* Männern deutlich, von denen mehr als ein Drittel ein akzeptierendes und unterstützendes soziales Umfeld, speziell durch die Familie, als größte Ressource in der Transition bezeichnet. Häufig zeigt sich das Ausmaß der Nichtakzeptanz etwa daran, ob die Eltern und Geschwister trotz Cross-Dressing bei trans* Frauen weiterhin von »er« reden und die bereits in der Frauenrolle lebende Person nach wie vor mit dem männlichen Vornamen ansprechen oder trans* Männer weiterhin, bei Verwendung des weiblichen Namens, als »sie« bezeichnen.

Derartige Verhaltensweisen der Bezugspersonen werden von den Transgendern verständlicherweise als verletzend und als Missachtung ihrer Gefühle und ihrer Lebenssituation empfunden. Es kann daraufhin zu einem Rückzug von den Angehörigen, unter Umständen sogar zu einem völligen Beziehungsabbruch kommen, der angesichts der so wichtigen sozialen Integration verhängnisvoll ist. Auch werden den trans* Personen durch solche Äußerungen Verletzungen zugefügt, die ihr psychisches Gleichgewicht gefährden können oder deren Verarbeitung zumindest Kraft erfordert, die sie eigentlich zur Bewältigung ihres Alltags benötigen.

Nicht immer bedarf es zur Lösung dieser Probleme spezieller Familiensitzungen. Soweit sie von den transidenten Klient:innen selbst in die Hand genommen werden können, ist es sinnvoll, dass sie diese für den Coming-out-Prozess typischen Konflikte selbst lösen. Hingegen sind Informationsgespräche mit den Angehörigen über das Phänomen »Transidentität«, das Vorgehen bei der hormonellen und chirurgischen Angleichung an das empfundene Geschlecht und die rechtliche Situation (Vornamens- und Personenstandsänderung) oft sinnvoll, damit ein konstruktiver »gemeinsamer« Coming-out-Prozess durchlaufen werden kann. Denn stets muss ja nicht nur das transidente Familienmitglied den Coming-out-Prozess durchlaufen, sondern *alle* Familienmitglieder. Sie müssen sich, ebenso wie die trans* Person, meist aber in einer wesentlich kürzeren Zeit (!), mit dem Phänomen Transidentität auseinandersetzen und es als zu ihrem Kind oder Geschwister gehörend akzeptieren. Und auch sie müssen im Prozess des gemeinsamen Coming-out den Schritt in die Öffentlichkeit tun, indem sie beispielsweise mit den Menschen ihres Umfelds über das transidente Familienmitglied sprechen und sich mit ihm in der Öffentlichkeit zeigen.

Dieser Prozess wird, unabhängig vom Geschlecht der trans* Person, von den Müttern und Schwestern im Allgemeinen besser bewältigt als von den Vätern und Brüdern. Hier zeigt sich der Mechanismus der Transnegativität. Auch die Homonegativität ist bei Männern wesentlich ausgeprägter als bei Frauen (Calmbach u. Rauchfleisch, 1999; Rauchfleisch, 2011; Rauchfleisch et al., 2002). Die Ursache der Homonegativität – und Gleiches gilt für die feindselige Haltung Transgendern gegenüber – liegt vor allem im Bedürfnis vieler Männer, an den tradierten (patriarchalen) männlichen Rollen festzuhalten. Selbst geringfügige Veränderungen – und um wie viel mehr eine so radikale Infragestellung wie vonseiten transidenter Menschen! – werden von solchen Männern als Bedrohung empfunden und mit Aggression in Form von Entwertungen oder auch durch das Nichtakzeptieren der transidenten Lebensform beantwortet.

Wenn in diesem Kapitel die Rede von den familiären Beziehungen ist, darf nicht außer Acht gelassen werden, dass ein Teil der Transgender vor ihrem Coming-out in Ehen und nichtehelichen Partnerschaften gelebt hat und aus diesen Partnerschaften auch Kinder hervorgegangen sind. Nach White und Ettner (2004) waren – zumindest vor der Jahrtausendwende – 50 Prozent der trans* Frauen verheiratet, Seil (2004) berichtet sogar von 65 Prozent. Von diesen trans* Frauen haben ungefähr 70 Prozent Kinder (White u. Ettner, 2004). Etliche dieser Klient:innen leben, wenn sie zu uns kommen, noch in Ehen und wünschen auch nach dem Rollenwechsel den Kontakt zur Ehefrau oder zum Ehemann, insbesondere aber auch zu den Kindern, aufrechtzuerhalten. Nach meinen Erfahrungen mit solchen Familien ist es wichtig, die Partner:innen und speziell auch die Kinder unbedingt in die Vorbereitung einzubeziehen.

Die Partner:innen müssen sich ja nicht nur wie die Mitglieder der Herkunftsfamilie mit dem Phänomen Transidentität auseinandersetzen und mit den trans* Personen einen gemeinsamen Coming-out-Prozess durchlaufen, sondern für sie stellt sich mit der Vorbereitung auf die hormonelle und chirurgische Angleichung ihrer Partnerin oder ihres Partners an deren empfundenes Geschlecht auch die Frage, ob und wie sie in Zukunft ihre Beziehung weiterführen wollen und können. Glücklicherweise können in Deutschland, Österreich und in der Schweiz Ehegatten weiterhin verheiratet bleiben und müssen sich nicht mehr wie früher vor der Personenstandsänderung von ihrer Ehepartnerin oder ihrem Ehepartner scheiden lassen.

Die Paare, für die sich aus der Auseinandersetzung mit der Transidentität und ihrer Akzeptanz der Wunsch ergibt, ihre eheliche Beziehung aufzulösen, müssen im Verlauf des Coming-out-Prozesses zusätzlich die Trennung von einer mit ihnen eng verbundenen Person bewältigen. Auf der einen Seite resultieren daraus erneute Belastungen. Auf der anderen Seite habe ich aber auch die Erfahrung gemacht, dass einige dieser Paare sich zwar getrennt haben, sich gegenseitig aber trotzdem weiterhin große Unterstützung geleistet haben und den Rollenwechsel der trans* Person in bewundernswerter Weise miteinander getragen und gestaltet haben.

Umgekehrt kann es aber auch dazu kommen, dass Transgender jahrelang ihre Transition hinausschieben oder immer wieder unterbrechen, weil die cis Partner:innen absolut dagegen sind und mit dem Abbruch der Beziehung, unter Umständen sogar mit Suizid drohen, falls die trans* Person weitere Transitionsschritte unternehmen wird. Dies ist eine für beide Partner:innen extrem belastende Situation, die sich bei besonders ausgeprägten Konflikten nicht im Rahmen der Transitionsbegleitung lösen lässt, sondern eine separate

Paartherapie erfordert. Voraussetzung dafür ist allerdings, dass der/die cis Partner:in sich auf einen solchen Prozess einzulassen bereit ist und dass das Paar eine:n gegenüber Trans* offene:n Therapeut:in findet. Bei der Suche nach solchen therapeutischen Angeboten kann die den Transitionsprozess begleitende Fachperson eine wichtige Unterstützung sein.

Während für manche Transgender mit dem Schritt in die Rolle des empfundenen Geschlechts das Bedürfnis besteht, die bisherige eheliche Beziehung aufzulösen, habe ich andere Paare erlebt, die ausdrücklich ihre Partnerschaft aufrechtzuerhalten wünschten. Dies gilt für Paare, die über Jahre hin in einer vertrauensvollen, von starken gegenseitigen Gefühlen getragenen Beziehung miteinander gelebt haben und es mit Recht als absurd empfanden, wegen des Rollenwechsels einer/eines Beteiligten ihre Ehe aufzulösen zu sollen.

In einer besonderen Situation befinden sich *Familien mit einem transidenten Elternteil und Kindern.* Hier treten zu den bereits diskutierten Problemen noch einige spezifische hinzu: Zum einen gilt es zu berücksichtigen, dass Kinder, je nach ihrer Entwicklungsphase, nochmals größere Mühe als Erwachsene damit haben, dass der »Vater« zur »Mutter« bzw. die »Mutter« zum »Vater« wird.

White und Ettner (2004) haben aufgrund einer Fragebogenerhebung bei Psychotherapeut:innen, die Erfahrung in der Behandlung von Transgendern hatten, Risiko- und spezifische protektive Faktoren ermittelt. Die *Hauptrisikofaktoren* sind (in absteigender Rangfolge): plötzliche Trennung eines Elternteils, extreme Ablehnung der »Geschlechtsänderung« durch den cis Elternteil, Vorliegen einer Persönlichkeitsstörung beim transidenten Elternteil, elterliche Konflikte im Zusammenhang mit dem Transitionsprozess und Vorliegen einer Persönlichkeitsstörung beim cis Elternteil. Als die wichtigsten *protektiven Faktoren* für eine gedeihliche Entwicklung des Kindes erwiesen sich (wiederum in absteigender Rangfolge): Bestehen einer engen emotionalen Bindung des Kindes an den cis Elternteil, Kooperation der Eltern bei der Erziehung des Kindes, Unterstützung des transidenten Elternteils durch die weitere Familie, Bestehen einer engen emotionalen Beziehung des Kindes zum transidenten Elternteil und weiterhin bestehender Kontakt des Kindes mit beiden Elternteilen.

Ich habe etliche Familien mit einem trans* Elternteil erlebt, in denen die Eltern in bewundernswerter Weise ihren Kindern eine für ihre Entwicklung gedeihliche Atmosphäre geschaffen haben. Dazu gehörte die schrittweise, von beiden Eltern getragene Information der Kinder, das schrittweise Miterleben der Kinder beim Wechsel von Mutter oder Vater in die Rolle des empfundenen Geschlechts, die ausdrückliche Versicherung (am besten durch beide Eltern), dass der trans* Elternteil für das Kind Mutter bzw. Vater bleibt, sowie die sorgfältige Information von Kindergarten und Schule und von Mitschüler:innen und deren Eltern über die sich verändernde familiäre Situation (vgl. Rauchfleisch, 2023).

Was das Alter der Kinder betrifft, in dem sie von der Transidentität des einen Elternteils erfahren, erweist sich nach übereinstimmenden Befunden von Green (1978, 1998) sowie White und Ettner (2004) das Vorschulalter als die günstigste Zeit. Auch bereits erwachsene Kinder können die Tatsache, dass ein Elternteil transident ist, im Allgemeinen gut verarbeiten. Am problematischsten ist die Mitteilung der Transidentität nach den Befunden dieser Autoren in der Adoleszenz. Dies sind Beobachtungen, die sich in ähnlicher Weise in Familien mit einem gleichgeschlechtlich empfindenden Elternteil finden. Auch in diesen Familien ist die Verarbeitung des Coming-out des lesbischen oder schwulen Elternteils am schwierigsten für Kinder in der Adoleszenz (einen Überblick über diese Studien findet sich bei White u. Ettner, 2004).

Es kann nach meiner Erfahrung hilfreich sein, die Kinder immer wieder auch in einem familientherapeutischen Setting zu sehen, das heißt, mit Eltern und Kindern gemeinsam die anstehenden Probleme zu besprechen. Dies gilt ganz besonders, wenn es um die Frage geht, wann und in welcher Form Kamerad:innen und deren Eltern über die Transidentität des trans* Elternteils informiert werden sollen. In einem solchen Gespräch nehmen die Ehegatten vielleicht erstmals bewusst wahr, welche Schwierigkeiten sich für ihre Kinder ergeben könnten, wenn das Umfeld von der Transidentität des Vaters oder der Mutter der Kinder erfährt. Zugleich können durch das Erarbeiten von Handlungsstrategien aber auch unrealistische Ängste abgebaut werden, indem beispielsweise deutlich wird, dass ein schrittweises Vorgehen, das die durch die Transidentität ausgelöste Irritation der Umgebung ernst nimmt und darauf angemessen reagiert, gute Erfolge zeitigen und zu echter Akzeptanz seitens der Umgebung führen kann.

Es kann aber auch sein, dass Gespräche mit dem Elternpaar bei den Beteiligten den Entschluss entstehen lässt, ihre Ehe zwar (zumindest im Moment noch) nicht aufzulösen, aber getrennt zu wohnen, sodass der transidente Elternteil im Moment des Cross-Dressing offen in der neuen Rolle leben kann, ohne dass die nähere Umgebung der Kinder über seine Transidentität informiert wäre. Allerdings ist diese Strategie nur dann wirksam, wenn die Wohnsitze der beiden Eltern relativ weit voneinander entfernt liegen. Und selbst dann besteht eine mehr oder weniger große Wahrscheinlichkeit, dass die Transidentität doch über kurz oder lang der Umgebung, in der die Kinder leben, bekannt wird.

Aus diesem Grund erweist es sich im Allgemeinen als notwendig, dass das Umfeld der Kinder informiert wird, falls die Eltern ihre Kinder weiterhin gemeinsam erziehen wollen. Eine solche Offenheit ist auch insofern die bessere Lösung, als beim Geheimhalten der Transidentität die Kinder die Last des Verschweigens eines die Familie zentral betreffenden Sachverhalts zu tragen hätten. Die Kinder benötigen ihre seelischen Kräfte jedoch, um sich mit der Transition des einen Elternteils und einer allfälligen Scheidung der Eltern auseinanderzusetzen, und sollten deshalb nicht noch unnötig durch das Verheimlichen der Transidentität belastet werden.

Im Prozess der Klärung kann es schließlich auch sinnvoll sein, die Kinder separat von einer kinderpsychiatrischen oder kinderpsy- chologischen Fachperson betreuen zu lassen. Voraussetzung für eine konstruktive Auseinandersetzung der Kinder mit ihrer psychischen, familiären und sozialen Situation ist allerdings, dass die Fachperson frei ist von (pathologisierenden) Vorurteilen gegenüber Transgendern und nicht von vornherein in Zweifel zieht, dass die Kinder auch in einer solchen – sicherlich nicht einfachen – Konstellation eine gedeihliche Entwicklung durchlaufen können (zur Situation der Kinder in Familien mit einem Transelternteil s. auch Rauchfleisch, 2023).

In den Gesprächen mit den Eltern ist darauf zu achten, ob ausgeprägte Selbstzweifel des transidenten Elternteils, kein guter Vater oder keine gute Mutter zu sein, bestehen. Da es für die Eltern-Kind-Beziehung wichtig ist, dass die Eltern emotionale Stabilität aufweisen, kommt es im Fall solcher Selbstzweifel an der elterlichen Kompetenz darauf an, die dahinterliegenden Schuldgefühle zu bearbeiten und auf diese Weise dazu beizutragen, dass der transidente Elternteil seine elterliche Rolle auch weiterhin einnimmt. Außerdem gilt es, mit den Ehegatten daran zu arbeiten, dass ihre Beziehung zueinander möglichst konfliktfrei gestaltet werden kann. Denn dies ist eine wesentliche Voraussetzung für ein gutes, den Kindern gedeihliches emotionales Klima im Elternhaus.

Wenn es in diesem Kapitel um »familiäre« Beziehungen geht, sind auch die Beziehungen zu berücksichtigen, die Transgender während ihres Coming-out zu Partner:innen eingehen und unterhalten. Es ist insofern eine besondere Situation, als die transidente Person bereits in der Rolle des empfundenen Geschlechts lebt, körperlich aber noch keine Angleichung erfolgt ist. In diesem Fall erleben die Partner:innen solcher rrans* Personen den ganzen Transitionsprozess mit und sind ihrerseits nicht selten auf eine Beratung und Unterstützung bei der Verarbeitung dieser Veränderungen angewiesen.

Zumindest bietet es sich im Fall fester Partnerschaften an, die Partner:in wenigstens zu ein oder zwei gemeinsamen Gesprächen einzuladen, da sie als nahe Bezugsperson eine wichtige – im positiven Fall: eine stabilisierende – Funktion für die betreffende trans* Person erfüllt (vgl. Metzger, 2013). Die Partner:innen benötigen unter Umständen ihrerseits auch psychologische Unterstützung, bringt der Coming-out-Prozess des/der transidenten Partner:in für sie doch eine Reihe von emotionalen und sozialen Belastungen mit sich, die besprochen und miteinander soweit wie möglich gelöst werden müssen, um die Partnerschaft nicht zusätzlichen Belastungen auszusetzen (Hobi, 2008; Metzger, 2013).

Bei der Partner:innenwahl von Transgendern ist zu berücksichtigen, dass nicht wenige von ihnen vor der hormonellen und operativen Angleichung an das empfundene Geschlecht nicht sicher sind, welche sexuelle Orientierung sie haben werden. Sie müssen ihren »neuen« Körper erst erleben und mitunter auch ein Stück weit damit experimentieren, um zu spüren, ob sie eine gleich- oder eine gegengeschlechtliche Partnerschaft eingehen wollen.

Oft bezeichnen Transgender diese Lebensphase als »zweite Pubertät«. Um sich mit dem durch die körperliche Angleichung veränderten sexuellen Erleben und den in Partnerschaften gemachten Erfahrungen auseinanderzusetzen, erscheint mir eine körperorientierte Therapie sehr hilfreich, wie sie Stern und Hahne (2019) sowie Metzner (2021) beschrieben haben (s. auch Garz et al., 2021; Kruber, 2016; Nikkelen u. Kreukels, 2018; Haskamp u. Hahne, 2024). Dies ist ein in Forschung wie in Praxis noch weitgehend vernachlässigtes Thema, zumal im Verlauf der Entpathologisierung der Transidentität die Identitätsfragen in den Mittelpunkt gerückt sind und der Körper sich im Transdiskurs gleichsam »verflüchtigt« hat (Rauchfleisch, 2023) und die Sexualität kaum Thema ist (s. Hamm, 2020; Metzner, 2021).

Besonders wichtig werden Gespräche mit Partner:innen in Krisensituationen. Die Ursachen solcher Krisen sind vielfältiger Art: So können beispielsweise die körperlichen und seelischen Verhaltensänderungen im Transitionsprozess so viele Irritationen bei den Partner:innen auslösen, dass die Grenzen ihrer Verarbeitungsfähigkeit überschritten werden und sie zu dekompensieren drohen.

Oder es kommt aufgrund von feindseligem Verhalten, das das Paar wegen der Transidentität des/der Partner:in im Alltag erlebt, zu Konflikten, in deren Verlauf sich gegen die transidente Person der Vorwurf richtet, sie habe die negativen Äußerungen selbst provoziert. Die trans* Person fühlt sich durch eine solche Sicht weitgehend missverstanden und empfindet es als mangelnde Solidarität, wenn ihr die Schuld an einem derartigen sozialen Konflikt, der dadurch entsteht, dass sie sich als Transgender zu erkennen gibt und ihrem inneren Entwurf entsprechend lebt, zugeschrieben wird.

Andere Themen in der Paarberatung kreisen um die sexuellen Beziehungen. Sie können sich vor den operativen Maßnahmen als schwierig erweisen, weil die Partner:innen dadurch irritiert sein können, dass der Körper der trans* Person noch dem »alten« (zugewiesenen) Geschlecht entspricht, während sie in sozialer Hinsicht bereits in der »neuen« Geschlechtsrolle lebt und von den Partner:innen in erster Linie auch so wahrgenommen wird. Nach der Operation können in solchen Paargesprächen die möglichen Formen der sexuellen Begegnung besprochen und gewisse Enttäuschungen, die sich vielleicht eingestellt haben, bearbeitet werden. Dabei können die erwähnten körperorientierten Therapieangebote hilfreich sein (Stern u. Hahne, 2019).

Enttäuschungen an der genitalen chirurgischen Angleichung treten nach meiner Erfahrung nicht selten bei trans* Männern auf, die eine Phalloplastik wünschen, aber trotz etlichen operativen Eingriffen zu keinem befriedigenden Resultat gelangen. Oft wird der Wunsch nach einer Phalloplastik den Betreffenden auch erst etliche Jahre nach der hormonellen und chirurgischen Angleichung an das männliche Geschlecht spürbar. Sie suchen dann chirurgische Hilfe, um eine solche Plastik erstellen zu lassen. Wenn sich dies als unmöglich oder unbefriedigend erweist, resultieren daraus unter Umständen große Enttäuschungen und Insuffizienzgefühle.

Bei der Diskussion der Möglichkeiten, die trans* Männern, außer operativen Angleichungen, offenstehen, ist daran zu denken, dass es Penis-Hoden-Epithesen gibt, die sich nach meiner Erfahrung bei etlichen trans* Männern bewährt haben.

Darauf, dass ein befriedigendes Sexualleben auch ohne weitgehende körperliche Angleichung an das empfundene Geschlecht möglich ist, hat in überzeugender Weise Hamm (2020) hingewiesen. In seiner Interviewstudie, die in ihrer Art einzigartig ist und zu einer Fülle von neuen Erkenntnissen führt, zeigt Hamm dass trans* Personen, die keine Genitalangleichung haben vornehmen lassen, auf eine Vielzahl intrapsychischer, zwischenmenschlicher und kollektiver Ressourcen und Strategien zurückgreifen und dadurch zu einer »gelingenden Sexualität zwischen Selbstannahme, Normüberwindung und Kongruenzerleben«, so der Untertitel von Hamms Publikation, gelangen.

Bei der Verarbeitung von Enttäuschungen ist es wichtig, auch die Partner:innen in die Transitionsbegleitung einzubeziehen, da die körperliche Verfassung und die Zufriedenheit der trans* Person wesentlichen Einfluss auf die Paarbeziehung ausüben. Im günstigen Fall kann die Enttäuschung durch die Partner:innen gedämpft werden. Es können aber auch gerade die Partner:innen das Gegenteil bewirken, wenn sie ihrerseits sehr enttäuscht sind und unter Umständen sogar den Abbruch der Partnerschaft in Erwägung ziehen, weil die körperliche Situation der trans* Person für sie nicht akzeptabel ist.

Auseinandersetzung mit der (»neuen«) Rolle des empfundenen Geschlechts und den Zukunftserwartungen

Ein immer wiederkehrendes, wichtiges Thema in der psychotherapeutischen Begleitung betrifft die Auseinandersetzung mit der »neuen« Rolle des empfundenen Geschlechts. Selbstverständlich haben sich Transgender, die sich an uns Fachpersonen wenden, im Allgemeinen bereits längere Zeit mit dem Leben in der Rolle des empfundenen Geschlechts beschäftigt, zum Teil haben sie das Cross-Dressing sogar bereits vollzogen. Dennoch ergeben sich im Alltag immer wieder Probleme und Fragen, die zu klären sind. Dies gilt ganz besonders für nichtbinäre Personen, die sich durch die Kategorien Frau und Mann nicht richtig beschrieben fühlen, sondern sich hinsichtlich ihrer Identität »dazwischen« befinden. Sie sind in unserer stark binär geprägten Gesellschaft einem dauernden Druck ausgesetzt, weil die Umgebung ihre Uneindeutigkeit im Geschlechtsausdruck häufig ablehnt.

Da es ein großes Anliegen der meisten Transgender ist, eine möglichst gute Ein- und Anpassung in und an die neue Rolle zu erreichen (Passing), stellt sich ihnen immer wieder die Frage, was »männliches« und »weibliches« Denken, Fühlen und Verhalten ist und ob es, abgesehen von Kleidung, Frisur und (bei trans* Frauen) Make-up, grundsätzliche Unterschiede zwischen den Geschlechtern gibt.

Obwohl es im Rahmen der psychotherapeutischen Begleitung nicht zentral darum geht, mit den Klient:innen Diskussionen über Gendertheorien und Genderforschung zu führen, erscheint es mir doch wichtig, dass die damit zusammenhängenden Fragen, je nach dem intellektuellen Niveau und den Interessen der uns aufsuchenden trans* Personen, kritisch reflektiert werden und dass im Sinne der konstruktionistischen Theorien (s. Kapitel »Gendertheoretische Aspekte der Transidentität«) deutlich gemacht wird, in welchem starken Maß das Geschlecht und die damit zusammenhängenden Verhaltensweisen sozial determiniert sind. Diese Diskussion ist insbesondere in der Begleitung von nichtbinären Personen sehr wichtig, weil dadurch der gesellschaftlich auf ihnen lastende Druck vermindert werden kann.

Derartige Klärungen sind keineswegs allein von theoretischem Interesse, sondern haben nach meiner Erfahrung unmittelbare Konsequenzen für das Selbstverständnis transidenter Menschen und für ihre Zukunftserwartungen und ihr Streben nach einem möglichst »perfekten« Passing. Eine große Gefahr liegt nämlich darin, dass Transgender unter dem Eindruck stehen – und von der Umgebung darin fatalerweise auch ausdrücklich bestätigt, wenn nicht sogar dahin gedrängt werden –, dass genuine, von »Natur« aus vorgegebene Unterschiede zwischen Frauen und Männern bestünden und es deshalb darauf ankomme, um jeden Preis eine möglichst perfekte Anpassung an die neue Rolle zu erreichen.

Im Hinblick auf die Möglichkeit dazu bestehen recht große Unterschiede zwischen trans* Männern und trans* Frauen: Bei trans* Männern ist der Rollenwechsel wesentlich einfacher, da »männliche« Kleidung bei Frauen keineswegs als ungewöhnlich empfunden wird und etwa ein Kurzhaarschnitt im Umfeld keine besondere Irritation auslöst, sondern sehr schnell zum Eindruck führt, es handle sich um einen Mann. Trans* Frauen haben es in dieser Hinsicht schwerer, indem sie trotz Frauenkleidern, Make-up und weiblichen Frisuren oft doch als Männer gelesen werden. Sie sehen sich der Notwendigkeit gegenüber, durch eine Fülle von Maßnahmen wie Epilation des Bartes, Veränderungen der Stimme, Make-up und betont weibliche Kleidung (die in der Gegenwart von vielen cis Frauen in dieser Art eher selten getragen wird) ihr Passing zu verbessern und zu optimieren.

Dieses Streben nach einem guten Passing ist verständlich und durchaus sinnvoll, erhöht es doch die Akzeptanz, die der betreffenden trans* Person von der Umgebung entgegengebracht wird. Außerdem wird dadurch das Leben in der »neuen« Rolle des empfundenen Geschlechts erleichtert. Hinzu kommt, dass ein gutes Passing sich auch stabilisierend auf das Selbstwertgefühl auswirkt.

Problematisch ist es jedoch, wenn das Streben nach einem guten Passing so weit geht, zu meinen, es müsse alles, was auch nur entfernt an das zugewiesene Geschlecht erinnern könnte, radikal beseitigt werden. Eine solche Haltung ist aus drei Gründen fatal: Zum Ersten lassen sich (zumindest bei trans* Frauen, die im mittleren oder höheren Lebensalter transitionieren) trotz hormoneller, chirurgischer, kosmetischer, logopädischer und anderer Maßnahmen selten alle Merkmale des ursprünglich zugewiesenen Geschlechts eliminieren. Wird an einem solchen Ziel unerbittlich und kompromisslos festgehalten, so sind von vornherein Enttäuschungen vorprogrammiert.

Zum Zweiten äußert sich im Wunsch, die Merkmale des zugewiesenen Geschlechts unter allen Umständen zu beseitigen, im Grunde *Selbstablehnung* (unter Umständen Ausdruck internalisierter Transnegativität) oder ein solcher Wunsch führt zumindest zur Selbstablehnung, da die hormonellen, chirurgischen und anderen Maßnahmen lediglich eine mehr oder weniger gelingende *Angleichung* an das empfundene Geschlecht ermöglichen.

Zum Dritten bedeutet die Beseitigung aller Hinweise auf das zugewiesene Geschlecht eine *enorme Abwehrleistung*, die ein solches Ausmaß an Kräften benötigt, dass die *Gefahr einer Dekompensation* besteht, und zwar umso mehr, je kompromissloser an der Vorstellung festgehalten wird, es dürfe nichts mehr vom ursprünglich zugewiesenen (»alten«) Geschlecht sichtbar und spürbar sein.

Aus den genannten Gründen erscheint es mir wichtig, diese Themen in der psychotherapeutischen Begleitung ausführlich zu besprechen und anhand der verschiedensten Begebenheiten aus dem Alltag zu bearbeiten. Dazu gehört beispielsweise die Tendenz mancher trans* Frauen, sich darüber hinwegzutäuschen, dass ihr zugewiesenes Geschlecht trotz perfekter Schminktechnik, modischer, geschickter Kleidung und anderen Maßnahmen nach wie vor »durchschimmert«. Selbstverständlich geht es in der Psychotherapie nicht darum, dieses »Durchschimmern« ungebührlich zu betonen und die betreffende Klientin durch taktlose Hinweise darauf zu verunsichern. Denn letztlich dient die Verleugnung der Wirkung, die die Betreffenden auf ihre Umgebung ausüben, ja dem Schutz vor Verletzungen ihres Selbstwertgefühls in einer Lebensphase, die ohnehin schon sehr viel psychische Kraft von ihnen erfordert.

Doch ist es verhängnisvoll, wenn derartige Verleugnungen über längere Zeit unhinterfragt bestehen bleiben. Wie es stets kontraproduktiv ist, wenn Menschen sich permanent über bestimmte Realitäten ihres Lebens hinwegtäuschen, so ist es auch für Transgender gefährlich, die Wirkung ihres ursprünglich zugewiesenen Geschlechts total auszublenden. Solche Verleugnungsprozesse erfordern zum einen sehr viel psychische Kraft, die dringend beispielsweise für einen erfolgreich verlaufenden Coming-out-Prozess benötigt wird. Zum anderen bergen derartige Verleugnungen die Gefahr in sich, dass irgendwann die starre Abwehr zusammenbricht und der betreffende Mensch sich dann völlig unvorbereitet mit einer Realität konfrontiert sieht, die er nicht zu ertragen vermag. In besonders ungünstigen Konstellationen kann dieses unverhoffte »Überfallen-Werden« von der Realität zu schweren depressiven Krisen und Dekompensationen führen. Ich bin deshalb wie Sigusch (1995) der Ansicht, dass nicht die Transgender eine besonders gute Entwicklung durchlaufen, die sich geradezu »perfekt« (was in diesem Fall bedeutet: starr) an die neue Rolle anzupassen versuchen und danach streben, alle Hinweise auf das »alte«, ihnen ursprünglich zugewiesene Geschlecht zu beseitigen, sondern diejenigen, die die dem zugewiesenen Geschlecht entsprechenden Empfindungen und Verhaltensweisen auch nach dem Transitionsprozess noch ein Stück weit zulassen können.

Aus diesen Gründen ist es wichtig, im Verlauf der Begleitung immer wieder zu besprechen, wie die Klient:innen sich selbst wahrnehmen, welche Signale sie von der Umwelt erhalten und was die Reaktionen ihrer Umgebung bei ihnen auslösen. Solche Gespräche sind oft eine Gratwanderung, da sie zentrale Aspekte des Selbstverständnisses, des Selbstwertgefühls und der Kränkungstoleranz der trans* Personen betreffen. Gerade deshalb sind sie aber von großer Bedeutung, und es wäre eine therapeutisch falsche »Rücksicht«, den transidenten Klient:innen die Auseinandersetzung mit diesen Fragen »ersparen« zu wollen, wobei gerade solche Diskussionen selbstverständlich einfühlsam und mit Taktgefühl auf dem Hintergrund einer transaffirmativen/transsensiblen Haltung der Therapeut:innen geführt werden müssen.

Es sind nicht zuletzt diese Themen, an denen sich ablesen lässt, ob wir es mit psychisch gesunden Transgendern oder mit Transidenten mit psychischen Störungen zu tun haben. Je selbstkritischer und realistischer die Selbst- und Fremdwahrnehmung ist, desto gesünder ist die Persönlichkeit, während vor allem trans* Personen, die unter Persönlichkeitsstörungen leiden, wie cis Patient:innen mit derartigen Erkrankungen auch, ganz besonders zu Realitätsverleugnungen neigen und aufgrund ihrer geringen Frustrations- und Kränkungstoleranz der Konfrontation mit der Realität kaum gewachsen sind. Bei ihnen haben, wie zuvor ausgeführt (s. S. 66), die emotionale Stabilisierung, die Stärkung ihrer Angst- und Spannungstoleranz und die therapeutische Arbeit an der Realitätskontrolle Vorrang. Erst dann ist es möglich, mit ihnen auch die Probleme zu bearbeiten, die aus der Diskrepanz zwischen ihrem zugewiesenen und ihrem empfundenen Geschlecht resultieren.

Die Gratwanderung in den Gesprächen über diese Themen liegt auch darin, dass eine realitätsgerechte Selbst- und Fremdwahrnehmung über kurz oder lang zwangsläufig zur Einsicht führt, dass in unserer Gesellschaft Transgender weithin kritisch betrachtet, wenn nicht sogar explizit abgelehnt und diskriminiert werden. Dies gilt in besonderer Weise für nichtbinäre Personen. Diese Einstellung der Mehrheitsgesellschaft führt bei ihnen nicht nur zu psychischen Verletzungen, sondern birgt auch die Gefahr in sich, dass sie die negativen Fremdbilder in ihr Selbst übernehmen. Das fatale Resultat einer solchen Entwicklung ist eine *internalisierte Transnegativität*, die zu massiven Selbstwertproblemen bis hin zum Selbsthass führen kann.

Wir haben es hier mit einem Phänomen zu tun, das wir aus der sozialpsychologischen Forschung kennen und das wir beispielsweise bei Menschen mit gleichgeschlechtlichen Orientierungen als »internalisierte Homonegativität« finden können. Wir verstehen darunter in diesem Fall die Internalisierung homosexualitätsfeindlicher, entwertender Fremdbilder in das Selbstbild mit all den unheilvollen Konsequenzen, die sich daraus für ihr Selbstwertgefühl und ihre Beziehungen ergeben (Rauchfleisch, 2011; Rauchfleisch et al., 2002).

Wir Menschen schaffen unsere Identität ja nicht völlig unabhängig von der Umgebung allein aus uns selbst heraus, sondern unser Selbstbild und unsere Identität sind das Resultat einer intensiven Wechselwirkung zwischen Individuum und umgebender Gesellschaft. Insofern ist klar, dass auch die Selbstbilder von Transgendern stark durch die Einstellung ihnen gegenüber und durch das Verhalten, insbesondere durch Akzeptanz oder Ablehnung der Umgebung geprägt werden. Zugleich kommt es aber gerade für sie darauf an, sich bewusst von den negativen Fremdbildern zu distanzieren und bei realistischer Wahrnehmung ihrer eigenen Wirkung und der Reaktionen ihrer Umgebung ein positives Selbstbild zu entwickeln.

Es liegt auf der Hand, dass es zur Erreichung dieses Ziels besonderer psychischer Kräfte bedarf und deshalb in diesem Individuationsprozess der emotionalen Stabilität eine große Bedeutung zukommt. Einer psychisch gesunden trans* Person wird dieser Prozess selbstverständlich leichter fallen, während Transidente mit psychischen Störungen wesentlich größere Probleme dabei haben.

Die kritische Auseinandersetzung mit den Geschlechterrollen und den darüber in der Gesellschaft bestehenden Vorstellungen kann nach meiner Erfahrung den auf den Transgendern lastenden Druck, ein möglichst perfektes Passing zu erreichen, erheblich vermindern. Es kann sich der trans* Person sogar die Frage stellen, ob der Wunsch nach hormonellen, chirurgischen, kosmetischen, logopädischen und anderen Maßnahmen zur Angleichung an das empfundene Geschlecht wirklich primär ihr eigener Wunsch ist oder ob sie nicht unter Umständen zu diesem Wunsch von einer Gesellschaft gedrängt wird, welche die Geschlechter nur binär denken kann und darauf besteht, dass Menschen sich als eindeutig »männlich« oder »weiblich« deklarieren und definieren und als diese erkennbar sind.

Jacqueline Born stellt im Beitrag »Free Gender« in ihrem autobiografisch gefärbten Essay diese Fragen, mit denen sie sich im Verlauf ihrer Entwicklung intensiv auseinandergesetzt hat. Konsequenterweise kommt für sie eine Operation nicht infrage. Die Freiräume, die Jacqueline Born mit ihrem Entschluss gewinnt, mit ihrem Körper ohne Angleichung an das weibliche Geschlecht in der weiblichen Rolle zu leben, erfordern allerdings erhebliche psychische Kräfte, da der Zwiespalt zwischen dem zugewiesenen und dem sozialen Geschlecht und der Selbstdefinition als gegeben hinzunehmen ist und allfällige irritierte, kritische Reaktionen der Umgebung von ihr ertragen und konstruktiv verarbeitet werden müssen.

Aber selbst wenn Transgender die kritische Reflexion der gesellschaftlich vorgegebenen binären Geschlechterrollen nicht, wie Jaqueline Born, bis zur letzten Konsequenz vornehmen, vermindert sich durch die Auseinandersetzung damit in jedem Fall der auf ihnen lastende Druck, sich mit allen ihnen zur Verfügung stehenden Mitteln an die dem empfundenen Geschlecht entsprechende Rolle anpassen zu müssen. Zugleich verringert sich dadurch aber auch die Enttäuschung, wenn sie selbst feststellen oder durch die Reaktionen der Umgebung darauf hingewiesen werden, dass das zugewiesene Geschlecht trotz aller Angleichungsmaßnahmen immer noch »durchschimmert« und kein »perfektes« Passing erreichbar ist.

Das wohl schwierigste Thema, dem nach meiner Ansicht in der psychotherapeutischen Begleitung aber unbedingt genügend Raum gegeben werden muss, ist die Auseinandersetzung mit der Einsicht, dass Transgender trotz aller Maßnahmen zur Angleichung an das empfundene Geschlecht und trotz kritischen Hinterfragens der gängigen Geschlechterrollen sich unter Umständen in ihrem Körper nicht so »heimisch« fühlen werden wie cis Personen und dass das Thema der Diskrepanz zwischen ihrem zugewiesenen und ihrem empfundenen Geschlecht sie lebenslang begleiten wird.

Diese Auseinandersetzung erfordert große psychische Kräfte. Sie bedeutet für sie aber auch, trotz der Zufriedenheit darüber, ihr Ziel der Angleichung an das andere Geschlecht endlich erreicht zu haben, *Trauerarbeit* leisten zu müssen, dass ihnen die Selbstverständlichkeit, mit der bei cis Personen das zugewiesene und das empfundene Geschlecht übereinstimmen, versagt ist. Diese Einsicht ernst zu nehmen und sich ihrer ganzen Tragweite bewusst zu sein, muss keineswegs bedeuten, sich resigniert fallen zu lassen und sich voller Selbstwertzweifel zu entwerten und die eigene Existenz infrage zu stellen.

Ein konstruktiv verlaufender Trauerprozess, der sich mit dieser Realität konfrontiert, kann im Gegenteil Kräfte freisetzen, die der sozialen Adaptation zugutekommen und die psychische Stabilität verbessern. Güldenring (2009) hat ein Phasenmodell der transidenten Entwicklung beschrieben, das diesen Aspekten Rechnung trägt. Und auch Hamm (2020) zeigt anhand der von ihm durchgeführten Interviews, dass eine »gelingende« Sexualität auch ohne körperliche Angleichungsmaßnahmen möglich ist. Voraussetzung für eine konstruktive Auseinandersetzung mit diesen Themen ist allerdings, dass beide, Klient:innen wie Therapeut:innen, der Trauerarbeit nicht ausweichen. Diese sollte unbedingt schon *vor* den hormonellen und insbesondere vor den chirurgischen Interventionen erfolgen, die ja irreversible körperliche Veränderungen nach sich ziehen.

Meine Erfahrungen mit Transitionsbegleitungen zeigen mir, dass diese Themen auch nach der Operation nochmals aufgegriffen werden müssen, da die vorgenommene körperliche Angleichung an das empfundene Geschlecht nun zu direkt sichtbaren und spürbaren Veränderungen geführt hat. Damit hat die zu leistende Trauerarbeit eine nochmals größere Realität erhalten und muss deshalb unter diesen neuen Bedingungen weitergeführt werden. Darauf, dass in dieser Entwicklungsphase körperorientierte Therapien eine wichtige Funktion erfüllen können, habe ich bereits hingewiesen.

Einige Male habe ich bei Transgendern, die den Transitionsprozess erfolgreich durchlaufen hatten, ein Phänomen beobachtet, das wir aus der Homosexualitätsforschung kennen (Rauchfleisch, 2011): Es ist das forcierte Bemühen von manchen trans* Personen, beruflich besonders viel zu leisten. Diesem Bestreben liegt die – zumeist unbewusste – Vorstellung zugrunde, »wenn schon transident, dann wenigstens beruflich erfolgreich«. Diese Vorstellung ist Ausdruck einer verinnerlichten Transnegativität. In ungünstigen Fällen kann dieses forcierte Bemühen um soziale Anerkennung bis zum Burn-out führen, indem die betreffende Person sich (aufgrund ihrer Selbstwertprobleme) in einem ihre Kräfte übersteigenden Maß beruflich oder sozial engagiert. Falls sich eine solche Entwicklung anbahnt, muss der Hintergrund, die verinnerlichte Transnegativität, unbedingt frühzeitig in der Transitionsbegleitung bearbeitet werden, ehe es zu massiven gesundheitlichen Schäden der Person kommt.

Es wäre allerdings eine allzu einseitige – negative – Sicht, wollte man die Auseinandersetzung mit der Diskrepanz zwischen »Innen« und »Außen«, wie Transgender sie leisten müssen, nur als Belastung sehen. Diese Situation kostet von früh an zwar viel Kraft, doch zwingt sie zu einem Ausmaß an Selbstreflexion, die cis Personen entweder in viel geringerem Maße oder wesentlich später im Leben führen. Der Essayist Edmund White (1996) hat in Bezug auf schwule Männer, die sich bei der Wahrnehmung ihres »Anders«-Seins auch verstärkt mit sich auseinandersetzen müssen, davon gesprochen, dass dadurch eine geradezu »philosophische« Haltung entstehen könne. Analog zum »schwulen Philosophen«, wie Edmund White ihn beschreibt, könnte man bei Transgendern, die in noch viel stärkerem Maße sich selbst und ihre Situation reflektieren müssen, von »Transphilosoph:innen« sprechen (Rauchfleisch, 2021).

Zur speziellen Situation von trans* Kindern und Jugendlichen

Immer wieder berichten erwachsene trans* Personen, dass sie bereits in der Kindheit gespürt haben, dass ihr Körper nicht zu ihrem Identitätsgefühl, weiblich oder männlich zu sein, passte. Zum Teil ist auch in schulpsychologischen Berichten aus der Kindheit von trans* Personen die Rede davon, der Junge habe schon damals davon gesprochen, er sei ein Mädchen und wolle so genannt und behandelt werden, oder das Mädchen habe sich als Junge bezeichnet und habe so genannt und behandelt werden wollen.

In den vergangenen zehn bis fünfzehn Jahren habe ich zunehmend Eltern mit ihren acht-, neun- oder zehnjährigen Kindern gesehen, die von sich sagten, sie gehörten dem »anderen« Geschlecht an. Mitunter waren es sogar Kinder im Vorschulalter, die ihren Eltern eröffnet hatten, dass ihr empfundenes Geschlecht nicht dem ihnen zugewiesenen entspreche. Auch wenn diesen Kindern das Konzept »Transidentität« nicht bekannt war, schilderten sie voller Überzeugung genau die Gefühle, von denen auch erwachsene Transgender berichten. Vermehrt haben sich auch Jugendlich von 14, 15 und 16 Jahren bei mir gemeldet, die sich durch das ihnen zugewiesene Geschlecht nicht richtig beschrieben fühlten, mitunter auch explizit darauf hinwiesen, nichtbinär zu sein. Zumeist haben sie sich bereits im Internet informiert und sind oft gut über die Behandlungsmöglichkeiten unterrichtet.

Auf der einen Seite sind sich viele dieser trans* Kinder und Jugendlichen ihrer Sache sehr sicher und äußern geradezu ein Befremden darüber, dass die Erwachsenen in dieser für sie selbst selbstverständlich erscheinenden Situation Probleme sehen. Auf der anderen Seite ergeben sich aber gerade für Kinder etliche Probleme dadurch, dass sie in viel stärkerem Maße als Erwachsene von ihrer Umgebung abhängig sind und ihr Coming-out nicht völlig selbstständig planen und durchführen können.

Eine Frage, mit der Eltern und Kind sich in diesem Zusammenhang konfrontiert sehen, ist beispielsweise: Wie kann das Coming-out in der Schule erfolgen? Damit dies gelingt, ist eine enge Zusammenarbeit zwischen den Eltern, der Schule und den

den Transitionsprozess begleitenden Psychotherapeut:innen notwendig. Außerdem muss geplant werden, wie die Mitschüler:innen und deren Eltern informiert werden. Ferner ist zu klären, ob das trans* Kind offiziell als Kind des empfundenen Geschlechts angesprochen und geführt wird. Andere Fragen sind etwa: Wo soll das trans* Kind bei Klassenfahrten schlafen? Bei den Mädchen? Oder bei den Jungen? Wo duschen? Wie kann das trans* Kind vor Diskriminierungen durch andere Kinder geschützt werden?

Dies sind wichtige Fragen, die trans* Kinder und Jugendliche, ihre Eltern und Lehrer:innen ebenso wie die den Transitionsprozess begleitenden Therapeut:innen beschäftigen. Während vor 15 oder 20 Jahren, als trans* Kinder kaum in unseren Sprechstunden erschienen, die Diskussion über Transitionsmaßnahmen im Allgemeinen jedoch sachlich und abwägend geführt wurde, ist es in der Gegenwart zu einem emotional hoch aufgeladenen, in der Öffentlichkeit und zum Teil auch in Fachkreisen kontrovers diskutierten Thema geworden.

Besonders aufgeheizt wurde die Diskussion in dem Moment, als sich prominente Personen wie die Feministin Alice Schwarzer (Schwarzer u. Louis, 2022) und die Autorin der Romanreihe »Harry Potter«, Joanne K. Rowling, sowie Mitglieder der Gruppe TERF (Trans-Exclusionary Radical Feminism), die Trans* prinzipiell infrage stellen und insbesondere trans* Frauen diskriminieren, zu Wort meldeten und große Vorbehalte speziell gegenüber der Transition von Jugendlichen anmeldeten.

Heftige Kritik an der Transition von Jugendlichen kommt auch von Elterngruppen wie »Trans Teens. Sorge berechtigt« und »Parents of ROGD Kids – Selbsthilfe« (aus Deutschland) sowie AMQG (»Association pour une Approche Mesurée des Questionnements de Genre chez des Jeunes«) aus der Schweiz, die schwere Vorwürfe gegen den nach ihrer Ansicht unverantwortlich schnellen Einstieg in die somatische Behandlung ihrer Kinder erheben. Ähnliche Gruppen, die sich einen »nicht-aktivistischen Ansatz zur Bekämpfung der Geschlechtsdysphorie« (AMQG.ch) auf ihre Fahnen geschrieben haben und sich gegen die ihrer Ansicht nach schädlichen »affirmativen Behandlungsstandards« wenden, haben sich in verschiedenen europäischen Ländern sowie in den USA, Australien und Südamerika gebildet. Es sei in diesem Zusammenhang noch darauf hingewiesen, dass der Begriff »Rapid Onset Gender Dysphoria« (ROGD) in Fachkreisen äußerst umstritten ist (CAAPS Position Statement on Rapid Onset Gender Dysphoria [ROGD], 2021). Zum einen entbehrt dieses Phänomen (eine plötzlich, wie aus »heiterem Himmel« auftretende Geschlechtsdysphorie) jeglicher empirischen Basis, und zum anderen wird damit ausgedrückt, dass diese Geschlechtsdysphorie nicht wirklich vorliege, sondern ein durch die Social Media induzierter »Hype« sei.

Das Fass zum Überlaufen haben schließlich Berichte aus England gebracht, dass die bekannte, auf die Behandlung von trans* Jugendlichen spezialisierte Tavistock-Klinik in London ihren Betrieb einstellen musste, nachdem es Klagen gegen die Behandlung von trans* Kindern und Jugendlichen gegeben hatte und es sogar zu einem Gerichtsverfahren gegen die Klinik gekommen war, das allerdings in zweiter Instanz zurückgewiesen wurde – was jedoch in der Berichterstattung in unseren Ländern zumeist unterschlagen wurde. Es ist nicht verwunderlich, dass derartige Berichte Familien mit einem transidenten Kind erheblich verunsichert und auch bei den Fachpersonen Irritation ausgelöst haben.

In dieser Diskussion geht es vor allem um die beiden folgenden Fragen, die ich im Folgenden ausführlicher behandeln möchte: Ab welchem Alter sind Kinder in der Lage, selbstverantwortlich über körperliche Transitionsmaßnahmen (z. B. Pubertätsblockade) zu entscheiden bzw. inwieweit haben Eltern das Recht, eine solche Behandlung zu verbieten? Sollen Pubertätsblockaden und Behandlungen mit gegengeschlechtlichen Hormonen überhaupt bei Jugendlichen durchgeführt werden?

Den rechtlichen Rahmen für diese Entscheidungen stellt die *UNO-Kinderrechtskonvention* aus dem Jahr 1989 dar, in der es im Artikel 12 heißt (UNICEF, o. J.): »Die Vertragsstaaten sichern dem Kind, das fähig ist, sich eine eigene Meinung zu bilden, das Recht zu, diese Meinung in allen das Kind berührenden Angelegenheiten frei zu äußern, und berücksichtigen die Meinung des Kindes angemessen und entsprechend seinem Alter und seiner Reife.«

In Anlehnung an diesen Artikel der UNO-Kinderrechtskonvention hat der Deutsche Ethikrat am 20. Februar 2020 eine Ad-hoc-

Empfehlung »Trans-Identität bei Kindern und Jugendlichen: Therapeutische Kontroversen – ethische Orientierungen« verabschiedet. In dieser Pressemitteilung verweist der Ethikrat darauf, dass bei Kindern und Jugendlichen, die ohnehin eine besonders vulnerable Gruppe seien, die im Kontext von Transidentität erwogenen therapeutischen Maßnahmen eine besondere ethische Reflexion erfordern. Eine Spannung entstehe dadurch, »dass sich einerseits Reflexions- und Entscheidungsfähigkeit im Heranwachsenden erst entwickeln und andererseits die in der Pubertät stattfindende körperliche Entwicklung Zeitdruck schafft. In dieser Situation können sowohl die in Betracht gezogenen Behandlungsmöglichkeiten als auch deren Unterlassung schwerwiegende und teils irreversible Folgen haben« (Deutscher Ethikrat, 2020).

Abschließend weist der Deutsche Ethikrat (2020) u. a. auf die folgenden ethischen Grundsätze als »Orientierung bei der Begleitung und Behandlung« hin:

- »In allen Entscheidungsprozessen muss das Kind gehört und müssen seine Vorstellungen und Wünsche seiner Reife und seinem Alter entsprechend berücksichtigt werden. Diese Regel erhält umso mehr Gewicht, als es hier um Fragen der persönlichen Identität geht, über die die betroffene Person in letzter Konsequenz selbst zu entscheiden hat.
- Die therapeutische Interaktion mit dem Kind muss so gestaltet sein, dass es an die mit zunehmendem Alter folgenreicher werdenden Entscheidungen herangeführt wird. Die Sorge tragenden Eltern und die behandelnden Personen haben die Aufgabe, das Kind dabei bestmöglich zu unterstützen.
- Ist das Kind hinreichend einsichts- und urteilsfähig, um die Tragweite und Bedeutung der geplanten Behandlung zu verstehen, sich ein eigenes Urteil zu bilden und danach zu entscheiden, muss sein Wille maßgeblich berücksichtigt werden. Ohne seine Zustimmung oder gar gegen seinen Willen – allein aufgrund der Einwilligung seiner Eltern – darf das Kind dann nicht behandelt werden.
- Nutzen und Schaden der medizinisch-therapeutischen Maßnahmen, die im Einzelnen umstritten sind, müssen in jedem individuellen Fall sorgfältig abgewogen werden. Wie die Risiken,

(Neben-)Wirkungen und langfristigen Folgen (einschließlich möglicher Infertilität), die dem/der Minderjährigen durch aktives medizinisch-therapeutisches Eingreifen entstünden, müssen auch solche berücksichtigt werden, die durch das Unterlassen von Maßnahmen drohen. Gerade angesichts der Streitigkeit einzelner Handlungsoptionen haben Betroffene und ihre Eltern einen Anspruch auf eine ausgewogene Beratung und Aufklärung.«

Ich habe die UNO-Kinderrechtskonvention und die Stellungnahme des Deutschen Ethikrats ausführlich zitiert, da sie zeigen, dass die mit der Behandlung von trans* Kindern und Jugendlichen befassten Fachpersonen – ebenso wie die Kinder selbst und ihre Eltern – mit einem Dilemma konfrontiert sind: Wie der Ethikrat ausdrücklich betont, können sowohl die in Betracht gezogenen *Behandlungsmöglichkeiten* als auch deren *Unterlassung schwerwiegende und teils irreversible Folgen haben.*

Erschwerend kommt hinzu, dass der Artikel 12 der UNO-Kinderrechtskonvention keine eindeutig definierten Altersangaben für die Urteilsfähigkeit der Kinder nennt, sondern fordert, die Meinung des Kindes müsse *»angemessen«* und entsprechend *»seinem Alter und seiner Reife«* berücksichtigt werden. Unter entwicklungspsychologischem Aspekt ist diese Formulierung völlig adäquat, da die Urteilsfähigkeit von der kognitiven und emotionalen Reife des Kindes und von dem zu beurteilenden Sachverhalt abhängt und individuell sehr unterschiedlich sein kann.

Für den Umgang mit transidenten Kindern und Jugendlichen resultiert daraus aber ein recht großer, den Fachpersonen eine erhebliche Verantwortung aufbürdender Ermessensspielraum. Die daraus resultierende Unsicherheit wird durch das Wissen darum, dass sowohl die therapeutischen Interventionen (z. B. die Pubertätsblockade) als auch deren Unterlassung schwerwiegende negative Folgen haben können, nochmals belastender. Entscheidungen können in dieser Situation nur *individuell* durch sorgfältige Prüfung, begleitet von einer *»ausgewogenen Beratung und Aufklärung«* des Kindes und seiner Eltern, getroffen werden, wie es der Deutsche Ethikrat fordert.

Angesichts dieser sowohl fachlich als auch ethisch schwierigen Situation ist es wenig sinnvoll, ja kontraproduktiv, dass in den Medien in reißerischer Form negativ über die Behandlung von Heranwachsenden, insbesondere auch über die Pubertätsblockaden, berichtet wird. Dies gilt etwa für Judith Blage (2022), die die These vertritt, es handle sich dabei um ein »Modephänomen«, »das durch die mediale Aufmerksamkeit angefacht« worden sei. Ähnlich kritisch gegenüber Pubertätsblockaden äußert sich Marion Sonnenmoser im Deutschen Ärzteblatt (2020): »Nur bei etwa zwei bis 20 Prozent bleibt das transidente Empfinden auch in der Adoleszenz weiter bestehen, bei der Mehrzahl verliert es sich hingegen mit zunehmendem Alter.«

Besonders scharfe Kritik kommt von dem Kinder- und Jugendpsychiater Alexander Korte, der u. a. in seiner Publikation »Lost in Transition« (2020) vehement vor einer Pubertätssuppression mit GnRH-Analoga warnt und als negative Folgen der Pubertätsblockade eine »Beeinträchtigung der Emotions- und Verhaltenskontrolle«, »Verschlechterung des Langzeit-Raumgedächtnisses«, »geschlechtsspezifische Effekte auf das Volumen von Amygdala und grauer Substanz« und »Veränderungen des Gen-Expressionsmusters der Amygdala« beschreibt – und dies anhand von einem »Tiermodell: juvenile Schafe unter GnRH-Analoga-Behandlung«!

In einem Artikel in der Zeitung »Die Welt« (22.06.2022) vertritt Korte die Ansicht, in den letzten Jahren sei die Anzahl der sich gegengeschlechtlich identifizierenden Minderjährigen dramatisch angestiegen. Dabei handele es sich »weit überwiegend (zu mehr als 80 Prozent) um biologische Mädchen, die meist im Rahmen einer pubertären Krise zu der oft irrigen Annahme gelangen, ›im falschen Geschlecht‹ zu sein – vermutlich weil sie im besonderen Maße unter den Erwartungszwängen eines rigiden Geschlechterrollenmodells leiden und/oder angesichts des herrschenden Schönheits- und Schlankheitsideals größere Schwierigkeiten in der Akzeptanz ihres sich pubertätsbedingt verändernden Körpers haben«.

Die hier zitierten negativen Stellungnahmen sind insofern erstaunlich, als die Institutionen und Fachpersonen, die sich vor allem mit trans* Kindern und Jugendlichen befassen, übereinstimmend der Ansicht sind, dass die mediale Berichterstattung zwar einen Einfluss auf das Coming-out von trans* Kindern und Jugendlichen hat, aber Transgender zu sein, kein »Hype« und keine Modeerscheinung sei, sondern dass die Heranwachsenden durch die Berichte in den Medien erführen, was Transidentität ist und dass es Auswege aus der Geschlechtsdysphorie gibt. Hinzu kommt, dass in der Gegenwart auch Eltern besser informiert sind und das Leiden ihrer geschlechtsvarianten Kinder ernst nehmen. Die meisten dieser Eltern versuchen nicht, wie es Transgender früher erlebt und erlitten haben, ihre Kinder mit allen Mitteln von der Transition abzuhalten, sondern suchen mit ihnen zusammen Möglichkeiten eines konstruktiven Umgangs mit der Transgender-Situation.

Den negativen Einschätzungen der Pubertätsblockaden stehen fachlich fundierte positive Einschätzungen von Fachleuten gegenüber, die große Erfahrung mit der Begleitung und Behandlung von trans* Kindern und Jugendlichen haben: Beispielhaft seien die Publikationen und Stellungnahmen zur Pubertätsblockade von Meyenburg (2020), Möller (2018), Pauli (2017, 2023), Preuss (2016) und Romer (zit. nach Lenzen-Schulte, 2022) sowie eine große Zahl von Fachleuten aus den USA (über 500 Personen, Stand: 2023; Statement Regarding Laws Restricting Gender Affirming Medical Care) genannt. Auch wenn diese Autor:innen durchaus die mit einer Pubertätsblockade verbundenen Probleme sehen, weisen sie aufgrund ihrer Erfahrung darauf hin, dass *es nach sorgfältiger individueller Abklärung sinnvolle Behandlungen* sind, wodurch sich die Depressivität und die Suizidalität der Jugendlichen deutlich verringert.

Dies ist eine Beobachtung, die sich voll mit meinen eigenen Erfahrungen aus dem Umgang mit trans* Jugendlichen mit Pubertätsblockade deckt. Es ist immer wieder beeindruckend für mich zu erleben, wie die Geschlechtsdysphorie abnimmt, sobald eine Pubertätsblockade eingeleitet worden ist und die Jugendlichen spüren, dass dadurch die durch die Pubertät bedingten körperlichen Veränderungen (bei den trans* Jungen: Menstruation und Brustwachstum; bei den trans* Mädchen: Stimmbruch, Bartwuchs und Vermännlichung des Körpers) gestoppt werden. Eine nochmals eindrückliche Erleichterung wird in dem Moment sichtbar, in dem die Behandlung mit gegengeschlechtlichen Hormonen beginnt und die Jugendlichen erleben, wie sich ihr Körper entsprechend dem empfundenen Geschlecht entwickelt.

Zudem sind sich die Fachleute, die einer Behandlung mit GnRH-Analoga positiv gegenüberstehen, der Tatsache bewusst, dass, wie es der Deutsche Ethikrat (2020) zu bedenken gibt, Nicht-Handeln (Verweigerung der Pubertätsblockade) ebenso irreversible Schäden hervorrufen kann wie das Handeln (Einleiten einer Pubertätsblockade).

Nicht zuletzt müssen wir auch die *Berichte erwachsener Transgender* berücksichtigen: Praktisch alle trans* Personen, die ihre Transition erst im Erwachsenenalter, also nachdem sie ihre Pubertät durchlaufen – und durchlitten! – haben, berichten von Gefühlen der Depressivität und der Verzweiflung, bis hin zu suizidalen Krisen, als sie in der Pubertät erlebten, wie sich ihr Körper veränderte. Als trans* Junge eine Menarche und monatliche Menstruationen zu erleben und die Brüste wachsen zu sehen, oder als trans* Mädchen einen Stimmbruch zu bekommen und zu sehen, wie sich der Körper vermännlicht, wird von diesen trans* Personen als Zeit eines schier unerträglichen Leidens beschrieben. Viele sagen, dass sie nur die Hoffnung darauf, »irgendwann« doch einmal eine Angleichung an das empfundene Geschlecht erreichen zu können, am Leben erhalten hat.

Auch unter ihnen gibt es Personen, die während ihrer Kindheit und frühen Jugend keine Anzeichen für ein nichtgeschlechtskonformes Verhalten gezeigt haben und dann mit Beginn der Pubertät »plötzlich« schockiert festgestellt haben, dass ihr Körper sich in einer Art veränderte, der ihrem empfundenen Geschlecht absolut nicht entsprochen hat. Es waren oft Jugendliche, die in einer Umgebung aufgewachsen sind, in der sie – und dies galt und gilt vor allem für trans* Jungen – als Mädchen die Möglichkeit hatten, mit ihren Geschlechterrollen relativ flexibel umzugehen. Ihnen wurde deshalb erst durch die körperlichen Veränderungen mit Beginn der Pubertät klar, dass das empfundene nicht dem zugewiesenen Geschlecht entsprach.

Bei der Diskussion der Behandlung von Jugendlichen mit GnRH-Analoga müssen wir auch diese Berichte erwachsener Transgender ernst nehmen und bei den Entscheidungen für oder gegen eine Pubertätsblockade berücksichtigen, zeigen sie doch in überzeugender Weise, dass es von jeher trans* Jugendliche mit einer »rapid onset gender dysphoria« (Littman, 2018) gegeben hat, was aber in der damaligen Zeit keineswegs auf mediale Einflüsse zurückzuführen war. Der »plötzliche« Beginn war – und ist auch heute noch vielfach – Ausdruck der unverhofften Einsicht, Transgender zu sein, nachdem in der Kindheit und der frühen Jugend das Auseinanderklaffen von zugewiesenem und empfundenem Geschlecht nicht so stark spürbar gewesen ist.

Berücksichtigen wir die positiven wie die negativen Beurteilungen der Pubertätsblockade, so muss man das *Fazit* ziehen, dass eine *hochkomplexe, in vielerlei Hinsicht durchaus noch unsichere Evidenzlage besteht.* Dabei ist es, wie dargestellt, kennzeichnend für die derzeitige ethische und medizinisch-psychologische Debatte um den Einsatz von GnRH-Analoga, dass *große Divergenzen zwischen den Einschätzungen der Expert:innen* bestehen (vgl. dazu auch die Resultate der Interviews, die Merle Müller-Knapp, 2020, mit Expert:innen der Behandlung von trans* Jugendlichen geführt hat). Die Beobachtungen von den Fachleuten, die Pubertätsblockaden durchführen und viel Erfahrung auch mit dem weiteren Verlauf der Entwicklung dieser Jugendlichen haben, sind jedoch überwiegend positiv, wie ich sie auch aufgrund meiner Erfahrungen beschrieben habe.

In Anbetracht dieser Situation ist es notwendig, in umfangreichen Studien – vermutlich am ehesten in Zusammenarbeit der verschiedenen Zentren, um große Kollektive erfassen zu können – *verlässliche Daten zu sammeln*, um die Evidenz der Behandlungen mit GnRH-Analoga zu sichern. Dabei kommt der *Beobachtung über einen längeren Zeitraum*, sicher bis zum Alter von 30 Jahren, eine große Bedeutung zu, da die Berichte praktisch aller Transgender zeigen, dass es im Verlauf ihrer Entwicklung immer wieder Zeiten gegeben hat, in denen sie sich mitunter geradezu verzweifelt bemüht haben, sich entsprechend ihrem zugewiesenen Geschlecht zu verhalten, schließlich aber doch gespürt haben, dass sie dazu auf Dauer nicht in der Lage sind, sondern dem empfundenen Geschlecht entsprechend leben möchten. Aus dieser Überlegung resultiert aus meiner Sicht, dass die Jugendlichen, die im Alter von 16, 18 oder 20 Jahren ihre Meinung bezüglich ihrer Transidentität geändert und sich entschlossen haben, in der Rolle des ihnen zugewiesenen Geschlechts zu leben, später, vielleicht mit 30 oder 40 Jahren, doch zur Überzeugung gelangen, sie könnten nicht länger »an sich selbst vorbeileben« und weiterhin ihre »Identität verleugnen«, sondern sähen keinen anderen Weg als ihr empfundenes Geschlecht zu leben.

Fachpersonen, die trans* Kinder und Jugendliche im Transitionsprozess begleiten, sind sich absolut darin einig, dass die Entscheidungen über die körperlichen ebenso wie über die sozialen Transitionsschritte eine *enge Zusammenarbeit mit Eltern, Kindern und den anderen das Kind im Alltag begleitenden Personen* (wie Lehrer:innen, Jugendleiter:innen, Sportlehrer:innen u. a.) erfordert. Insofern ist das kritische Argument von Elterngruppen, welche sich über die zu schnelle Behandlung mit GnRH-Analoga und andere körperliche Transitionsschritte beklagen und darauf hinweisen, sie seien in die Entscheidungen nicht mit einbezogen worden, nicht nachvollziehbar. Mehr noch als erwachsene Transgender sind trans* Kinder und Jugendliche auf die Familie, in der sie leben, angewiesen. Als Fachpersonen legen wir deshalb *größten Wert auf die Zusammenarbeit mit den Eltern* und halten uns im Hinblick auf die Ergebnisse unserer Begleitung völlig offen (vgl. Ehrensaft, 2012; Fausto-Sterling, 2012).

Wichtige Klärungen vieler hier diskutierter Fragen wird die zur Zeit der Drucklegung dieses Buches erst als Entwurf vorliegende »AWMF-Leitlinie Geschlechtsinkongruenz und Geschlechtsdysphorie im Kindes- und Jugendalter« bringen.

Worauf kommt es in der therapeutischen Begleitung von Transgendern an?

Eine wichtige *Voraussetzung auf der Therapeut:innenseite* ist die *Selbstreflexion*, am besten im Rahmen einer Selbsterfahrung, bezüglich der eigenen Vorstellungen und Gefühle hinsichtlich Geschlechtsidentitäten und sexuellen Orientierungen. Dies ist eine absolute Vorbedingung für die Arbeit mit Transgendern, worauf unter anderem auch Günther et al. (2019) und Pauli (2023) hinweisen. In der Selbsterfahrung ist es von zentraler Bedeutung, dass wir Therapeut:innen unser Verhältnis zu unserem eigenen Körper mit seinen primären und sekundären Geschlechtsmerkmalen, zu unserer Geschlechtsidentität, unserer sexuellen Orientierung und zur Sexualität generell klären. Zudem müssen wir uns darüber klar werden, welche Haltung wir dem Konstrukt der Zweigeschlechtlichkeit gegenüber einnehmen, wie wir mit Irritationen und Infragestellungen von uns selbstverständlich erscheinenden Sachverhalten umgehen und was Menschen, die körperliche und psychische Gewalt erlebt haben, in uns auslösen.

In Bezug auf die *Transidenten* ist es von besonderer Bedeutung, ihre *Resilienzfaktoren* und *Ressourcen* zu erschließen und *Empowerment* zu fördern (Rauchfleisch, 2021). Bei den Resilienzfaktoren (Werner, 1971) geht es um die Fähigkeit, Krisen zu bewältigen und sie durch Rückgriff auf persönliche und sozial vermittelte Ressourcen für die eigene Entwicklung zu nutzen. Es ist im Sinne der Salutogenese (Antonovsky u. Franke, 1997) die Frage, woher die trans* Personen die Widerstandskraft gegen die sich ihnen in den Weg stellenden Schwierigkeiten beziehen, und wie sie die dazu nötigen Copingstrategien erwerben.

Bei der Resilienz spielen Persönlichkeitsmerkmale ebenso wie Umweltfaktoren und dynamische Prozesse eine wichtige Rolle (Schreiber u. Iskenius, 2013). Zu den *Persönlichkeitsmerkmalen* gehören Intelligenz, Offenheit für neue Erfahrungen, soziale Kompetenzen, Entschlossenheit, Mut und die Selbstwirksamkeitserwartung

(Bandura, 1977), d. h. der Glaube daran, selbst etwas bewirken und auch in schwierigen Situationen selbstständig handeln zu können. Es sind dies Faktoren, über die trans* Personen verfügen bzw. die sie im Verlauf ihrer Entwicklung erlernen müssen, wenn sie erfolgreich ihren Weg gehen wollen.

Tatsächlich müssen Transgender beispielsweise im Coming-out-Prozess viel Mut und Entschlossenheit aufbringen, was ihnen mit Recht Anerkennung der Umgebung einbringt.

Ohne den Glauben daran, ihren schwierigen Weg letztlich selbstständig gehen zu können, würde ein Leben als Transgender nicht möglich sein. Diese Merkmale sind indes nicht nur Voraussetzungen für ein »gelingendes« Leben, sondern Transgender entwickeln sie mit der Zeit bei der Auseinandersetzung mit den schwierigen Situationen, die sie zu meistern haben. In diesem Prozess kann die begleitende Psychotherapie ein wichtiger Faktor sein.

Neben den Persönlichkeitsmerkmalen tragen auch *Umweltfaktoren* wesentlich zur Resilienz bei. Dazu zählen vor allem die soziale Unterstützung durch die Familie, durch Freund:innen und Bezugsgruppen sowie soziale Modelle für die konstruktive Bewältigung der Belastungen. Diesen Faktoren kommt im Leben von trans* Personen eine große Bedeutung zu. In diesem Zusammenhang spielen vor allem auch Gruppen und Aktivitäten aus der Community eine zentrale Rolle (Ceatha, Mayock, Campbell, Noone u. Browne, 2019). Oft können sie als »family« wenigstens ein Stück weit die Herkunftsfamilie, die sich vielleicht mit der Geschlechtsentwicklung der trans* Person schwer tut, ersetzen.

Eine positive, die Resilienz stärkende Rolle spielen auch die LGBTIQ+-Netzwerke sowie die Freizeit- und Selbsthilfegruppen. Sie bieten den Transgendern Räume, in denen sie so sein können, wie sie sind, und in denen sie Modelle für ihre eigene Lebensgestaltung finden.

Bei der Frage nach dem Einfluss, den die Umwelt auf das Wohlbefinden von Transidenten ausübt, ist es interessant zu erfahren (Pachankis u. Branstrom, 2018; Krieger, 2014), dass der Grad der rechtlichen Anerkennung der geschlechtlichen Vielfalt dabei eine wesentliche Rolle spielt. Die gesellschaftlichen Rahmenbedingungen einerseits und das Wohlbefinden und die Gesundheit andererseits stehen in einer engen Wechselwirkung, wie auch die Forschung zum Phänomen »Einsamkeit« (Rauchfleisch, 2024b) zeigt.

Neben den Persönlichkeitsmerkmalen und den Umweltbedingungen sind bei der Resilienz auch *Prozessfaktoren* zu beachten. Dazu zählen die Akzeptanz des Unveränderbaren und die aktive Bewältigung des Beeinflussbaren, die Konzentration auf das, was als Nächstes zu bewältigen ist, ein Gemeinschaftserleben und die Nutzung von Netzwerken. Alle diese Prozesse finden wir im Leben von Transgendern. Ohne ein sorgfältiges Abwägen, was? – zu welcher Zeit? – wem gegenüber? – wie? – zu kommunizieren ist, kann kein Coming-out-Prozess konstruktiv bewältigt werden.

Ebenso müssen trans* Personen sich mit der Frage auseinandersetzen, was unveränderbar ist und was sich verändern lässt. Dies ist beispielsweise eine Frage, wenn es um körperliche Angleichungen geht. Stets braucht es auf der einen Seite die Akzeptanz der Tatsache, dass noch so wirksame hormonelle Behandlungen und noch so perfekte Operationsresultate nicht darüber hinwegtäuschen können, dass der Körper möglicherweise Züge des bei der Geburt zugewiesenen Geschlechts hat und behalten wird. Auf der anderen Seite geht es aber auch darum, das, was veränderbar ist, aktiv zu verändern.

Eine wichtige Funktion bei der Stärkung der Resilienz erfüllen schließlich auch die Therapeut:innen, indem sie den Entwicklungsprozess der trans* Personen begleiten. So geht es in der begleitenden Psychotherapie im Sinne eines Coaching unter anderem darum, bestehende Ressourcen aufzuspüren, für optimale Umweltbedingungen zu sorgen und die Prozessfaktoren positiv zu beeinflussen. Auf diese Weise tragen die Therapeut:innen wesentlich zur Stärkung der Resilienz bei.

Um die Entwicklung der trans* Personen im Transitionsprozess positiv zu beeinflussen, hat sich, unabhängig von den Problemen, mit denen die Transgender dabei zu kämpfen haben, und auch psychotherapieschulübergreifend eine *ressourcenorientierte Einstellung* der Therapeut*innen als wichtig erwiesen (Willutzki u. Teismann, 2013). Sie stellt auch einen wichtigen Wirkfaktor dar. Es geht bei dem ressourcenorientierten Vorgehen darum, die bei den Transgendern bereits vorhandenen Fähigkeiten, Fertigkeiten und Eigenheiten aufzuspüren, zu aktivieren und für Veränderungsprozesse zu nutzen.

Gerade bei Transidenten ist der Blick auf ihre Ressourcen nach meiner Erfahrung eminent wichtig. Im Verlauf der therapeutischen Begleitung wahrzunehmen, dass sie über Fähigkeiten verfügen oder ein Beziehungsnetz besitzen, die sie bisher nicht beachtet oder nur rudimentär entwickelt haben, bedeutet für sie eine wichtige neue Erkenntnis. Diese hat zugleich eine *ich- wie eine selbstwertstabilisierende Wirkung*. Durch die Ressourcenaktivierung (Willutzki u. Teismann, 2013) öffnen sich den trans* Personen neue Handlungsräume und damit neue Lebensperspektiven, die für ihre weitere Entwicklung gerade in Anbetracht ihrer oft bestehenden Angst, zu den weiteren Coming-out-Schritten nicht fähig zu sein, wichtig sind.

Eine weitere positive Konsequenz des ressourcenorientierten Vorgehens ist die Tatsache, dass durch die gemeinsame Suche nach Ressourcen und die Aktivierung dieser Kräfte der Expertenstatus der Therapeut:innen relativiert wird und die trans* Personen mehr Vertrauen in ihre eigenen Kräfte entwickeln. Dies kommt wiederum der Stärkung ihres Selbstwerterlebens zugute, was gerade bei Transgendern in Anbetracht der vielen ihr Selbstwertgefühl verletzenden Diskriminierungen von großer Bedeutung ist.

Da Diskriminierungen generell das Vertrauen in die eigenen Kräfte untergraben, kommt es in der begleitenden Therapie darauf an, auf der einen Seite an den durch die Diskriminierungen erlittenen Verletzungen zu arbeiten und auf der anderen Seite durch die Ressourcenorientierung das Vertrauen der trans* Personen in ihre eigenen Kräfte und in die Tragfähigkeit ihrer sozialen Netzwerke zu stärken.

Dies ist auch das Ziel eines vor allem in der sozialen Arbeit verbreiteten Ansatzes, den wir als *Empowerment* bezeichnen. Es ist eine professionelle Haltung, »die den Focus auf die Förderung von Potentialen der Selbstorganisation und gemeinschaftlichen Handelns legt« (Stark, 1996, S. 159). Es geht darum, Selbstbefähigung, Stärkung von Autonomie und Eigenmacht der Klient:innen zu fördern, sie zur Entdeckung eigener Stärken zu ermutigen und ihnen Hilfestellungen bei der Aneignung von Selbstbestimmung und Lebensautonomie zu vermitteln.

Mir scheint Empowerment ein gerade für die Arbeit mit Transgendern besonders fruchtbarer Ansatz zu sein. Sie befinden sich aufgrund ihrer nicht der Mehrheitsgesellschaft entsprechenden Identität in vielfältigen Abhängigkeiten. Hier bietet der Ansatz des Empowerments mit seiner Betonung der Autonomieförderung ein hervorragendes Gegengewicht. Aus diesem Grund soll hier noch etwas ausführlicher auf den Empowerment-Ansatz eingegangen werden.

Im Empowerment-Prozess werden die trans* Personen ermutigt, ihre *eigenen Angelegenheiten in die Hand zu nehmen*, ihre eigenen Kräfte und Kompetenzen zu entdecken und ernst zu nehmen und den Wert *selbst erarbeiteter* Lösungen schätzen zu lernen. Außerdem geht es dabei um die Kooperation von Personen, die sich mit den gleichen oder ähnlichen Problemen auseinandersetzen müssen, und damit um eine *aktive Förderung solidarischer Formen der Selbstorganisation* (Keupp, 1993).

Ausgehend von Herrigers (2010) Konzept des Empowerments hat Walker (2012) eine Reihe von Grundsätzen herausgearbeitet, die bei Transgendern Anwendung finden können. Einige der wichtigsten Themen, die nach Walker »Guidelines« für die Arbeit mit trans* Personen darstellen, seien im Folgenden genannt (Walker, 2012, S. 81–83):

- die Fähigkeit, aus der bunten Vielzahl der angebotenen Lebensoptionen auswählen und eigenverantwortete Entscheidungen für die eigene Person treffen zu können;
- die Fähigkeit, für die eigenen Bedürfnisse, Interessen, Wünsche und Fantasien aktiv einzutreten und bevormundenden Übergriffen anderer in das eigene Leben entgegentreten zu können;
- die Erfahrung, als Subjekt die Umstände des eigenen Lebens (Selbst-, Sozial- und Umweltbeziehungen) produktiv gestalten und erwünschte Veränderungen in eigener Regie bewirken zu können (die Erfahrung von Selbstwirksamkeit und Gestaltungsvermögen);
- die Bereitschaft und die Fähigkeit, sich belastenden Lebensproblemen aktiv zu stellen (und nicht zu Mustern der Verleugnung und der Nicht-Wahrnehmung Zuflucht zu nehmen) und hilfreiche Ressourcen der Veränderung zu mobilisieren;
- das Vermögen, ein kritisches Denken zu lernen und das lähmende Gewicht von Alltagsroutinen, Handlungsgewohnheiten und Konditionierungen abzulegen;

- die Fähigkeit, sich aktiv Zugang zu Informationen, Dienstleistungen und Unterstützungsressourcen zu eröffnen und diese zum eigenen Nutzen einzusetzen;
- die Einsamkeit überwinden und die Bereitschaft, sich in solidarische Gemeinschaften einzubinden;
- das Einfordern der eigenen Rechte auf Teilhabe und Mitwirkung und die stete Bereitschaft, offensiv gegen stille Muster der Entrechtung anzutreten.

Diese Themen werden den Klient*innen nicht mit speziellen Behandlungs»techniken« durch die Fachleute vermittelt, sondern in einem Empowerment-Prozess mit ihnen zusammen erarbeitet. Dadurch haben sie eine starke positive Wirkung auf die *Autonomieentwicklung* und die Bereitschaft und Fähigkeit, die eigene Situation *selbstverantwortlich* in die eigene Hand zu nehmen und für sich einzutreten. Dies führt dann auch zu einer *Stärkung des Selbstwertgefühls.*

Die von Walker (2012) genannten Themen betrachte ich auch aus psychodynamischer Sicht als zentrale Aspekte in den Begleitungen von Transgendern. Es geht dabei um den Einsatz von *Ich-Funktionen* und um den Prozess ihrer Differenzierung und zugleich um die *Schärfung der Wahrnehmung von Gefühlen und eigenen Bedürfnisse.* Die Konsequenz des Empowerments ist in diesem Fall die Verbesserung der Selbst- und Fremdwahrnehmung, die Differenzierung der Selbstbilder, das Erleben von Selbstwirksamkeit mit der Konsequenz der Stärkung des Selbstwertgefühls sowie die Verbesserung sozialer Kompetenzen.

Mit welchen Fragen und Problemen sind Transgender konfrontiert?

Ich habe bei der Behandlung der verschiedenen Themen immer wieder auf die Irritation hingewiesen, die trans* Personen weithin bei ihrer Umgebung auslösen. Für sie selbst resultiert daraus eine Situation, die andere Menschen in dieser Art und Intensität nicht erleben. Vielfach sind die Reaktionen auch in der Gegenwart negativ, worauf später noch eingegangen werden soll. Aber selbst wenn es positive Reaktionen sind, sehen sich Transidente doch immer wieder im Mittelpunkt des Interesses. Nur ausgesprochen selten begegnen ihnen andere Menschen mit einer gewissen Selbstverständlichkeit.

Diese Situation schafft eine ganz besondere Art von Interaktion und kann leicht dazu führen, dass Transgender sich zunehmend, und nicht nur in einer Übergangsphase ihres Coming-out, in starkem Maß selbst beobachten und sich mitunter permanent selbst »zuschauen«. Wenn diese Haltung sich verfestigt und über lange Zeit fortbesteht, kann dies zu einem Verlust an Spontaneität und Ungezwungenheit führen. Es wäre indes ein grobes Missverständnis, diese forcierte Selbstbeobachtung als ein primäres Persönlichkeitsmerkmal solcher trans* Personen zu betrachten. Es ist vielmehr als ein sekundäres Phänomen zu verstehen, nämlich als eine Reaktion auf die Fokussierung des öffentlichen Interesses auf die Transidenten.

Ich habe bereits mehrfach darauf hingewiesen, dass die Irritation, die Transgender bei ihrer Umgebung auslösen, zum Teil verhängnisvolle Folgen für sie hat. Das Spektrum von Diskriminierungen und Ausgrenzungen reicht von anzüglichen Bemerkungen im privaten Bereich wie in der Öffentlichkeit über Nichtberücksichtigung bei Bewerbungen um Wohnungen und Arbeitsplätze bis hin zu manifester Gewalt, der sie häufiger als andere Menschen ausgesetzt sind (zum Problem der Diskriminierung Transidenter s. Rauchfleisch, 2007a, 2023, und die oft stark negativ gefärbte Darstellung des Lebens als »Transsexueller« in Spielfilmen, z. B. in »La mala educación« von Pedro Almodóvar oder in »Boys don't cry« von Kimberly Peirce). So berichtet das Trans Murder Monitoring (2022), eine internationale Organisation, die die Berichte über Morde an Transgendern sammelt und analysiert, von weltweit 327 Morden an trans* und geschlechtsdiversen Personen, zumeist in Südamerika und der Karibik, innerhalb eines Jahres (von Oktober 2021 bis September 2022; s. auch die Mitteilungen des Transgender Network Switzerland, TGNS, 2016).

Gewiss hängen die Art und das Ausmaß der Diskriminierungen von dem sozialen Milieu ab, in dem sich Transgender bewegen. Insofern können sie die Situation zumindest zu einem Teil selbst mitbestimmen. Man würde die Realität jedoch grob verkennen und ihnen Unrecht tun, wollte man ihnen die erlittenen Ausgrenzungen anlasten, weil sie sich in einem bestimmten sozialen Feld bewegen. Manche Transgender, vor allem diejenigen, die wenig soziale und intellektuelle Kompetenzen besitzen oder unter psychischen Störungen leiden und deshalb ihrer schwierigen Situation kaum gewachsen sind, werden geradezu ins »Offside« gedrängt. Sie leben dann in einer gesellschaftlich randständigen Position, die sie zusätzlichen Belastungen, nicht zuletzt durch massive Diskriminierungen, aussetzt. Im Sinne der Intersektionalität (Crenshaw, 1989) potenzieren die verschiedenen Diskriminierungsgründe die Situation und erhöhen dadurch die Gefahr der trans* Personen, Opfer von Gewalt zu werden (s. Rauchfleisch, 2023, 2024a).

Bei der Darstellung der psychotherapeutischen Begleitung habe ich darauf verwiesen, dass die Diskriminierungen und die Reaktionen Transidenter darauf ein wichtiges Thema in der Begleitung sind. Erwähnt habe ich bereits auch die verhängnisvollen Folgen, die solche Ausgrenzungen für das Selbstbild von trans* Personen haben, indem das negative Fremdbild dem Selbstbild zugeschlagen und das Letztere dadurch stark negativ gefärbt wird (»internalisierte Transnegativität«, d. h. eine verinnerlichte feindselige Haltung dem eigenen Transsein gegenüber). Es müssen große psychische Kräfte von Transgendern mobilisiert werden, um den vielen negativen Rückmeldungen aus der näheren und weiteren Umgebung standhalten zu können. Insofern sind die Stabilität ihrer Persönlichkeit und ihre Fähigkeit, sich ein sie unterstützendes, tragendes Bezugssystem zu schaffen, von großer Bedeutung (zur Bedeutung der Familie als wichtige Ressource s. Metzger, 2013).

Für die Identitätsbildung ist es von zentraler Bedeutung, Akzeptanz und Wertschätzung vonseiten der Umgebung zu erfahren. Da Transgender in ihrer näheren und weiteren Umgebung oft nicht damit rechnen können, ist es wichtig für sie, sich Bezugsgruppen zu suchen, in denen sie Menschen mit gleichen oder zumindest ähnlichen Schicksalen antreffen. Dabei geht es zum einen darum, z. B. in Selbsthilfe- und Emanzipationsgruppen Erfahrungen auszutauschen, die das tägliche Leben, die Arbeitssuche, das Auftreten in der »neuen« Rolle des empfundenen Geschlechts, das Umgehen mit Diskriminierungen und Gewalt, aber auch die effizientesten Methoden der Epilation, der Stimmveränderung und anderer Maßnahmen betreffen.

Wichtig ist auch, dass sich die an solchen Gruppen Beteiligenden gegenseitig Informationen über Fachleute und Institutionen geben können, die Erfahrungen mit Transgendern haben und ihnen unvoreingenommen begegnen im Sinne einer »Transgender-Affirming«-Behandlung (Lambda Legal, New York City Bar, Human Rights Campaign Foundation, 2013; s. auch Davies u. Neal, 1996). Wir sprechen in diesem Zusammenhang von einer *transaffirmativen/transsensiblen therapeutischen Haltung* (s. Günther et al., 2019). »Transaffirmativ« bzw. »transsensibel« zu arbeiten heißt indes nicht, wie von Kritiker:innen mitunter eingewendet, es gehe darum, Transgender zur Transition zu drängen und dahingehend zu beeinflussen, dass sie sich unbedingt als Trans* definieren müssten. Eine transaffirmative/transsensible Haltung beinhaltet vielmehr, sich stets vor Augen zu halten, dass Transidente in einer besonderen Situation sind, indem sie in einer cis-heteronormativen Gesellschaft aufwachsen und leben (s. die Besonderheiten, die ich auf Seite 67 ff. zusammengestellt habe). Dabei geht es darum, das Selbstwertgefühl der trans* Personen zu stärken und ihnen damit optimale Möglichkeiten zu bieten, sich mit ihrer individuellen Situation und ihren je eigenen Zielen in konstruktiver Weise auseinanderzusetzen. Ein Erfahrungsaustausch in Selbsthilfe- und Emanzipationsgruppen über diese Themen ist insofern hilfreich und wirkt sich stabilisierend auf die psychische wie auf die soziale Situation aus, als es sich hierbei um Probleme handelt, die cis Personen in dieser Art nicht haben. Hinzu kommt, dass in Vereinigungen von Transgendern Solidarität erlebt werden kann, an der es in der übrigen Gesellschaft oft gerade mangelt.

Schließlich kommt den Selbsthilfe- und Emanzipationsgruppen von Transidenten auch insofern eine große Bedeutung zu, als sie einen positiven, stabilisierenden Einfluss auf die Identitätsbildung ausüben. Wie bereits ausgeführt, entwickeln wir Menschen unsere Identität ja nicht allein aus uns selbst heraus. Sie stellt vielmehr das Resultat einer intensiven Wechselwirkung zwischen Individuum und Gesellschaft dar. Auf trans* Personen bezogen, bedeutet dies, dass es für sie – wie für alle Menschen – wichtig ist, sich einen Kreis von Bezugspersonen zu schaffen, der ihnen ein positives Feedback gibt und sie in ihrem So-Sein bedingungslos akzeptiert.

Dies kann am ehesten in einer Selbsthilfe- oder Emanzipationsgruppe geschehen. Neben den Selbsthilfegruppen im engeren Sinne, die in erster Linie dem sozialen Kontakt in einem die Transidentität akzeptierenden Milieu und dem Erfahrungsaustausch dienen, kommt den nationalen und internationalen Transorganisationen besondere Bedeutung zu. In Deutschland sind dies z. B. TRIQ (TransInterQueer), dgti (Deutsche Gesellschaft für Trans* und Inter*geschlechtlichkeit), Bundesverband Trans* und das Infoportal »Transeltern«, in Österreich »Trans-Austria«, »TransX« und »TransGender in Österreich« und in der Schweiz TGNS (Transgender Network Switzerland). Diese Organisationen verfügen über umfassende Kenntnisse über rechtliche Fragen, empfehlenswerte Anlaufstellen für die hormonelle und chirurgische Behandlung sowie für die psychologische Begleitung.

In den Selbsthilfegruppen und den Transorganisationen besteht die Möglichkeit für Transgender, sich in anderen, ihnen ähnlichen Menschen zu spiegeln und sich an ihnen, nicht zuletzt auch an den Unterschieden, die trotz prinzipieller Gemeinsamkeiten selbstverständlich bestehen, zu definieren und zu formen. Voraussetzung dafür ist allerdings eine »gute«, von gegenseitiger Wertschätzung und Akzeptanz geprägte Atmosphäre in der Gruppe. Besteht eine solche Atmosphäre, so kann die Gruppe als hilfreich im transidenten Individuationsprozess erlebt und genutzt werden, ja ihr kann in der Zeit vor den hormonellen und chirurgischen Interventionen und in der Zeit danach sogar eine ganz besondere Bedeutung zukommen (vgl. auch Kapitel »Was können Transgender selbst tun?«).

Indes darf nicht außer Acht gelassen werden, dass auch Vereinigungen von Transgendern, wie andere Gruppierungen, einen zum

Teil erheblichen Konformitätsdruck ausüben können. Ich stimme in dieser Hinsicht Hirschauer (1999) zu, der geradezu von einem »Normalisierungstribut« (S. 290) spricht, den Transidente nicht nur gegenüber der Gesellschaft allgemein, die »eindeutige« Frauen und Männer fordert (vgl. Lindemann, 1993), leisten müssen, sondern dem sie auch in der »Transszene« ausgesetzt sind, die von ihnen oft zumindest die auch proklamierte Bereitschaft erwartet, sich der hormonellen und chirurgischen Angleichung zu unterziehen. In dieser Hinsicht haben es insbesondere nichtbinäre Personen schwer, wenn sie sich selbst in der Transszene nicht selten mit der Forderung konfrontiert sehen, sich binär zu definieren und sich dementsprechend zu verhalten.

Wie in allen Gruppen, in denen sich Menschen mit ähnlichen Schicksalen zusammenfinden, haben es auch in den Transvereinigungen diejenigen schwer, die dem Mainstream dieser Gruppen nicht folgen, sondern einen ganz individuellen Weg gehen wollen. Dieser kann bei trans* Frauen beispielsweise bedeuten, sich nur hormonell behandeln lassen zu wollen, auf eine Genitalangleichung aber zu verzichten, oder bei trans* Männern nur die Brüste abnehmen zu lassen und Testosteron zu bekommen, Uterus und Adnexe aber nicht zu entfernen. Transidente mit derartigen Vorstellungen und, wie bereits erwähnt, insbesondere nichtbinäre Personen laufen in den Transvereinigungen leicht Gefahr, von den sich dort zusammenfindenden Transgendern als nicht »echte« Transidente angesehen und eventuell sogar ausgeschlossen zu werden.

Ungünstig kann es sich auf einzelne Mitglieder auch auswirken, wenn sie von der Gruppe gedrängt werden – oder sich gedrängt fühlen –, auf dem Weg ihres Coming-out, des Cross-Dressing und der hormonellen und chirurgischen Interventionen Schritte zu unternehmen, zu denen sie sich eigentlich noch nicht fähig fühlen. In solchen Situationen, die auch Thema in der psychotherapeutischen Begleitung sein müssen, gilt es zu unterscheiden zwischen Mutmachen und Unterstützung einerseits und einem Drängen andererseits, das der inneren Bereitschaft der betreffenden Person (noch) nicht entspricht.

Die Situation von Transgendern wäre indes allzu negativ dargestellt, würde man nur die Ausgrenzungen, Benachteiligungen und

Diskriminierungen nennen, mit denen sie in der Gesellschaft oft konfrontiert sind. Tatsächlich erleben sie, in der Gegenwart zunehmend, durchaus auch positive Reaktionen. Diesbezüglich finden sich drei Varianten: Der Transidente kann als »exotisch« und damit als »spannend« erlebt werden; es kann echte Akzeptanz bestehen; und die Transidentität kann von der Umgebung als konstruktive Herausforderung empfunden werden.

Gar nicht selten zeigen Menschen aus dem Umfeld von Transgendern reges Interesse an ihrem Schicksal, wobei sich in einem intensiveren Gespräch dann aber schnell herausstellt, dass das, was sie interessiert, in erster Linie das *»Exotische«* ist, das sie in Transgendern sehen. Dass eine solche Haltung keine günstige Voraussetzung für eine wertschätzende, vorurteilsfreie Beziehung ist, liegt auf der Hand. Typische Formulierungen, mit denen solche Menschen ihr Zusammentreffen mit Transidenten beschreiben, lauten: »Das finde ich spannend«, »Ich finde das toll«, »Das ist geil« und dergleichen. Es ist dies eine Variante von Ausgrenzung in Form der »Mystifikation des unspezifisch *besonderen Anderen*« (Schachl, 1997, S. 17).

Es mag sein, dass sich im Verlauf der Zeit trotzdem noch ein tieferes Verständnis zwischen solchen Menschen und Transidenten entwickelt. Im Allgemeinen aber bleibt die cis Person mit einer solchen Haltung an der Oberfläche stehen, und es gelingt ihr nicht (und sie ist daran auch gar nicht interessiert), einen tieferen emotionalen Zugang zu der betreffenden trans* Person zu finden. Für die Transidenten selbst ist die Einstellung einer solchen Bezugsperson umso enttäuschender, je stärker diese zunächst echtes mitmenschliches Interesse signalisiert hat. In einer derartigen Einstellung liegt eine vielleicht etwas subtilere, aber keineswegs weniger schmerzliche Diskriminierung von Transgendern als in den oben erwähnten gröberen Formen der Ausgrenzung.

Eine im engeren Sinne positive Reaktion auf Transidente stellt die *Akzeptanz ihrer Identität und Lebensform* dar. Zunehmend entwickeln heute Menschen, die mit Transgendern zusammentreffen und sich ernsthaft für sie interessieren, ein positives Bild, und es kann zu echter Akzeptanz (nicht lediglich zu Toleranz!) kommen.

Angehörige, Partner:innen, Kinder, Freund:innen, aber auch Arbeitgeber:innen, Mitbewohner:innen und andere sehen sich vor die Aufgabe gestellt, sich mit der spezifischen Situation der trans* Person, mit der sie zu tun haben, auseinanderzusetzen. Vielen von ihnen gelingt es heute, eine vorurteilsfreie, wertschätzende Haltung zu entwickeln, auch wenn ihnen das Phänomen Transidentität letztlich nicht oder nur bedingt zugänglich und nachvollziehbar ist. Dieser Prozess der Annäherung an Transgender setzt Offenheit auf beiden Seiten voraus und gelingt immer dann am besten, wenn die Bezugspersonen die Irritation, die durch die Transidenten in ihnen ausgelöst wird, auszuhalten bereit sind und sich ehrlich bemühen, Zugang zu dieser Lebensform und den damit zusammenhängenden Fragen zu finden.

Soweit die Bezugspersonen die trans* Frau oder den trans* Mann bereits vor dem Coming-out kannten, müssen sie der Persönlichkeit, wie sie sie bisher kennengelernt haben, »nur« noch die Facette Transidentität hinzufügen. Weil die betreffende trans* Person durch das Bekanntmachen ihrer Transidentität im Allgemeinen aber oft eine starke Irritation auslöst, haben es Bezugspersonen, die sie früher schon kannten, meist schwerer oder sie benötigen mehr Zeit, bis sie echte Akzeptanz entwickelt haben. Sie müssen sich ja nicht nur mit der Transidentität auseinandersetzen, sondern müssen (etwa als Eltern oder Partner:innen) auch Abschied nehmen von bisherigen Bildern, Erwartungen und Beziehungsformen.

Soll dieser Prozess konstruktiv verlaufen, so bedarf es intensiver Gespräche, in denen die transidente Person ihre Gefühle, Vorstellungen und Pläne darlegt und für Fragen der Bezugspersonen offen ist. Die Letzteren wiederum müssen sich auf einen solchen Dialog einlassen und die Beziehung, die sie bisher hatten und in Zukunft zur trans* Person pflegen wollen, klären. Bei solchen Gesprächen kann es hilfreich sein, wenn wir Psychotherapeut:innen uns zur Klärung und Vermittlung zur Verfügung stellen. Je konservativer das Milieu der Bezugspersonen ist und je rigider sie an die traditionellen Rollenvorstellungen von Frauen und Männern gebunden sind, desto schwerer fällt es ihnen im Allgemeinen, Akzeptanz für das Phänomen Transidentität zu entwickeln und Transgender auf ihrem Weg zu unterstützen. Kann dieser Prozess jedoch in eine positive Richtung gelenkt werden, so ist dies für alle Beteiligten ein großer Gewinn und führt zu einer Vertiefung ihrer Beziehung.

Die dritte Variante einer positiven Reaktion auf Transgender besteht darin, dass die Bezugspersonen *sich durch die transidente Lebensform herausfordern lassen*, die traditionellen Geschlechterrollen zu hinterfragen und sich »abweichenden« Lebensformen gegenüber zu öffnen. Irritation muss ja längst nicht zwangsläufig Ablehnung und Ausgrenzung zur Folge haben, sondern kann im konstruktiven Fall auch zu echtem Interesse an dem, was die Irritation hervorruft, und zu einer Erweiterung des eigenen Horizonts führen.

Um in dieser Weise den Transitionsprozess konstruktiv zu begleiten und eine transaffirmative/transsensible Haltung einnehmen zu können, ist es für die Therapeut:innen, gleich welcher therapeutischen Richtung, notwendig, dass sie ihre eigenen Vorstellungen und Gefühle gegenüber dem Phänomen Transidentität klären. Dies gilt insbesondere für ihre Haltung gegenüber der Nichtbinarität, da auch unsere psychologischen Konzepte stark binär geprägt sind und die Psychotherapeut:innen deshalb in der Arbeit mit nichtbinären Personen permanent an Grenzen stoßen. Dies ist indes nicht nur eine Schwierigkeit, sondern öffnet auch die Möglichkeit, die »Enge der Binarität« (Rauchfleisch, 2024a) zu überwinden und dadurch neue Freiheiten zu gewinnen.

Diese Hinweise auf Fragen und Probleme, mit denen Transgender konfrontiert sind, mögen hier genügen, da ich später (im Kapitel »Gendertheoretische Aspekte der Transidentität«) noch ausführlich auf die Frage eingehen werde, inwiefern Transidentität eine konstruktive Herausforderung für die Gesamtgesellschaft sein kann.

Welche Hilfe können die Professionellen Transgendern bieten?

Es ist ein Charakteristikum von Transgendern, dass am Transitionsprozess Professionelle verschiedener Disziplinen beteiligt sind. Wie bereits erwähnt, führt dies zu einem extremen Ausmaß an Fremdbestimmung, dem trans* Personen ausgesetzt sind.

Die diesen Prozess begleitende Psychotherapie wird von Vertreter:innen der Psychologie oder Psychiatrie durchgeführt. Sie verfassen auch die Berichte und Gutachten, mit denen die Indikation zur Behandlung mit gegengeschlechtlichen Hormonen und zu den chirurgischen Interventionen gestellt wird (Vorlagen für diese Gutachten finden sich bei Rautenberg, 2022).

Die hormonelle Behandlung und die dazu nötigen Abklärungen liegen in den Händen der Endokrinolog:innen. Vertreter:innen der Urologie, der Plastischen Chirurgie und der Gynäkologie führen die Operationen durch. Allfällige Stimmkorrekturen (bei trans* Frauen) werden von Phoniater:innen bzw. im Rahmen logopädischer Behandlungen vorgenommen. Die Epilation des Barts (bei trans* Frauen) liegt in den Händen speziell ausgebildeter Kosmetikerinnen. Hinzu kommen schließlich bei rechtlichen Fragen Jurist:innen, bei eventuell bestehenden sozialen Problemen Mitarbeiter:innen verschiedener Sozialdienststellen (s. Walker, 2013) sowie Hausärzt:innen, die die trans* Personen mitunter während Jahren und Jahrzehnten behandeln und gerade bei langjährigen Begleitungen eine wichtige Rolle spielen.

Wie diese längst nicht erschöpfende Aufzählung erkennen lässt, ist eine im Verhältnis zu anderen Klient:innen ungleich größere Zahl von Professionellen an der Begleitung und Behandlung von Transgendern beteiligt. Wie immer, wenn es um Aufgaben geht, die ein multidisziplinäres Vorgehen erfordern, ist es von großer Bedeutung, dass die Professionellen gut zusammenarbeiten, ihre Rollen und Angebote aufeinander abstimmen und sie den Klient:innen kommunizieren.

Zu Beginn meiner Beschäftigung mit Transidenten in den 1970er Jahren sah das Prozedere so aus, dass sie zumeist vom Plastischen Chirurgen, den sie mit dem Wunsch nach einer chirurgischen Angleichung an das empfundene Geschlecht aufgesucht hatten, an die Psychiatrische Universitätspoliklinik Basel verwiesen wurden, damit wir eine gutachterliche Stellungnahme zur Frage der Indikation einer solchen Maßnahme abgäben. Wenn die Indikation gestellt war, suchten die Klient:innen, wiederum auf Veranlassung des Chirurgen, die Endokrinologin auf, die die nötigen Untersuchungen vornahm, um entscheiden zu können, ob die erste Phase im Behandlungsablauf, die Applikation von gegengeschlechtlichen Hormonen, eingeleitet werden könne. Wie bereits dargestellt, waren die Angebote der verschiedenen Disziplinen in dieser Zeit wenig aufeinander abgestimmt.

Aus diesem Grund haben wir 1993 am Universitätsspital Basel die interdisziplinäre »Arbeitsgruppe für Patientinnen und Patienten mit transsexuellen Ideen« (so die ursprüngliche Bezeichnung) gebildet, zu der die Vertreter:innen von Psychiatrie, Klinischer Psychologie, Endokrinologie, Urologie und Plastischer Chirurgie gehörten. Die Formulierung »transsexuelle Ideen« war absichtlich sehr weit gefasst worden, weil die Arbeitsgruppe es als ihre Aufgabe betrachtete, Abklärungen bei allen den Menschen vorzunehmen, die sich mit der Frage nach einem Wechsel der sozialen Rolle, verbunden mit einer körperlichen Angleichung an das empfundene Geschlecht, beschäftigten und in diesem Klärungsprozess fachliche Hilfe in Anspruch nehmen wollten.

Meine Erfahrungen als Mitglied dieser Arbeitsgruppe von ihrer Gründung bis zu meinem Wechsel in die private Praxis im Herbst 1999 und als Psychotherapeut, der in dieser Zeit und weiterhin, bis in die Gegenwart, mit Transgendern psychotherapeutische Begleitungen durchführt, bin ich im Verlauf meiner über 50-jährigen Beschäftigung mit trans* Personen zur Überzeugung gelangt, dass sich viele unserer professionellen Angebote bewährt haben, dass wir sie aber durchaus noch verbessern und damit Transgendern eine effizientere Begleitung bieten können. Von diesen Erfahrungen und Vorschlägen soll im Folgenden die Rede sein.

Bevor ich auf die einzelnen professionellen Angebote ausführlicher eingehe, sollen zunächst noch einige allgemeine Gedanken zur Begutachtung und Begleitung transidenter Klient:innen dargelegt werden. Nach meiner Erfahrung ist es von ausschlaggebender Bedeutung, dass zwischen den Vertreter:innen der verschiedenen Disziplinen eine enge, von gegenseitiger Wertschätzung getragene Zusammenarbeit besteht und die einzelnen Schritte des Transitionsprozesses sorgfältig mit den betreffenden trans* Personen abgestimmt sind. Die Entscheidung über die Ziele und den Zeitpunkt der einzelnen Transitionsschritte soll allein bei der trans* Person selbst liegen. Ich betone dies besonders, da Transgender trotz einiger Änderungen (z. B. Möglichkeit der Personenstandsänderung ohne körperliche Angleichungsmaßnahmen und in einigen Ländern bestehende Selbstbestimmungsgesetze im Hinblick auf Personenstandsänderungen) nach wie vor einer *erheblichen Fremdbestimmung* ausgesetzt sind.

Es hat sich nach meiner Erfahrung bewährt, dass unter den Fachleuten eine Person eine *Koordinationsfunktion* übernimmt, das heißt für die trans* Person Ansprechpartner:in bei der Klärung allfälliger Fragen und Vermittler:in zwischen den Fachpersonen der verschiedenen Disziplinen ist. Die Begleitung und Behandlung von Transgendern folgt in diesem Fall dem Modell eines *Case-Managements* (Haupt, 2011; Walker, 2013). Letztlich soll aber die trans* Person selbst die Person sein, die selbstverantwortlich die Fäden in der Hand hält und die anstehenden Entscheidungen trifft. Die Fachleute haben lediglich die Aufgabe, der trans* Person ihr Fachwissen zur Verfügung zu stellen, damit sie die ihr entsprechenden Entscheidungen treffen kann.

Wie bereits erwähnt, vertrete ich heute, entgegen meiner Auffassung in den früheren Auflagen dieses Buches, die Ansicht, dass die Rollen der Fachperson für die Begutachtung und für die psychotherapeutische Begleitung *nicht* unbedingt *voneinander getrennt* werden müssen. Wenn wir die Forderung nach einer Entpathologisierung der Transidentität wirklich ernst nehmen und konsequent verfolgen, handelt es sich für mich bei den »Begutachtungen« nicht mehr um eine Beurteilung von außen, ob eine Transidentität vorliegt oder nicht – zumal, wie bereits mehrfach erwähnt, Transidentität immer eine *Selbstdiagnose* ist – und welche Schritte im Transitionsprozess zu welcher Zeit zu vollziehen sind. Ich verstehe mich heute vielmehr als Fachperson, die – wegen der leider immer noch bestehenden Forderungen von Gesetzgebern und Krankenkassen – das bestätigt, was die trans* Person mir vermittelt. Ich stimme insofern völlig mit Güldenring (2013) überein, die einen Verzicht von Psychiatrie und Psychologie auf jedwede Begutachtungen zur »Psychodiagnostik der Geschlechtsidentität« fordert.

Die Fachleute der verschiedenen Disziplinen sollen der trans* Person die für ihre Entscheidungen wichtigen Informationen liefern. In der psychotherapeutischen Begleitung werden diese Informationen und die sich daraus ergebenden Konsequenzen reflektiert. Auf dieser Basis entscheidet die trans* Person dann selbst, wie der weitere Transitionsweg gestaltet werden soll, und beauftragt die Fachleute, ihr Know-how zur Verfügung zu stellen. Dazu gehört unter anderem auch der Auftrag an uns Psycholog:innen, ein »Gutachten« im Sinne der Bestätigung des Wunsches nach Einleitung des Transitionsprozesses zu verfassen.

Eine große Hilfe für Transgender, sich im »Dschungel« der verschiedenen Angebote (Endokrinologie, Gynäkologie, Chirurgie etc.) zurechtzufinden, wäre es, wenn die an der Begleitung und Behandlung beteiligten Fachleute Merkblätter für den gesamten Behandlungsablauf und für die einzelnen Stadien des Transitionsprozesses entwerfen und sie an die Klient:innen selbst und an die zuweisenden Fachpersonen und Institutionen abgeben. Über solche Merkblätter hinaus halte ich es für sinnvoll, dass die wichtigsten Informationen über die Struktur und Organisation der Zusammenarbeit, über das prinzipielle Vorgehen sowie über die einzelnen Behandlungsstadien detailliert in einer Broschüre zusammengestellt sind und diese Broschüre Klient:innen wie Zuweisenden beim ersten Kontakt mit einer der Fachpersonen ausgehändigt wird.

Dies enthebt selbstverständlich die Fachpersonen nicht von der Verpflichtung, diese Informationen noch einmal ausführlich mit den Klient:innen zu besprechen und ihnen zur Beantwortung auftauchender Fragen zur Verfügung zu stehen. Auf jeden Fall ließen sich mit einer solchen allgemeinen, schriftlich abgegebenen, umfassenden Information viele Unsicherheiten vermeiden, und manche für die Behandlung wichtige Fragen würden sich für die ratsuchenden Transidenten stellen, wenn sie diese Informationen zu Hause in Ruhe noch einmal durchlesen und bedenken könnten. Sie wären dann auch nicht so schnell durch widersprüchliche Informationen, die sie im Internet finden, verunsichert, sondern hätten fundierte, ausführliche Informationen, die sie mit den Behandelnden besprechen könnten.

Inhaltlich müsste eine solche Broschüre eine zumindest kurze Charakterisierung dessen enthalten, was die Fachleute unter »Transidentität« bzw. »Transgender« verstehen und welche Einstellung sie diesem Phänomen gegenüber haben (z. B. dass Transidentität selbst nichts mit psychischer Gesundheit und Krankheit zu tun hat, sondern eine Identitätsvariante darstellt, die in sich das ganze Spektrum von Gesundheit bis Krankheit enthält, und dass sie als den Transitionsprozess begleitende Fachpersonen eine transaffirmative/transsensible Haltung haben).

Sodann müssten die Mitglieder der verschiedenen Fächer namentlich mit ihren Funktionen und Arbeitsorten genannt werden. Ferner sollte das Vorgehen detailliert dargestellt und die einzelnen Behandlungsstadien (Anmeldung, psychotherapeutische Begleitung, »Begutachtung«, hormonelle Behandlung, chirurgische Interventionen usw.) in einer solchen Broschüre ausführlich geschildert und begründet werden. Und schließlich erscheint es mir wichtig, dass die Wege der Entscheidungsfindung transparent dargestellt werden und explizit darauf hingewiesen wird, dass die letzte Entscheidung immer bei der trans* Person liegt.

Wie diese Hinweise zeigen, würde eine solche Broschüre keines- wegs nur wenige Seiten umfassen, sondern relativ umfangreich sein und auch auf Detailfragen eingehen. Dies erscheint mir gerade in der Gegenwart angesichts einer unüberschaubaren Flut von qualitativ völlig unterschiedlichen Informationen im Internet sehr wichtig. Je rudimentärer und weniger präzise die von den einzelnen Fachvertreter:innn gegebenen Informationen sind, desto mehr sind die Klient:innen auf eigene Recherchen im Internet angewiesen. So hilfreich und informativ solche Recherchen auch sein können (und mitunter sind sie auch äußerst fruchtbar für die Diskussion zwischen Klient:innen und Fachleuten, weil auf diese Weise auch für uns Professionelle unter Umständen bisher unbekannte Informationen zur Sprache kommen), so verwirrend und beunruhigend können sie aber auch für die Transgender sein, die von den Fachleuten wenige sachliche Informationen erhalten haben und der Flut widersprüchlicher Ansichten und Erfahrungen, wie sie im Internet zu finden sind, ausgesetzt sind. Hier würde eine Broschüre mit einer detaillierten Darstellung der wichtigen Tatsachen äußerst hilfreich sein und der Verunsicherung entgegenwirken.

Die einzelnen Fachbereiche (Psychologie, Psychiatrie, Endokrinologie, Gynäkologie, Plastische Chirurgie, Logopädie usw.) könnten bei Bedarf dann noch je eigene kurze Merkblätter verwenden. Doch würde mit einer gemeinsamen Broschüre noch einmal ausdrücklich darauf hingewiesen, dass es um eine interdisziplinäre Behandlung und ein gemeinsames, die einzelnen Fächer übergreifendes Behandlungskonzept geht. Die detaillierte Schilderung des Vorgehens und der Behandlungsinhalte hätte auch den Vorteil, dass dazu im Widerspruch stehende Informationen besprochen werden könnten und sich auf diese Weise Unsicherheiten klären ließen.

Auch die Vertreter:innen der verschiedenen Fächer würden durch die Abfassung einer solchen gemeinsamen Broschüre einen Gewinn haben, würde dadurch doch ein Reflexionsprozess angeregt, der der Klärung der je eigenen Position und der gemeinsamen Strategien dient. Das in der Broschüre dargestellte Vorgehen würde dann auch allen Beteiligten als Leitlinie hilfreich sein, wenn Unklarheiten und widersprüchliche Vorstellungen bezüglich bestimmter Sachverhalte und Vorgehensweisen be- oder entstehen. Schließlich würde eine gemeinsame Broschüre allen Beteiligten, Professionellen wie Transgendern, deutlich machen, dass es bei der Begleitung Transidenter nicht um einzelne, voneinander mehr oder weniger unabhängige Aspekte geht, sondern um einen Gesamtbehandlungsplan, der verschiedene, inhaltlich und zeitlich aufeinander abgestimmte Schritte umfasst.

Angebote der Psychiatrie und der Klinischen Psychologie

Als wir bei der Gründung der Arbeitsgruppe in Basel 1993 aufgrund der Forderungen der Krankenkassen – wie es in Deutschland der MDK heute noch fordert! – von den transidenten Klient:innen eine mindestens einjährige vorbereitende Psychotherapie forderten, waren wir davon überzeugt, damit eine gute Vorbereitung auf den Transitionsprozess zu gewährleisten und den Klient:innen eine Hilfestellung beim »Alltagstest« und beim Coming-out zu bieten. Während ich in der Anfangszeit immer wieder mit Transgendern zusammengetroffen bin, die einer solchen vorbereitenden Psychotherapie gegenüber skeptisch waren und mitunter unverhohlen ihre Ablehnung gegenüber einer solchen ihnen »aufgezwungenen« Behandlung äußerten, habe ich in den letzten Jahrzehnten solche ablehnenden Stellungnahmen nicht mehr erlebt. Ausgesprochen positiv ist die psychotherapeutische Begleitung denn auch von den bereits operierten Transidenten bei meiner katamnestischen Untersuchung (Rauchfleisch et al., 1998) beurteilt worden, und auch die österreichische Vereinigung TransX betont in ihren Mitteilungen an Transgender ausdrücklich, dass die Psychotherapie »nicht als unnütze Zeitverschwendung« betrachtet werden solle (s. auch die Resultate von Metzger, 2013, im Hinblick auf die Bedeutung der psychologischen Begleitung).

Entgegen der 1993 bestehenden Verpflichtung, dass Transgender zur Erreichung der Personenstandsänderung und der körperlichen Angleichung an das empfundene Geschlecht eine psychotherapeutische Begleitung in Anspruch nehmen mussten, bin ich heute der Ansicht, dass eine solche Begleitung allen trans* Personen, die den Transitionsprozess durchlaufen wollen, *angeboten* werden sollte. Es muss ihnen aber überlassen bleiben, ob und in welchem Ausmaß sie dieses Angebot annehmen wollen. Dabei ist es unsere Aufgabe als Vertreter:innen der Psychologie und Psychiatrie, auf den Wert einer solchen Begleitung aufmerksam zu machen und auch darauf zu verweisen, wie hilfreich es ist, wenn die trans* Person dieses Angebot während der Transition und unter Umständen auch darüber hinaus wahrnimmt. Doch liegt die *Entscheidung* über Dauer und Intensität der psychotherapeutischen Begleitung letztlich *allein bei den trans* Personen selbst* (zur Flexibilität des Settings s. auch Clement u. Senf, 1996), wobei wir als Fachleute selbstverständlich aufgrund unserer Erfahrungen Vorschläge machen können.

Inhaltlich geht es in den Sitzungen der psychotherapeutischen Begleitung um ganz verschiedene Themen, z. B. um die bei trans* Frauen nötige Epilation und um logopädische Interventionen sowie um die rechtlichen Möglichkeiten der Vornamens- und der Personenstandsänderung, aber auch um die Information über Transorganisationen und die Planung und Durchführung des Coming-out in der Familie, im Freundeskreis und an der Arbeitsstelle.

Nach meiner Erfahrung ist die begleitende Psychotherapie nicht nur in den ersten Phasen des Transitionsprozesses, sondern auch während der Zeit der körperlichen Angleichung an das empfundene Geschlecht besonders wichtig, weil die Transidenten sich dann mit einer Fülle von Problemen konfrontiert sehen, die vor allem durch die neue körperliche Situation (schnelle oder langsame Wundheilung, somatische Komplikationen, unerwartete Körpergefühle usw.) bedingt sind. Zentrale Themen sind jetzt wie auch in der Folge insbesondere die möglicherweise erlebten Enttäuschungen an bestimmten Resultaten der Operation (bei trans* Frauen etwa Größe und Form der Schamlippen und der Klitoris, bei trans* Männern der Wunsch nach einer Phalloplastik), auch wenn die betreffenden Transidenten insgesamt mit den operativen Maßnahmen zufrieden sind.

Gehen die trans* Personen im Verlauf des Prozesses der Angleichung an das empfundene Geschlecht und nach der Operation Beziehungen zu Partner:innen ein, so sind auch diese Beziehungen Thema der therapeutischen Gespräche. Es geht dabei etwa um die körperliche Selbstwahrnehmung, die Reaktionen der Partner:innen auf den sich verändernden Körper der trans* Person, um Rücksicht, welche die Partner:innen während einer längeren Zeit nach der Operation nehmen müssen, und nicht zuletzt um die Frage, ob die Transidenten sich nach der Transition eher zu gleich- oder gegengeschlechtlichen Partner:innen hingezogen fühlen.

Im Grunde müssen die Transgender ihre Sexualität, unabhängig davon, ob es eine gleich- oder gegengeschlechtliche Orientierung ist, wie Jugendliche, die ihren eigenen Körper und den ihrer Partner:innen entdecken und mit ihm experimentieren, gleichsam neu kennenlernen, auch wenn sie früher im zugewiesenen Geschlecht schon sexuelle Beziehungen gehabt haben. Oft sprechen Transgender vom Erleben einer »zweiten Pubertät«. In diesem Prozess sind körperorientierte Therapien eine sinnvolle Ergänzung in der Transitionsbegleitung (Stern u. Hahne, 2019). Außerdem ist auch der Einbezug der Partner:innen sinnvoll und hilfreich. Ob es eine spezifische Dynamik in den Beziehungen gibt, die Transgender später eingehen, ist eine noch ungeklärte Frage. Erste Untersuchungen (Studer, Kind u. Kohler, 1980; Huxley, Kenna u. Brandon, 1981a, 1981b; Krämer et al., 2009) scheinen darauf hinzuweisen. Diese Studien stützen sich aber auf kleine Proband:innenzahlen und lassen deshalb keine allgemeingültigen Aussagen zu.

Weitere Themen in der psychotherapeutischen Begleitung sind die körperlichen Behandlungen (die hormonelle Behandlung, die Operationen, aber auch die Epilation bei trans* Frauen und andere Maßnahmen im Rahmen des Transitionsprozesses). Gerade die Epilation ist bei trans* Frauen von entscheidender Bedeutung für eine gute Integration in die weibliche Rolle, da der Bartwuchs nicht nur für die trans* Person selbst unangenehm ist, sondern auch vom Umfeld als irritierend wahrgenommen wird, was ein gutes Passing erheblich behindert. Es erscheint mir sinnvoll, dass wir Fachleute auch eine Empfehlung für eine Institution oder Praxis geben, die Erfahrung mit derartigen Epilationen hat.

Ähnlich ist es mit Maßnahmen zu Veränderungen der Stimme bei trans* Frauen. Gewiss sollte man im Hinblick auf irreversible Maßnahmen (z. B. operative Interventionen) zurückhaltend sein, wenn diese Maßnahme vor der hormonellen und operativen Angleichung gewünscht wird. Da eine sehr sonore, tiefe Stimme bei trans* Frauen aber zu erheblichen und die Betreffenden immer wieder kränkenden Konflikten und Missverständnissen mit der Umgebung führen kann, ist im Rahmen der psychotherapeutischen Begleitung zu klären, ob nicht von Beginn des Transitionsprozesses an logopädische Maßnahmen sinnvoll sind, um das für die Integration in die weibliche Rolle nötige Passing zu verbessern. Auch im Hinblick auf solche Behandlungen ist es wichtig, dass vonseiten der Fachleute eine Empfehlung an die Krankenkassen gerichtet wird, damit die Kosten für diese Maßnahmen übernommen werden. Bei trans* Männern erübrigen sich solche Maßnahmen, da durch die Behandlung mit Testosteron ein Stimmbruch erfolgt und die Stimme dadurch eine männliche Qualität annimmt, was wesentlich zur Sicherheit der trans* Männer im sozialen Leben beiträgt (Law, Martinez, Ruggs, Hebl u. Akers, 2011; Metzger, 2013).

Schwierig gestalten sich im Allgemeinen Verhandlungen mit den Krankenkassen, wenn es um Gesichtsfeminisierungen (FFS) von trans* Frauen geht, obwohl ein weibliches Erscheinungsbild des Gesichts für das Passing außerordentlich wichtig ist. Selbst beim Vorliegen von Fotos, die belegen, dass es dringend einer Gesichtsfeminisierung bedarf, weigern sich viele Krankenkassen, die Kosten dieser Operationen zu übernehmen. Auf diese Weise kann es zu einem schier endlosen Hin und Her zwischen Anträgen und Ablehnungen kommen. Nicht selten resignieren die Antragstellerinnen schließlich und versuchen, wenn möglich, selbst für die Kosten der FFS aufzukommen, obwohl sie ein Recht darauf hätten, dass die Kosten von den Krankenkassen übernommen würden.

Schließlich kann auch die Frage einer schon vor der operativen Angleichungen an das empfundene Geschlecht gewünschten Änderung des Vornamens und des Geschlechtseintrags Thema der begleitenden Gespräche sein. Dies ist Transgendern in der Schweiz seit Januar 2022 und in Deutschland seit August 2024 ohne Beibringung irgendwelcher Gutachten möglich.

Hilfreich erweist es sich nach meiner Erfahrung vor hormonellen und operativen Angleichungen an das empfundene Geschlecht, Transgendern eine Bestätigung zu geben, dass die betreffende Person »transsexuell« ist und in der Rolle des »anderen« Geschlechts lebt. Eine entsprechende Bestätigung gibt auch die Transorganisation dgti ihren Mitgliedern ab. Ohne eine solche Bescheinigung von offizieller Seite kann es für Transgender bei Ausweiskontrollen, Grenzübertritten und anderen Anlässen, bei denen sie mit Polizeibeamten oder anderen Personen des öffentlichen Dienstes, vor denen sie sich ausweisen müssen, zusammentreffen, zu unangenehmen Situationen kommen.

Für Grenzübertritte, bei Flügen ins Ausland, aber auch zur Vorlage in Hotels und öffentlichen Institutionen hat es sich bewährt, den Transidenten außer der deutschsprachigen auch eine englische Version dieser Bescheinigung mit folgendem Text auszuhändigen (im Folgenden für eine trans* Frau formuliert):

IDENTITÄTSNACHWEIS
Gültig in Verbindung mit amtlichem Ausweis

Geschlechtsname:
Amtlicher Vorname:
Gewählter Vorname:
Geburtsdatum:

Hier Foto in der neuen Rolle

Amtlicher Ausweis: Pass oder Identitätskarte/Personalausweis

Die oben genannte Person befindet sich in einer psychologisch-medizinischen Behandlung der Geschlechtsangleichung (Mann zu Frau). Dies erfordert, dass sie öffentlich im angestrebten Geschlecht als Frau auftritt. Es wird gebeten, durch angemessenes Verhalten und Behandlungsweise diesen Prozess zu unterstützen.
Diese Hinweise gelten für die genannte Person in Verbindung mit dem vermerkten amtlichen Ausweis.

PROOF OF IDENTITY
Valid in connection with legal document

Family Name:
Legal First Name:
Elected First Name:
Date of Birth:

Hier Foto in der neuen Rolle

Legal Document: Passport or Identity Card

The person mentioned above is in psychological and medical treatment for sex reassignement surgery (male to female). It is therefore required for this person to live in public in her desired role as a female person. Authorities are asked to cooperate and support this process by treating this person with respect and appropriate behavior which is in accordance with the visible gender appearence.
This supplement information is valid for the named person in connection with the mentioned document.

Am Ende dieser Bescheinigung stehen mein Name und die Praxisadresse mit Telefonnummer, und die Bescheinigung ist von mir unterschrieben.

Es erscheint mir sinnvoll, eine solche Bescheinigung gleich zu Beginn des Cross-Dressing abzugeben. Dadurch wird den trans* Personen dieser für ihre weitere Entwicklung so wichtige Schritt wesentlich erleichtert und kann angstfreier erfolgen, als es sonst oftmals der Fall ist.

Angebote der somatischen Fächer

Endokrinologie

Von den somatischen Fächern kommen im Allgemeinen die Vertreter:innen der *Endokrinologie* als Erste der somatischen Disziplinen mit den transidenten Klient:innen zusammen. Ihre Aufgabe ist eine umfassende körperliche Untersuchung, um sicher zu gehen, dass keine somatischen Erkrankungen bestehen, die der Behandlung mit gegengeschlechtlichen Hormonen im Wege stehen oder das Risiko von Komplikationen erheblich vergrößern. Weil die Applikation von Hormonen der erste Eingriff auf somatischer Ebene ist, kommt diesem Schritt auch unter psychologischem Aspekt eine besondere Bedeutung zu (einen Überblick über die wichtigsten Fragen der hormonellen Behandlung geben Hembree et al., 2009, 2017; Jacobeit, 2019).

Bei trans* Frauen wird die Behandlung von den meisten Endokrinolog:innen mit der Applikation des Antiandrogens Androcur begonnen, um auf diese Weise das sexuelle Begehren und die sexuelle Aktivität zu dämpfen oder total zum Erliegen zu bringen und die männliche Behaarung zu reduzieren. Als Alternative zu Androcur wird von manchen Fachleuten auch Zoladex verwendet, da dieses Präparat weniger Nebenwirkungen hat. Als Nächstes werden Östrogene verabreicht. Die Wirkung dieser Hormone ist nach Art und Ausmaß bei den einzelnen trans* Frauen unterschiedlich.

Die Hauptänderungen bestehen in einer Veränderung der Verteilung des Fettgewebes, in einem gewissen Nachlassen des Bartwuchses und im Brustwachstum, vor allem in einer Veränderung der Brustdrüsen. Im Prinzip sind diese hormonell herbeigeführten Änderungen reversibel, wobei allerdings beispielsweise die Neubildung eines fruchtbaren Spermas nach längerer Applikation von Androcur und Östrogenen nach Absetzen dieser Präparate mehrere Monate in Anspruch nimmt. Die unter dem Einfluss der Hormone entstandene Verweiblichung der Brustdrüsen bilden sich hingegen auch nach Absetzen der Östrogene kaum zurück. Entscheidet sich die betreffende trans* Frau unter Umständen später zu einer Detransition, so muss in dieser Hinsicht in den meisten Fällen eine chirurgische Korrektur vorgenommen werden.

Die Risiken der Hormonbehandlung bestehen in der Leberbelastung und im gesteigerten Thromboembolierisiko, das nach Eicher (1996a) jedoch gering ist.

Mit jüngeren trans* Frauen bespreche ich vor Beginn der hormonellen Behandlung, ob sie ihr Sperma in einer Samenbank einfrieren lassen wollen. So besteht später die Möglichkeit, das eigene Sperma für eine künstliche Befruchtung der Partnerin zu benutzen und damit eine Schwangerschaft der Partnerin herbeizuführen.

Bei trans* Männern hat die Applikation von Testosteron zumeist eine starke Wirkung: Es erfolgt ein irreversibler Stimmbruch, es kommt zu einer Zunahme der Muskulatur, und die Körperbehaarung ändert sich entsprechend dem männlichen Habitus. Dazu gehört beispielsweise auch, dass das Kopfhaar schütter werden kann oder sich sogar eine Glatze bildet. Diese Veränderungen sind selbst nach Absetzen des Testosterons weitgehend irreversibel.

Insgesamt kommt es also bereits in der Behandlungsphase der Applikation von gegengeschlechtlichen Hormonen bei beiden Geschlechtern zu mehr oder weniger gravierenden Veränderungen, die zum Teil irreversibel sind. Obwohl die meisten Transgender heute, nicht zuletzt auch durch die Informationsbeschaffung per Internet, recht gut über die verschiedenen Hormonpräparate, ihre Dosierung und ihr Wirkspektrum informiert sind, ist es wichtig, dass sich angesichts dieses guten Wissensstands die Vertreter:innen der Endokrinologie nicht darüber täuschen, dass dennoch eine *umfassende Beratung* notwendig ist.

In Bezug auf die hormonellen Behandlungen ist es sinnvoll, Transgendern ein Merkblatt zu übergeben, auf dem die zu erwartenden Veränderungen und die allenfalls auftretenden Probleme aufgelistet sind. Doch kann eine solche schriftliche Fassung niemals die persönliche Beratung ersetzen. Das Merkblatt kann aber hilfreich sein, indem sich aufgrund der Lektüre für die Transidenten Fragen ergeben, die im Gespräch zu klären und von den Fachleuten zu beantworten sind. Außerdem ist zu berücksichtigen, dass die rationale Wissensvermittlung nur ein Aspekt der Information ist. Daneben kommt der emotionalen Dimension eine große Bedeutung zu und diese kann nur in der persönlichen Begegnung zwischen Klient:innen und Fachleuten angesprochen und geklärt werden.

Wichtig erscheint mir auch, bei trans* Frauen bereits in dieser Behandlungsphase die Frage zu diskutieren, welche Wirkung von den Östrogenen auf das Brustwachstum zu erwarten ist und ob allenfalls später auf chirurgischem Weg eine Brustvergrößerung vorgenommen werden soll. Es ist nach meiner Erfahrung günstig, wenn diese Fragen frühzeitig diskutiert werden und nicht unter dem Zeitdruck der bevorstehenden Operation. Falls die trans* Frau sich entschließt, vorerst auf ein Brustimplantat zu verzichten, die Östrogenbehandlung aber letztlich nicht die gewünschte Brustvergrößerung bewirkt, würde zu einem späteren Zeitpunkt eine weitere chirurgische Intervention nötig. Hingegen kann bei mangelnder Klärung dieser Fragen mit den Fachleuten bei der Entscheidung, zusammen mit der operativen Angleichung an das weibliche Geschlecht zugleich auch die Brustvergrößerung vornehmen zu lassen, das Gefühl zurückbleiben, diesen Eingriff vielleicht zu früh und im Grunde unnötigerweise auf sich genommen zu haben. Um solche Irritationen zu vermeiden, scheint es mir geboten, diese Fragen frühzeitig zu besprechen, damit den trans* Frauen genügend Zeit für ein Abwägen von Pro und Contra und für die Entscheidungsfindung bleibt.

Eine besondere Situation besteht bei *trans* Kindern und Jugendlichen*. Ich habe bereits darauf hingewiesen (S. 102 ff.), dass durch eine Pubertätsblockade die durch die Pubertät hervorgerufenen körperlichen Veränderungen (Menstruation, Brustwachstum, Stimmbruch usw.) gestoppt werden können. Auf diese Weise bleibt den Heranwachsenden erspart, dass sich ihr Körper weiter entsprechend dem zugewiesenen Geschlecht entwickelt und dadurch irreversible Veränderungen erfährt, die im Konflikt mit dem empfundenen Geschlecht stehen.

Die meisten Fachleute mit großer Erfahrung mit trans* Kindern und Jugendlichen (z. B. De Vries und Cohen-Kettenis vom University Medical Center in Amsterdam/Holland, 2012; Edwards-Leeper und Norman Spack von der Harvard Medical School in Boston, 2012; s.

auch Zucker et al., 2010; Zucker, Wood, Singh u. Bradley, 2012; Meyenburg, 2020; Möller, 2018; Pauli, 2017, 2023; Preuss, 2016; Romer zit. nach Lenzen-Schulte, 2022) sowie eine große Zahl an Fachleuten aus den USA (über 500 Personen, Stand: 2023; Statement Regarding Laws Restricting Gender Affirming Medical Care) stehen den Pubertätsblockaden positiv gegenüber. Sie empfehlen, nach sorgfältiger Prüfung in der Zeit zwischen dem 14. und 16. Lebensjahr, pubertätsblockierende Mittel zu applizieren. Auf diese Weise gewinnt man Zeit, in der sich die Jugendlichen mit ihrer Identität auseinandersetzen und sich mit der Frage beschäftigen können, was eine Behandlung mit gegengeschlechtlichen Hormonen für ihr weiteres Leben bedeuten würde. Gegengeschlechtliche Hormone werden im Allgemeinen nicht vor dem 16. Lebensjahr verabreicht (s. in diesem Zusammenhang auch die bei Drucklegung dieses Buches vor dem Abschluss stehende KiJu S2k-Leitlinie «Geschlechtsinkongruenz und Geschlechtsdysphorie im Kindes- und Jugendalter»).

Plastische Chirurgie, Urologie und Gynäkologie

Die zweite für den Prozess der Angleichung an das empfundene Geschlecht wichtige Gruppe von Fachleuten aus dem Bereich der somatischen Medizin sind die Vertreter:innen der *Plastischen Chirurgie,* der *Urologie* und der *Gynäkologie.* Ihnen kommt eine besondere Bedeutung bei der Indikationsstellung für die chirurgischen Interventionen zu, indem sie Konsultationen mit den Transgendern vereinbaren, eine sorgfältige körperliche Untersuchung durchführen und ihnen das weitere Vorgehen erklären.

Damit die Krankenkassen die Operationskosten übernehmen, sind nach wie vor von psychiatrischen oder psychologischen Fachpersonen erstellte Indikationsberichte notwendig.

Bei den Operationen der trans* Frauen sind im Verlauf der Jahre verschiedene Operationstechniken entwickelt worden. Über alle diesbezüglichen Unterschiede hinweg werden mit den chirurgischen Interventionen die folgenden sechs Ziele angestrebt:

- Kastration durch Exstirpation der Hoden und Nebenhoden, Penisschaftresektion,
- Schaffung einer Neovagina, Auskleidung durch Penishaut,
- Schaffung einer weiblichen Harnröhrenmündung,

- Formung der Vulva mit großen und kleinen Labien sowie Klitoris,
- Augmentationsplastik der Brust (falls durch die Hormonbehandlung keine ausreichende Gynäkomastie entsteht).

Es ist eigentlich selbstverständlich, soll aber hier noch einmal ausdrücklich erwähnt werden, dass die Chirurg:innen im Vorfeld ihrer Interventionen ausführliche Gespräche mit der transidenten Person führen, ihre Operationstechnik darlegen, die zu erwartenden und erreichbaren Erfolge, aber auch allfällige Grenzen und Probleme der Operation offen besprechen.

Solche Gespräche sollten frühzeitig geführt werden, damit zum einen die transidente Person selbst genügend Zeit hat, sich mit den diskutierten Themen auseinanderzusetzen und in einem nächsten Gespräch mit den Chirurg:innen wieder aufzugreifen. Zum anderen bietet eine frühzeitige Diskussion mit den Chirurg:innen auch die Möglichkeit, die Operation mit ihren zu erwartenden Erfolgen und Grenzen auch in der psychotherapeutischen Begleitung zu besprechen. Wichtig ist dabei, dass die Psychotherapeut:innen ausreichend über das chirurgische Vorgehen der Klinik, in der die Operation vorgenommen werden soll, informiert sind.

Auch in den Gesprächen der Chirurg:innen mit den trans* Personen kommt es, wie bei den Konsultationen mit den Endokrinolog:innen, nicht nur auf eine fachlich qualifizierte Information über die geplanten Operationsschritte und die zu erwartenden Erfolge an. Ebenso wichtig ist die Klärung dessen, was eine solche Operation emotional für die Transidenten bedeutet. Es ist bekannt, dass generell schon kleinere operative Eingriffe große Verunsicherung in Bezug auf das Körperbild und das Körpergefühl auslösen können. Um wie viel mehr ist mit ganz erheblichen Irritationen, Verunsicherungen und Ängsten zu rechnen, wenn es um derart gravierende, irreversible Veränderungen des Körpers geht, wie sie bei den Operationen von Transgendern vorgenommen werden.

Sicher sind die mit der geplanten Operation zusammenhängenden Gefühle und Gedanken zentrale Themen in der psychotherapeutischen Begleitung. Dennoch erscheint es mir wichtig, dass sie auch in den Gesprächen mit den Plastischen Chirurg:innen, den Urolog:innen und Gynäkolog:innen angesprochen und zumindest ein Stück weit geklärt werden. Diese Fachvertreter:innen haben den Vorteil, den trans* Personen das, was mit dem Körper geschehen wird, nicht zuletzt auch anhand von Abbildungen erklären zu können.

Wie schon bei der hormonellen Behandlung darf auch bei den Gesprächen über die chirurgischen Interventionen nicht außer Acht gelassen werden, dass es etwas grundsätzlich anderes ist, sich generell sachlich (z. B. durch Internet oder Lektüre von Fachliteratur) gut über verschiedene Operationsschritte und -techniken zu informieren oder sich mit den entsprechenden Themen auseinanderzusetzen, wenn es ganz konkret um den eigenen Körper geht.

In dieser Situation erscheint es mir besonders wichtig, dass die Auseinandersetzung mit diesen Fragen und den im Zusammenhang damit aufbrechenden Gefühlen sowohl in den Konsultationen bei den Somatiker:innn als auch in den Gesprächen mit den Psychotherapeut:innen, welche die Begleitung durchführen, erfolgt. Jede Disziplin kann aus ihrer Perspektive etwas zur Klärung beitragen. Je mehr Transparenz zwischen den an diesem Prozess beteiligten Personen besteht, das heißt auch, je mehr die Fachvertreter:innen über die Positionen der anderen Fächer informiert sind, desto besser kann die konstruktive Bearbeitung der Situation erfolgen.

Bei etlichen trans* Frauen, vor allem bei denen, die erst im 30., 40. oder noch späteren Lebensjahr eine körperliche Angleichung an das weibliche Geschlecht vornehmen lassen, taucht im Transitionsprozess die Frage nach einer Gesichtsfeminisierung (FFS) auf. Wie ich bereits ausgeführt habe, führt dieser Wunsch häufig zu erheblichen Problemen in Bezug auf die Kostenübernahme durch die Krankenkassen. Häufig lehnen die Krankenkassen zunächst derartige Anträge ohne detaillierte Begründungen ab. Wenn die trans* Frau dann versucht, ihren Antrag dennoch weiterzuziehen, kann es zu endlosen Verhandlungen über eine Kostengutsprache kommen, auch wenn die betreffenden trans* Frauen und die Chirurg:innen eindeutige Fotos und überzeugende Vorschlägen der Chirurg:innen im Hinblick auf die geplante Gesichtsfeminisierung und deren zu erwartenden Resultate vorlegen. Diese Verhandlungen können sich über Monate, bei einigen trans* Frauen sogar über Jahre hinziehen. Daraus erwachsen den betreffenden Personen nicht nur erhebliche

Belastungen, weil sie in Bezug auf ihr Gesicht mit einer ihre soziale Integration sehr stark beeinträchtigenden Situation leben müssen. Zermürbend ist für sie vielmehr auch der Kampf gegen – mächtige – Krankenkassen, die oft mit allen ihnen zur Verfügung stehenden Mitteln versuchen, für die FFS nicht zahlen zu müssen.

Bei den Operationen der trans* Männer werden im Rahmen der chirurgischen Angleichung an das männliche Geschlecht die folgenden Veränderungen vorgenommen:

- Brusttransformation (Amputation der Brüste und Erstellung einer männlichen Brustwarze),
- Hysterektomie und Entfernung der Adnexen,
- falls gewünscht, Erstellung einer Phalloplastik und von Hodenimplantaten.

Bei den trans* Männern ist insbesondere eine realistische Auseinandersetzung mit dem Wunsch nach einer Phalloplastik notwendig. Verständlicherweise besteht bei vielen – wenn auch längst nicht bei allen – trans* Männern der Wunsch, dass nicht nur die Brüste amputiert und die Gebärmutter und die Eierstöcke entfernt werden, sondern dass auch eine Angleichung an das männliche Geschlecht in Form einer Phalloplastik erfolgt. Obschon heute verschiedene Operationstechniken verwendet werden, ist die Erstellung einer Phalloplastik nach wie vor mit etlichen Schwierigkeiten verbunden und führt nicht immer zu einem befriedigenden Resultat. Aufgrund einer großen Erhebung an 366 trans* Männern berichtet Metzger (2013) von 55 Prozent der Befragten, dass sie einen Penoidaufbau bei einer geringeren Komplikationsrate in Betracht ziehen und 45 Prozent dies bei einer Verbesserung der Funktionalität oder der Ästhetik möglicherweise in Angriff nehmen würden. 26 der von der Autorin befragten trans* Männer gaben an, ihren ursprünglichen Wunsch nach einem Penoidaufbau aufgrund der hohen Komplikationsraten fallengelassen zu haben.

Es kommt nach meiner Erfahrung darauf an, den Wunsch nach einer Phalloplastik und die unter Umständen auftauchende Enttäuschung, wenn die Realisierung nicht in dem gewünschten Maße möglich ist, frühzeitig in der psychotherapeutischen Begleitung zu thematisieren. Aber auch von chirurgischer Seite müssen die Schwierigkeiten und Risiken, die mit solchen Operationen verbunden sind, offen dargelegt und diskutiert werden, damit frühzeitig eine realitätsgerechte Auseinandersetzung mit diesem Thema erfolgen kann.

Hierzu gehört auch die Information über die Möglichkeit, eine Penisattrappe zu tragen, wenn der trans* Mann sich etwa in der Badehose in der Öffentlichkeit zeigt. Auch der Hinweis auf Penis-Hoden-Epithesen als Alternative zu einer operativen Angleichung kann hilfreich sein. Wie bei anderen Themen der körperlichen Angleichung an das empfundene Geschlecht ist auch in dieser Hinsicht eine enge Zusammenarbeit der Vertreter:innen der verschiedenen Disziplinen wichtig und wirkt sich positiv auf den Prozess der Angleichung an das empfundene Geschlecht – und damit auch auf die Entwicklung eines neuen Körperbildes und Körpergefühls – sowie auf die Integration in die neue Rolle aus.

Als Fachpersonen, die mit trans* Männern zusammenarbeiten, sollten wir uns der Tatsache bewusst sein, dass längst nicht alle von ihnen alle Operationsschritte machen. So kann z. B. ein trans* Mann die Brüste entfernen lassen, Uterus und Adnexen aber behalten. Dadurch erhält er sich die Möglichkeit, noch Kinder zu gebären. Dies ist kein sehr häufig gewähltes Vorgehen, findet sich aber doch ab und zu und sollte in der psychotherapeutischen Begleitung mit den trans* Männern bei der Planung des Transitionsprozesses als eine Möglichkeit besprochen werden.

Ohnehin gehen heute viele Transgender bei der körperlichen Transition *schrittweise* vor. So beginnen trans* Frauen möglicherweise mit der Behandlung mit gegengeschlechtlichen Hormonen und entscheiden dann nach einiger Zeit, ob sie eine Brustvergrößerung durchführen lassen wollen. Oder trans* Männer möchten zunächst eine Mastektomie, da sie sich durch die Brüste, die sie zumeist abbinden, am meisten gestört fühlen. Etlichen trans* Männern reicht diese körperliche Angleichung an das männliche Geschlecht. Bei Bedarf entscheiden sie sich später aber auch für eine Behandlung mit Testosteron.

Ein derartiges schrittweises Vorgehen ist bei *nichtbinären Personen* die Regel. Ihr Ziel ist es wegen ihrer nichtbinären Identität ja gerade nicht, sich eindeutig einem der beiden Geschlechter Frau *oder* Mann zuzuordnen. Deshalb sind sie, wenn überhaupt, nur an einzelnen Aspekten der somatischen Behandlungen interessiert. Bei der Planung dieser Schritte ist ihre große – leider nicht unberechtigte – Sorge, dass Endokrinolog:innen und Chirurg:innen nicht bereit sind, sie zu behandeln, da etlichen dieser Fachleute das Phänomen Nichtbinarität nur ungenügend bekannt ist und sie Vorbehalte haben, Personen mit dieser Identität zu behandeln. Aus diesem Grund verschweigen nichtbinäre Transgender nicht selten ihre Identität gegenüber den Fachleuten der somatischen Fächer und geben sich als binäre trans* Personen aus.

Es ist noch darauf hinzuweisen, dass die Auseinandersetzung mit der körperlichen Situation bei trans* Personen nicht in jedem Fall mit der Durchführung der von ihnen gewünschten hormonellen und chirurgischen Interventionen abgeschlossen ist. Aus diesem Grund ist es empfehlenswert, den Klient:innen auch nach Abschluss der körperlichen Transition noch *Sitzungen zur Nachsorge* anzubieten. Dabei kann es um den Umgang mit Komplikationen, Schmerzen, Enttäuschungen über die Resultate der körperlichen Angleichung und um die Auseinandersetzung mit dem »neuen«, veränderten Körper gehen. Gerade in dieser Situation ist es wichtig, dass die Klient:innen Gespräche mit ihnen bereits aus der Transitionsbegleitung vertrauten Therapeut:innen führen können.

Dermatologie, Phoniatrie

Neben den Endokrinolog:innen, Gynäkolog:innen und Chirurg:innen sind oft auch noch andere somatische Fächer mit den transidenten Klient:innen befasst. Bei den trans* Frauen sind es etwa *Dermatolog:innen,* die wegen der Epilation des Barts konsultiert werden und unter Umständen eine Überweisung an ein Kosmetikinstitut vornehmen. In Deutschland sind die Maßnahmen zur Epilation eine Pflichtleistung der Krankenkassen, während sie in der Schweiz vor der Operation bisher nur vereinzelt übernommen werden. Voraussetzung ist in diesem Fall, dass die Epilation durch eine Fachperson der Dermatologie durchgeführt wird. Nach der Operation kann die Epilation gemäß Schweizer Bundesgerichtsurteil vom 24.06.2004 (K 142/03) jedoch zum Katalog der ergänzenden Maßnahmen zur Anpassung der sekundären Geschlechtsmerkmale gezählt werden, die vom obligatorischen Krankenversicherer zu übernehmen sind. Letztlich lässt das erwähnte Schweizer Bundesgerichtsurteil jedoch offen, ob die Laserepilation tatsächlich eine Pflichtleistung der Krankenkassen darstellt. Diese Praxis muss in Zukunft unbedingt geändert werden, da die Epilation eine geschlechtsangleichende Intervention ist, die wie die hormonelle Behandlung und die Operation eine wichtige Maßnahme zur Angleichung an das weibliche Geschlecht darstellt. Entgegen der vor allem bei den Krankenkassen, aber auch bei manchen Fachleuten, heute noch weithin herrschenden Meinung, die Epilation sei »Privatsache« der trans* Frauen, erscheint es mir von großer Bedeutung, dass sie im Prozess der Integration in die Rolle des empfundenen Geschlechts möglichst frühzeitig erfolgt und eine Pflichtleistung der Krankenkasse darstellt. Das tägliche, zum Teil sogar mehrmals tägliche Rasieren und die bei starkem Bartwuchs trotz Schminke und Puder dennoch immer wieder durchschimmernde Bartbehaarung stellen für trans* Frauen eine erhebliche Schwierigkeit bei der Integration in die weibliche Rolle dar, handelt es sich dabei doch nicht nur um ein subjektives Gefühl, das die Lebensqualität der betreffenden trans* Person beeinträchtigt, sondern um ein Geschlechtsmerkmal, das zu negativen Reaktionen seitens der Umgebung führt und die Integration erheblich behindern kann.

Ähnlich ist es bei trans* Frauen mit der Veränderung ihrer Stimme. Bei einigen von ihnen bedarf es keiner Maßnahmen, da ihre Stimme nicht in Kontrast zu ihrem Leben in der weiblichen Rolle steht. Für etliche sind jedoch *logopädische Interventionen* sinnvoll, um eine leichte Anhebung der Stimme zu erzielen. Diejenigen aber, die eine ausgesprochen tiefe, sonore Stimme besitzen, erleben eine große Zahl von sozialen Konflikten und Verletzungen. So werden sie beispielsweise bei Telefongesprächen, bei denen sie sich ausdrücklich als »Frau X« melden, immer wieder mit »Herr« angesprochen. Mitunter geht die Irritation, die durch die tiefe Stimme ausgelöst wird, sogar so weit, dass beispielsweise eine trans* Frau an einem Zeitungskiosk mit »Herr« angesprochen wird, obwohl diese Person in Kleidung und Haarfrisur eindeutig weiblich ist!

Wiederum ist diese Situation nicht nur für eine Beeinträchtigung der Lebensqualität verantwortlich, sondern wirkt sich eindeutig auch behindernd auf die Integration in die Rolle des empfundenen Geschlechts aus. In diesem Fall kann eine durch den Facharzt vorgenommene Verkürzung der Stimmbänder oder eine Kehlkopfoperation indiziert sein, weil dadurch die Diskrepanz zwischen dem äußeren Erscheinungsbild und der Stimme erheblich reduziert wird. Entgegen der heute weithin bestehenden Ansicht, derartige (irreversible) Eingriffe sollten erst nach den plastisch-chirurgischen Maßnahmen erfolgen, plädiere ich dafür, die Stimmveränderungen schon während der Behandlung mit gegengeschlechtlichen Hormonen vorzunehmen.

Zumindest sollte mit den trans* Frauen ein entsprechender Wunsch frühzeitig diskutiert werden. Wenn sich zeigt, dass die Stimmveränderung eine wirksame, nötige Maßnahme für eine bessere Integration in die weibliche Rolle darstellt, sollte meines Erachtens die Indikation zu einem solchen Eingriff gestellt werden. Auf diese Weise ließe sich die Integration der trans* Frauen, die über eine tiefe, sonore Stimme verfügen, wesentlich verbessern. Im Übrigen entspräche dieses Vorgehen auch der Situation von trans* Männern, die ja in der Phase der hormonellen Behandlung durch die Applikation von Testosteron ebenfalls eine irreversible Veränderung ihrer Stimme durchmachen, indem es bei ihnen zum Stimmbruch kommt.

Juristische Beratung

Viele Transgender, die eine hormonelle und chirurgische Angleichung an das empfundene Geschlecht anstreben, möchten im Rahmen ihrer Transition auch eine Vornamens- und Personenstandsänderung vornehmen lassen. Diese ist in der Schweiz seit Januar 2022 und in Deutschland seit August 2024 auf Antrag der trans* Person beim Standesamt, ohne Beibringung irgendwelcher Gutachten, möglich.

Bei Unsicherheiten ist eine juristische Beratung über die Rechtslage im Heimatland der transidenten Person oder in dem Land, in dem sie lebt, sinnvoll. Derzeit ist in den deutschsprachigen Ländern in rechtlicher Hinsicht sehr viel in Bewegung. Es ist deshalb im Rahmen meiner Darstellung nur möglich, einige wichtige diesbezügliche Informationen zu geben. Über den aktuellen Stand informieren sich Interessierte am besten über die nationalen Transorganisationen TRIQ, Bundesverband Trans* und dgti in Deutschland, Trans-Austria und TransX in Österreich und Transgender Network Switzerland (TGNS) in der Schweiz.

In *Deutschland* hat das Bundesgericht im Jahr 2011 entschieden, dass eine Personenstandsänderung ohne jegliche hormonelle oder chirurgische Intervention möglich ist. Ab August 2024 ist es aufgrund des neuen Selbstbestimmungsgesetzes trans* Personen möglich, ihren Vornamen und den Geschlechtseintrag durch einen Antrag beim Standesamt ändern zu lassen, ohne dass sie irgendwelche Gutachten beibringen müssen.

In der *Schweiz* besteht seit dem 1. Januar 2022 ebenfalls ein Selbstbestimmungsgesetz, das Transgendern ermöglicht, ohne Vorlage irgendwelcher Gutachten beim Zivilstandsamt den Antrag auf Vornamens- und Personenstandsänderung zu stellen.

In *Österreich* ist im Juli 2006 der »Transsexuellenerlass« von 1996 vom österreichischen Verfassungsgerichtshof als verfassungswidrig aufgehoben worden. Mit dem Entscheid des Verwaltungsgerichtshofs vom Dezember 2009 besteht nun die Möglichkeit, auch ohne Hormonbehandlung oder »Operationszwang« (d. h. ohne geschlechtsangleichende Operation) den Geschlechtseintrag im Geburtenbuch zu ändern. Der Verwaltungsgerichtshof nennt dafür drei grundsätzliche Voraussetzungen: die Diagnose »Transidentität« muss gestellt sein, es muss eine deutliche Annäherung an das äußere Erscheinungsbild des anderen Geschlechts vorliegen, und es muss mit hoher Wahrscheinlichkeit damit zu rechnen sein, dass sich am Zugehörigkeitsempfinden zum anderen Geschlecht nichts mehr ändern wird. Das letzte Kriterium lässt sich nach Ansicht des Verwaltungsgerichtshofs »in aller Regel nur durch die Einholung eines Sachverständigengutachtens ausreichend klären«.

Aus der dargestellten aktuellen Situation in Deutschland, Österreich und der Schweiz geht hervor, dass sich in rechtlicher Hinsicht zwar etliches zugunsten von Transgendern verändert hat. Nach wie vor benötigen sie aber in Österreich Sachverständigengutachten, um den Personenstand zu ändern.

Die juristische Beratung kann neben der Frage der Begutachtung eine Information darüber beinhalten, wie eine trans* Person sich bei Grenzübertritten oder Polizeikontrollen am wirkungsvollsten vor Schwierigkeiten schützen kann. So kann beispielsweise der Rat gegeben werden, sich von den Psychotherapeut:innen, welche die psychotherapeutische Begleitung durchführen, eine Bescheinigung ausstellen zu lassen (s. S. 136), welche die Situation und den gegenwärtigen Status dieser Person schildert und darauf hinweist, dass die trans* Person in der Geschlechtsrolle, in der sie auftritt, zu akzeptieren ist.

Ein in früheren Jahren bestehendes, heute glücklicherweise beseitigtes juristisches Problem war die Tatsache, dass damals Ehepaare, deren einer Teil eine hormonelle und chirurgische Angleichung an das empfundene Geschlecht anstrebte, ihre Ehe auflösen mussten. Dies war vor allem für Paare mit Kindern, aber auch für Ehegatten, die sich einander eng verbunden fühlten oder aus ökonomischen Gründen ihre Ehe nicht auflösen wollten, eine unzumutbare Situation.

Eine juristische Beratung bietet sich schließlich für alle die Transgender an, die sich generell über verschiedene juristische Fragen (Versicherungen, Altersvorsorge, Pensionierung, Partnerschaftsverträge etc.) informieren wollen. Auch bei rechtlichen Schwierigkeiten am Arbeitsplatz ist es hilfreich, wenn die Möglichkeit einer juristischen Beratung durch ausgewiesene Fachleute, die sich mit der Lebenssituation von Transgendern auskennen, geboten wird. Einen informativen Überblick über den Stand der rechtlichen Rahmenbedingungen geschlechtlicher Transition in Deutschland sowie über Aspekte, die Transgender bei Bewerbungen, Arbeitsverträgen und hinsichtlich des Arbeitsrechts des öffentlichen Dienstes beachten sollen, liefert Scholz (2022).

Ein Problem liegt darin, dass heute erst an wenigen Orten Beratungsstellen bestehen, die mit der Situation von Transgendern vertraut sind und auch in juristischer Hinsicht qualifizierte Auskünfte zu erteilen vermögen. Verlässliche Informationen erhalten Ratsuchende am besten bei den oben genannten nationalen Transorganisationen.

Weitere Beratungs- und Behandlungsangebote

Es mag merkwürdig erscheinen, wenn ich hier noch weitere Beratungsangebote nenne, die sich beispielsweise bei trans* Frauen auf das Schminken, die Kleidung und die Frisur beziehen. Dies sind indes Bereiche, die für die Integration in die neue Rolle eminent wichtig sind. Die betreffende trans* Person möchte ein möglichst vorteilhaftes, der Rolle des empfundenen Geschlechts angemessenes Aussehen erreichen und nicht durch ihr Äußeres Anstoß erregen und dadurch zu abfälligen, sie verletzenden Bemerkungen Anlass geben. Aus diesem Grund betont auch Livia Prüll (2016) in ihrer autobiografischen Auseinandersetzung mit dem Phänomen Transidentität die Bedeutung derartiger Beratungsangebote.

Gewiss gelingt vielen Transgendern die Integration in die Rolle des empfundenen Geschlechts auch ohne eine spezielle fachliche Beratung in Mode-, Frisur- und Schminkfragen. In der Regel kommt diesbezüglich auch Unterstützung aus dem privaten sozialen Umfeld und der trans* Community. Doch ist zu berücksichtigen, dass Transgender nicht wie cis Personen, die in der ihrem inneren Empfinden entsprechenden Geschlechtsrolle sozialisiert werden, über Jahre und Jahrzehnte in ihre Rolle hineinwachsen, sondern diesen Weg innerhalb relativ kurzer Zeit zurücklegen müssen. Es erscheint mir deshalb im Rahmen einer sich als Coaching verstehenden therapeutischen Begleitung wichtig, auch in Bezug auf Kleidung, Haarfrisur und Schminktechnik um eine qualifizierte Beratung besorgt zu sein, beispielweise indem die betreffenden Personen auf dafür spezialisierte Gruppen oder Fachpersonen hingewiesen werden.

Ich möchte an dieser Stelle noch einmal ausdrücklich betonen, dass es dabei nicht um das Streben nach einem »perfekten« Passing geht, sondern um eine Unterstützung bei der möglichst reibungslosen Integration in die Rolle des empfundenen Geschlechts. Wenn durch die entsprechende Beratung das äußere Erscheinungsbild ein Thema im Prozess der Angleichung an das empfundene Geschlecht wird, kann gerade auch in diesem Kontext reflektiert werden, dass das Streben nach einem guten Passing zu wesentlichen Teilen durch die gesellschaftliche Forderung nach geschlechtlicher Eindeutigkeit im Sinne der Binarität bedingt ist. Es kann in diesem Bewusstseinprozess aber auch Trauerarbeit dazu geleistet werden, dass es für Transgender ein »perfektes« Passing und ein völlig ungebrochenes Verhältnis zwischen ihrem zugewiesenen und dem empfundenen Geschlecht vielleicht nie geben wird. In diesem Sinne weisen auch Günther et al. (2019) auf die Notwendigkeit hin, den Gefühlen von Trauer einen angemessenen Platz in den den Transitionsprozess begleitenden Gesprächen einzuräumen. Der Einbezug einer Beratung über Kleidung, Frisur und Schminktechnik verhindert die Auseinandersetzung mit dieser Realität keineswegs, sondern erleichtert sie vielmehr, weil sie zu einem integralen Bestandteil der psychotherapeutischen Begleitung wird.

Evaluation der therapeutischen Angebote

Mit Recht weisen Günther et al. (2019, S. 302) darauf hin, dass die Evaluation ein »Grundbaustein fachlich fundierten professionellen Handelns im psychosozialen Bereich« ist. Dies gilt meines Erachtens in ganz besonderer Weise für die Arbeit mit Transgendern, die eine vulnerable Gruppe von Ratsuchenden darstellen und, wie ich aufgezeigt habe, in vielfältiger Hinsicht einer extremen Fremdbestimmung ausgesetzt sind. Bei ihnen erscheint es mir besonders wichtig, dass wir uns als Fachpersonen, die durch unsere je eigenen Spezialgebiete tief in das Leben der Transidenten involviert sind, Rechenschaft über unser professionelles Handeln ablegen.

Als Konzept für eine derartige Evaluation erscheint mir das von Günther et al. (2019) geschilderte Modell von Donabedian (1966), mit dessen Hilfe die Strukturqualität, die Prozessqualität und die Ergebnisqualität analysiert werden, besonders geeignet. Aus diesem Grund werde ich dieses Evaluationsmodell kurz vorstellen. Zu Details verweise ich auf die Originalarbeit von Donabedian (1966) sowie auf die Ausführungen von Arah, Klazinga, Delnoij, Ten Asbroek u. Cuseters (2003) und Günther at al. (2019).

Auf der Ebene der *Strukturqualität* werden »die institutionalisierten Rahmenbedingungen, unter denen die Behandlungen stattfinden, analysiert« (Günther et al., 2019, S. 303). Dies betrifft beispielsweise die Frage, ob es die für Transgender nötigen Behandlungsangebote gibt, ob sie für die Klient:innen erreichbar sind und ob diese Institutionen den Ratsuchenden ausreichendes und geeignetes Informationsmaterial zur Verfügung stellen (s. meinen Vorschlag hinsichtlich einer Broschüre, in der die Vertreter:innen der verschiedenen somatischen und psychologischen Fächer ihre Angebote beschreiben). Eine zentrale Frage bei der Klärung der Strukturqualität ist auch die, ob die dort tätigen Professionellen ausreichend für den Umgang mit trans* Personen geschult sind und genügend Ressourcen für eine fachlich fundierte Behandlung haben.

Günther et al. (2019) haben auf der Basis des Evaluationskonzepts von Avedis Donabedian und unter Einbezug verschiedener LGBTIQ+-Kriterien Qualitätskriterien formuliert. Diese betreffen die Sichtbarkeit von trans* und queeren Personen, die fachliche Kompetenz, die Vernetzung und Überweisung sowie die Einstellung der Mitarbeiter:innen.

Die *Prozessqualität* gibt Auskunft über die »konkreten professionellen Beziehungs- und Handlungsfähigkeiten der Behandler_innen […] Für die Bewertung des eigenen fachlichen Vorgehens werden von den Professionellen Fähigkeiten der Selbstreflexion sowie die Bereitschaft zur Selbstbewertung gefordert […] Diese Fähigkeiten können im Rahmen von beruflicher Intervision, Supervision, Selbsterfahrung und interdisziplinär besetzten Qualitätszirkel weiterentwickelt werden« (Günther et al., 2019, S. 306). Hier spielt die Beziehungsgestaltung, die ich für einen der wichtigsten Aspekte der Transitionsbegleitug halte, eine zentrale Rolle. Ob diese gelingt, kann letztlich nur durch die Rückmeldung der behandlungssuchenden Personen eruiert werden. Aus diesem Grund erscheint mir eine enge Zusammenarbeit der Therapeut:innen mit Transorganisationen sehr wichtig (s. S. 165 ff.).

Im Rahmen der *Ergebnisevaluation* wird »das Gelingen der professionellen psychosozialen und medizinischen Arbeit« (Günther et al., 2019, S. 312) geprüft. Dabei stellen eine bestmögliche psychische und physische Gesundheit der Klient:innen ebenso wie die gesundheitsbezogene Lebensqualität (körperliche Verfassung, psychisches Befinden, soziale Beziehungen, Funktionsfähigkeit im Alltag und Beruf) sowie die Zufriedenheit der Klient:innen mit dem Behandlungsprozess die wichtigsten Outcome-Kriterien dar. Natürlich muss bei der Beantwortung dieser Fragen die Ausgangssituaion der Klient:innen berücksichtigt werden.

Das beschriebene Evaluationskonzept eignet sich nach meiner Einschätzung nicht nur für die Qualitätssicherung von Institutionen, sondern lässt sich auch individuell auf die Arbeit der einzelnen Therapeut:innen anwenden. So können – und müssen – wir uns beispielsweise im Hinblick auf die Strukturqualität fragen, ob wir uns im Hinblick auf trans* Themen ausreichend aus- und weiterbilden, wie es um unsere Erreichbarkeit steht und ob wir den Klient:innen gutes Informationsmaterial zur Verfügung stellen.

Im Hinblick auf die Prozessqualität müssen wir uns fragen, wie wir die Beziehung zu den trans* Klient:innen gestalten, d.h., ob wir mit ihnen auf Augenhöhe kooperieren – und nicht über sie verfügen –, ob wir genügend Empathie ihnen gegenüber entwickeln und ob wir die Behandlung an die Lebenssituation und die Bedarfe der Klient:innen anpassen.

Wichtig ist dann auch die Ergebnisevaluation, die wir anhand der oben genannten Kriterien der psychischen und physischen Gesundheit und der Zufriedenheit der Klient:innen vornehmen. Ich halte es in diesem Zusammenhang für sinnvoll, die Ergebnisevaluation nicht nur am Ende der Transitionsbegleitung vorzunehmen, sondern auch im Begleitungsverlauf die betreffenden Kriterien immer wieder einmal mit den Klient:innen zu besprechen. Das Resultat solcher Klärungen kann dann beispielsweise sein, dass wir unser Vorgehen oder die Fokussierung auf bestimmte Themen ändern oder, wenn uns die Beibehaltung einer bestimmten Strategie unbedingt notwendig erscheint, den Klient:innen gegenüber unser Vorgehen begründen und mit ihnen zusammen dann zu einer Entscheidung über den weiteren Verlauf kommen.

Detransition

Ein Thema, das in der Gegenwart vor allem in der Öffentlichkeit, aber durchaus auch im Fachbereich hoch emotional diskutiert wird, ist das der Detransition. Ich stelle meine Ausführungen zu diesem Thema bewusst an das Ende des Kapitels, in dem ich die professionellen Angebote und die Evaluation dargestellt habe, da Detransition oft, vor allem von den Kritiker:innen von Transitionen, als Hinweis auf »Fehlentscheidungen« im Sinne von falschen Indikationsstellungen, wenn nicht sogar als Beweis dafür angeführt wird, dass bei trans* Personen überhaupt keine somatischen Behandlungen durchgeführt werden sollten.

Bei der Auseinandersetzung mit diesem Thema gilt es zunächst zu klären, was wir unter Detransition verstehen. Mit dem Begriff Detransition wird bezeichnet, »dass eine Person von einer Geschlechtskategorie in eine andere wechselt, nachdem zuvor bereits ein Geschlechtsrollenwechsel stattgefunden hat« (Pauli, 2023, S. 211). Wollen wir diese Situation richtig verstehen, so müssen wir berücksichtigen, dass dieser erneute Wechsel, selbst wenn es um einen Wechsel der betreffenden Person in die ihr ursprünglich zugeordnete Geschlechtsrolle geht, *keine Rückkehr, kein Umkehren* bedeutet. Aus diesem Grund verwenden wir heute nicht mehr den Begriff »Retransition«, sondern »Detransition«, die einen »alternativen Transitionsweg« (Landesfachstelle Trans*, 2023, S. 2) bezeichnet, bei dem »eine Transition nicht linear vorwärts in ›das andere‹ Geschlecht verläuft« (S. 2). Es geht dabei auch nicht um ein Umdenken oder einen Wandel der geschlechtlichen Identität, sondern vielmehr um die Entscheidung der trans* Person, den bisherigen Transitionsweg abzubrechen und damit den linear gedachten Weg von A nach B zu beenden. Mit Recht weisen die Autor:innen der Publikation der Landesfachstelle Trans* darauf hin, dass dieser Schritt in der Transition lediglich aufgrund der in der Mehrheitsgesellschaft vorherrschenden binären Vorstellung der Geschlechter als linear gedacht wird.

Wir kommen zu einer völlig anderen Einschätzung der Situation, wenn wir die Transition in allen ihren verschiedenen Formen als *ein stetes Weiterschreiten auf dem Weg der Selbstfindung* verstehen. Ich bin dieser Ansicht, da es in der menschlichen Entwicklung ja nie ein Um- oder Zurückkehren zu einem früheren Zustand gibt. Treffend drückt dies die Interviewpartner:in P. der Autor:innen der Fachstelle Trans* mit den Worten aus: »Ich habe mehrere Transitionen gemacht, von daher würde detrans schon passen, aber ich bin auf jeden Fall nicht in das mir bei der Geburt zugewiesene Geschlecht zurückgekehrt« (S. 3).

Will man das Phänomen Detransition realistisch betrachten, so muss man feststellen, dass die *Häufigkeit* einer Detransition bei trans* Personen, die bereits körpermodifizierende Behandlungen haben durchführen lassen, in der Fachliteratur als »sehr niedrig« beurteilt wird. So heißt es in der Literaturübersicht für die AWMF-Leitlinie (2018, S. 85), die Spanne der Schätzung reiche »von weniger als 1 % [...] bis zu 3,8 %«. Diese Zahlen entsprechen den Resultaten der großen niederländischen Studie von Wiepjes et al. (2018) mit 6.793 Personen, von denen 0,6 Prozent der trans* Frauen und 0,3 Prozent der trans* Männer die körpermodifizierenden Behandlungen bedauerten.

Dabei ist zu berücksichtigen, dass in verschiedenen Pubilkationen von »Detransition« bei Personen mit ganz unterschiedlichen Transitionsverläufen gesprochen wird. So werden mitunter dazu nur Personen gezählt, die, wie in der AWMF-Leitlinie, bereits körpermodifizierende Behandlungen hinter sich hatten. In anderen Studien, so in der online durchgeführten Befragung von Turban, Loo, Almazan und Keuroghlian (2021), hingegen werden alle Personen unter »detrans« zusammengefasst, die sich als trans* bezeichnet haben und, unabhängig davon, ob überhaupt körperliche Angleichungen und wenn ja, welche vorgenommen worden sind, zum Leben in dem ihnen bei Geburt zugewiesenen Geschlecht zurückgekehrt sind. In der Erhebung von Turban ist dementsprechend der Prozentsatz von Detransitionen höher (nämlich 8,1 Prozent) als bei den Erhebungen, auf die sich die AWMF-Leitlinie bezieht.

Ein Argument der Gegner:innen der körpermodifizierenden Behandlungen von Transgendern ist, es bestehe insbesondere bei Jugendlichen die Gefahr, dass sie körperliche Angleichungen vornehmen ließen, die sie später bereuen würden. Dieser Befürchtung widersprechen die Resultate der erwähnten niederländischen Studie: Bei den 6.793 Personen, die eine vollständige medizinische Transition durchlaufen hatten, fand sich kein Unterschied zwischen den Altersgruppen. Die jüngeren Studienteilnehmer:innen wiesen demnach kein höheres Risiko für Detransitionen auf als die älteren.

Für die Beurteilung dessen, was die Detransition für die betreffende trans* Person bedeutet, ist es wichtig, in welcher Phase des Transitionsprozesses die Detransition erfolgt und aus welchen Gründen die betreffende trans* Person diesen Schritt getan hat.

Was die *Phase des Transitionsprozesses* angeht, in der sich trans* Personen entschließen, den bisherigen Transitionsweg zu verlassen, weisen die oben zitierten deutlich voneinander abweichenden Zahlen von trans* Personen nach körpermodifizierenden Behandlungen (0,3 Prozent bis 3,1 Prozent) und dem Anteil von trans* Personen mit und ohne körperliche Behandlungen (8,1 Prozent) darauf hin, dass im Verlauf der Transition die Sicherheit, den richtigen Weg eingeschlagen zu haben, offensichtlich größer wird. Dies ist eine Entwicklung, die ich selbst in vielen Transitionsbegleitungen beobachtet habe. Je länger sich eine trans* Person mit ihrer Situation auseinandersetzt, desto sicherer wird sie sich ihrer Entscheidung. Diesem Ziel dient ja auch die von mir beschriebene Transitionsbegleitung in Form eines Coaching, das sich auf alle Lebens- und Erlebensbereiche der trans* Person bezieht.

Hinsichtlich der *Gründe für das Verlassen des bisherigen Transitionsweges* besteht ein großes Defizit an empirischen Untersuchungen. Dies ist vor allem dadurch bedingt, dass sich bei den trans* Personen selbst ebenso wie bei den sie Behandelnden mit »Detransition« die Vorstellung von »Fehlentscheidungen« verbindet und Schuldgefühle auslöst.

Soweit uns Untersuchungen über die Gründe von Detransitionen vorliegen, stimmen die Resultate der verschiedenen Erhebungen weitgehend überein. Es ist im Allgemeinen nicht, wie es die Gegner:innen von Transitionen immer wieder betonen, der Zweifel an der eigenen Transidentität. Als Gründe geben die Betreffenden vielmehr sehr oft an, die *Ablehnung* vonseiten der umgebenden Gesellschaft und die Auswirkungen der mangelnden Unterstützung durch Familie und Freund:innen *unterschätzt* und ihre *eigene Resistenz* gegen die Transfeindlichkeit *überschätzt* zu haben.

Hinzu kommt, wie bereits erwähnt, dass Transitionen nicht lineare Wege von »einem« Geschlecht zum »anderen« sind. Dies ist eine Sicht, der die Vorstellung der Binarität der Geschlechter zugrunde liegt. Transgender befinden sich hingegen in einer völlig anderen Situation, die zutreffender durch das wesentlich offenere Modell vom »Geschlecht als Kontinuum« (Baltes-Löhr, 2023) beschrieben werden kann. So kann beispielsweise die Entscheidung, im Rahmen der Transition lediglich eine Mastektomie vornehmen zu lassen, weitere körperliche Behandlungen jedoch nicht anzustreben, Ausdruck eines *Voranschreitens* auf dem Weg zunehmender Sicherheit im Hinblick auf die eigene *Nichtbinarität* sein. Auch die von Jacqueline Born in ihrem Beitrag »Free Gender« (S. 189 ff.) geschilderte Entwicklung ist kein »Rückweg«, sondern das Resultat einer reflektierten, bewussten Entscheidung, den zu Beginn der Transition geplanten Weg zu verlassen.

Eine weitere Ursache für Detransitionen ist die Einsicht der betreffenden trans* Personen, der *Forderung der Umgebung* – und zwar der privaten Bezugspersonen ebenso wie der Fachleute – *nach geschlechtlicher Eindeutigkeit nachgegeben* zu haben. Aus diesem Grund haben sie sich zu Schritten drängen lassen, die ihrer eigenen Vorstellung nicht entsprechen.

Die Interviewpartner:innen der Landesfachstelle Trans* (2023) bemängeln auch, dass ihnen von den Fachpersonen *keine Alternativen* aufgezeigt worden seien. Erst im Verlauf der Transition hätten sie von Alternativen erfahren. Zudem seien sie mit Endokrinolog:innen in Kontakt gewesen, die Transidentität als »Einbahnstraße« empfunden und keine Änderungen zugelassen hätten.

Probleme erwachsen detrans Personen mitunter auch durch das »*Narrativ der Irreversibilität von Transitionsschritten* und der möglicherweise damit verbundenen Reue« (Landesfachstelle Trans*, 2023, S. 12), wobei dieses Argument oftmals bemüht werde, um trans* Personen den Zugang zu den gewünschten – erneuten – Operationen zu erschweren. Dabei müsse berücksichtigt werden, dass eine große Anzahl von detransitionierenden Personen weiterhin zu den vorgenommenen Operationen stehe oder zumindest nicht alle erfolgten Maßnahmen komplett ablehne.

Zum Entscheid der Transition in eine Richtung, mit der sie sich heute nicht mehr einig erklären können, ist es zum Teil auch gekommen, weil die Klient:innen sich *nicht getraut* haben, gegenüber den sie begleitenden Therapeut:innen die *Zweifel* im Hinblick auf bestimmte Transitionsschritte zu äußern, weil sie – ich nehme an: nicht zu Unrecht – befürchtet haben, dann gar nicht mehr weiter behandelt zu werden. Dies ist ein Verhalten, von dem insbesondere nichtbinäre Personen berichten, weil sie oft spüren, dass beispielsweise Endokrinolog:innen und Vertreter:innen der Plastischen Chirurgie ihnen keine Hilfe leisten würden, wenn sie ihre Nichtbinarität offenlegen würden.

Der Negativeinschätzung des Wunsches nach Detransition liegt vermutlich auch die von der Vorstellung binärer Geschlechter ausgehende Annahme der Behandelnden zugrunde, das Geschlecht sei letztlich etwas Statisches, Unveränderbares. Aus dieser Vorstellung entsteht zum einen das Bild der *Transition als »Einbahnstraße«* von A nach B und zum anderen die Einschätzung, Detransition bedeute *Rück- oder Umkehr.*

Tatsächlich jedoch sollten wir in Anlehnung an die Queer Theory die Geschlechtsidentitäten – wie auch die sexuellen Orientierungen – als »dynamisch, instabil und prozesshaft [...], jenseits von fixen Identitätskategorien« verstehen (Hutfless, 2016, S. 101). Eine solche Sicht würde uns helfen, Detransitionen als »alternative Transitionswege« zu begreifen und als progressive Schritte wertzuschätzen. Eine solche Haltung ist unverzichtbar für die konstruktive Begleitung von detransitionalisierenden Personen (s. hierzu auch die in Bearbeitung befindliche AMWF-Leitlinie Geschlechtsinkongruenz und Geschlechtsdysphorie im Kindes- und Jugendalter).

Was können Transgender selbst tun?

In den bisherigen Ausführungen war die Rede von Aufgaben, die die Vertreter:innen der verschiedenen medizinischen, psychologischen und anderen Dienste gegenüber Transgendern zu erfüllen haben. Neben diesen professionellen Angeboten kommt aber auch den Aktivitäten, die Transidente selbst entwickeln können, eine große Bedeutung zu.

Hier sind in erster Linie die *Selbsthilfegruppen* zu nennen, die für viele trans* Personen eine wichtige Funktion erfüllen. Wie alle Selbsthilfegruppen dienen sie in erster Linie dem Erfahrungs- und Informationsaustausch und dem Erleben von Solidarität mit Menschen, die sich in der gleichen Situation befinden. Darüber hinaus ist es für trans* Personen wichtig, durch die Teilnahme an einer solchen Gruppe auch ihre Identität als Transidente zu stärken, erleben sie sich hier doch in einem Kreis von Menschen, die ihnen – trotz aller Verschiedenheiten, die sonst natürlich zwischen den einzelnen Personen bestehen – im Hinblick auf die Transidentität gleichen. In der Selbsthilfegruppe besteht für Transgender die Möglichkeit, Wertschätzung im Hinblick auf die Transidentität zu erfahren, sich im gleichartigen Gegenüber zu spiegeln und auf diese Weise die eigene Identität zu stärken.

Derartige Begegnungen sind für trans* Personen vor allem deshalb so wichtig, weil sie sich sonst in der Gesellschaft ja nahezu ausschließlich unter cis Personen bewegen und vielfach negativen Reaktionen der Umgebung ausgesetzt sind. Während solche Erfahrungen ihr Selbstwertgefühl eher schwächen, führt das Erleben von Wertschätzung in der Selbsthilfegruppe, in der Transidentität »selbstverständlich« ist und bedingungslos akzeptiert wird, zu einer Stabilisierung ihres Selbstwertgefühls und zu einer Stärkung ihrer Identität.

Mir ist klar – und ich habe von Transgendern auch Entsprechendes erfahren –, dass die geschilderte Situation eine Idealkonstellation ist, die oft nicht der Realität entspricht. Wie in allen Gruppierungen wird die Atmosphäre auch in einer Selbsthilfegruppe für Transgender von jedem einzelnen Mitglied mitbestimmt. Es hängt deshalb von den Beteiligten ab, ob sich eine konstruktive Gruppendynamik entwickelt, die zum persönlichen Wachstum und zu der beschriebenen Stärkung der Identität beiträgt, oder ob es zu einer destruktiven Entgleisung im Gruppenprozess kommt, die sich negativ auf die Mitglieder auswirkt.

Dabei kann auch ein Gruppendruck auf die einzelnen Mitglieder entstehen, die sich nicht ganz der »Gruppennorm« entsprechend verhalten. So kann die – unausgesprochene, aber dennoch sehr wirksame – Gruppennorm lauten, dass die Mitglieder sich als »echte« Transidente präsentieren müssen, die eine hormonelle und operative Angleichung an das empfundene Geschlecht anstreben. Dadurch werden alle, die dieser Norm nicht entsprechen, an den Rand gedrängt oder gar ausgeschlossen. Dies ist eine Erfahrung, die nichtbinäre Transgender immer wieder nicht nur in der Mehrheitsgesellschaft, sondern auch in der trans* Community machen, indem ihre Nichtbinarität nicht respektiert wird.

Es erscheint mir sinnvoll, in der Anfangsphase der Selbsthilfegruppenbildung ein:e professionelle:n Gruppentherapeut:in hinzuzuziehen. Dies ist ein Vorgehen, das auch andere Selbsthilfegruppen wählen, um den Gruppenbildungsprozess zu erleichtern und von Anfang an in konstruktive Bahnen zu lenken.

Das Problem destruktiver Entgleisungen ist damit allerdings nicht ganz aus der Welt geschafft, da sich die Zusammensetzung einer solchen Gruppe ja immer wieder ändert und deshalb mitunter »alte«, gute Traditionen über kurz oder lang in Vergessenheit geraten. Die beste Gewähr für einen dauerhaften konstruktiven Gruppenprozess bietet eine stabile Kerngruppe von Mitgliedern, die über längere Zeit an der Selbsthilfegruppe teilnehmen und sich aktiv für ihren Fortbestand einsetzen.

In dieser Hinsicht scheint mir in Selbsthilfegruppen von Transgendern indes ein Problem zu liegen: Nach meiner Kenntnis beteiligen sich trans* Personen vor allem in der Zeit vor Beginn der hormonellen und chirurgischen Interventionen an Selbsthilfegruppen. Nach erfolgreichem Abschluss dieser Phasen des Transitionsprozesses und nach der Personenstandsänderung verlassen viele von ihnen diesen Kreis. Dadurch wird zum einen die Kontinuität der Gruppe immer wieder geschwächt. Zum anderen geht gerade mit dem Ausscheiden der trans* Personen, die den ganzen Transitionsprozess und die Integration in die Rolle des empfundenen Geschlechts durchlaufen haben, auch sehr viel an Erfahrung verloren, die für die verbleibenden Mitglieder wichtig wäre und sie auf ihrem eigenen Weg stärken könnte. So verständlich es ist, dass die Transgender, die diesen schwierigen Weg erfolgreich gegangen sind, sich von der Selbsthilfegruppe (die ihren Sonderstatus zwangsläufig immer wieder betont) distanzieren möchten, um endlich voll in das »richtige«, »normale neue« Leben einzutauchen, so sehr ist ein solcher Schritt für die übrigen Mitglieder und für die emanzipatorischen Ziele von Transgendern zu bedauern.

Ein zweites Ziel von Selbsthilfegruppen für Transgender und vor allem von Transorganisationen sehe ich in der zuletzt erwähnten emanzipatorischen Arbeit. Wie alle Menschen, die nicht dem Mainstream der Bevölkerung entsprechen und deshalb Gefahr laufen, in ihren Anliegen nicht gehört und nicht ernst genommen zu werden, benötigen auch Transgender ein Forum, in dem sie ihre Anliegen diskutieren können und das ihnen als Basis für ihre emanzipatorische Arbeit dient. Dabei erscheint es sinnvoll, dass die Transorganisationen mit den Lesben- und Schwulenverbänden kooperieren, um die dadurch entstehenden Synergien zu nutzen und eine stärkere Lobby zu haben, als wenn sie allein tätig sind.

Die *emanzipatorische Arbeit* von Transgendern umfasst ein weites Spektrum von Aktivitäten. Zum einen gilt es, die breitere Öffentlichkeit auf ihre Situation aufmerksam zu machen und die negativen Klischeebilder abzubauen, die noch weithin über sie bestehen.

Es geht außerdem darum, ein realistisches Bild von Transgendern sichtbar werden zu lassen, somit zu zeigen, dass die Transidentität eine der cis Identität gleichwertige Variante ist, die nichts mit psychischer Gesundheit oder Krankheit zu tun hat und bei völlig unterschiedlichen Menschen zu finden ist. Wird diese Botschaft wirklich ernst genommen, so wird auch sichtbar, dass die Transidentität eine konstruktive Herausforderung für die Diskussion von geschlechtsrollenspezifischen Verhaltensweisen und generell für die soziale Konstruktion der Geschlechter darstellt (vgl. Kapitel »Gendertheoretische Aspekte der Transidentität«).

Je mehr trans* Personen in ihrem persönlichen Umfeld *sichtbar werden*, über ihre – mitunter auch schwierige – Situation sprechen und sich in der Öffentlichkeit zu Wort melden, desto realistischer wird das Bild, das die breitere Öffentlichkeit, aber auch die Fachleute der verschiedenen Disziplinen von ihnen gewinnen. Es wird auf diese Weise vor allem auch sichtbar, dass es *den* trans* Mann oder *die* trans* Frau nicht gibt, sondern dass transidente Menschen sehr unterschiedliche Persönlichkeiten sind, deren einzige Gemeinsamkeit die Transidentität ist.

Eine weitere Aufgabe der Transorganisationen ist die Vermittlung von Transgendern an geeignete Behandlungs- und Beratungspersonen und Institutionen bzw. umgekehrt die Warnung, bestimmte Institutionen zu meiden, weil diese nach wie vor von einem Pathologiekonzept der Transidentität ausgehen und den trans* Personen unzumutbare Behandlungsformen anbieten (zur Forderung nach »Transgender-Affirming«-Behandlungsangeboten s. Lambda Legal, New York City Bar, Human Rights Campaign, 2013; Davies u. Neal, 1996; Günther et al., 2019).

Zur emanzipatorischen Arbeit von Transgendern gehört ferner die *politische Tätigkeit*. Nach wie vor bestehen etliche rechtliche Probleme für trans* Personen. Gewiss müssen sich die Fachleute der verschiedenen Disziplinen für diese Anliegen einsetzen und je aus ihrer Perspektive zur Lösung der anstehenden Fragen beitragen. Wichtige Anstöße müssen aber auch von Transgendern selbst kommen, da nur sie selbst um die Brisanz der Probleme wissen und aus ihrer persönlichen Erfahrung heraus viel überzeugender argumentieren können, als Fachleute dies »aus zweiter Hand« zu tun vermögen.

Die politische Arbeit umfasst ein breites Spektrum von juristischen Problemen: so die rechtliche Absicherung von Partnerschaftsformen gleich- wie gegengeschlechtlicher Art, Lösung versicherungstechnischer Probleme, Übernahme verschiedener neuer Behandlungen durch die Krankenkassen, arbeitsrechtliche Fragen und vieles mehr (zu den arbeitsrechtlichen Fragen s. Scholz, 2022).

Zum einen sind in den verschiedenen Ländern neue gesetzliche Grundlagen zu schaffen oder bestehende zu revidieren, um der Situation von Transgendern gerecht zu werden und ihnen ihr Leben zu erleichtern. Zum anderen müssen von Transgendern selbst auf gerichtlichem Weg die ihnen zustehenden Rechte eingefordert werden, was mitunter vermutlich ein Weiterziehen von Klagen bis zu den Bundesgerichten nötig machen wird. In diesen Fällen ist es, schon allein aus finanziellen Gründen, notwendig, dass solche Aktionen nicht von Einzelpersonen allein durchgezogen werden, sondern von einer Gruppe, z. B. von einer der nationalen Transorganisationen, mitgetragen werden.

Zur politischen Arbeit im weiteren Sinne gehört auch die *Schaffung von Informations- und Beratungsangeboten* für Transgender und die sie Behandelnden. Obwohl das Phänomen Transidentität heute wesentlich bekannter ist als in früheren Zeiten, gibt es nach wie vor nicht wenige Menschen, die sich in ihrer Identität unsicher fühlen und nicht wissen, an wen sie sich mit ihren Fragen wenden sollen. Dies betrifft in ganz besonderer Weise nichtbinäre Personen, die nicht nur in der Mehrheitsgesellschaft, sondern oft auch in der trans* Community Unverständnis bis hin zu offener Ablehnung erleben.

In der Situation großer Verunsicherung ist es wichtig, dass es nicht »irgendwelche« Kontakte in Chat-Räumen sind, bei denen die Betreffenden nicht wissen, an wen sie geraten und welche Ziele die Chat-Partner:innen verfolgen, sondern dass sie über die Homepage einer »offiziellen« Vereinigung von Transgendern auf kompetente Gesprächspartner:innen treffen. Diese können die Ratsuchenden dann sachlich richtig informieren und einfühlsam beraten und ihnen Adressen ausgewiesener Fachleute nennen.

Wichtig ist es auch, dass die Ratsuchenden auf der Homepage der Transorganisationen Informationen über die Abgrenzung des Transvestitismus von der Transidentität, über die gleich- und gegengeschlechtlichen Orientierungen und ihre Bedeutung für die Transidentität, über Nichtbinarität und über andere Fragen finden, die sie in der Phase einer ersten Annäherung an das Phänomen »Transgender« beschäftigen.. Außerdem ist es hilfreich für sie, wenn die Homepage auch Links zu lokalen Selbsthilfegruppen, spezialisierten Beratungsstellen und zu ausgewiesenen Fachleuten der Endokrinologie, Plastischen Chirurgie, Gynäkologie, Psychiatrie, Psychologie und anderer Fächer enthält.

Neben solchen Informationsmöglichkeiten sind auch *Peer-Beratungsangebote* für Transgender hilfreich. Im Gespräch mit anderen

Transgendern kann eine Person, die hinsichtlich ihrer eigenen Identität noch unsicher ist, eine gewisse Klärung erlangen und Hinweise erhalten, an welche Fachleute sie sich am besten wendet. Selbstverständlich gilt für derartige Gespräche, dass die beratende Person sich jeglicher Beeinflussung enthält und lediglich sachlich informiert und auf diese Weise zur Klärung beiträgt. Für viele Ratsuchende ist es in dieser Phase der ersten Auseinandersetzung mit dem Phänomen Transidentität wichtig, persönlich mit einem Menschen zusammenzutreffen, der aus eigener Erfahrung weiß, welche Fragen einen solchen Ratsuchenden beschäftigen und welche Hilfe vordringlich ist.

Außerdem kann in einem solchen Beratungsgespräch der Kontakt zu einer Selbsthilfegruppe hergestellt werden, die, wie oben dargestellt, für die weiteren Schritte auf dem Weg der Integration in die Rolle des empfundenen Geschlechts und der körperlichen Angleichung von großer Bedeutung sein kann. Voraussetzung für derartige, positiv verlaufende Beratungen ist allerdings eine gewisse fachliche Kompetenz und eine menschlich souveräne Haltung der beratenden Person.

Hilfreich ist auch die *Zusammenarbeit von Transorganisationen mit Lesben- und Schwulenverbänden*, da diese wegen der weitaus größeren Zahl ihrer Mitglieder oft eine effizientere Infrastruktur besitzen, einen größeren Einfluss auf die öffentliche Meinung ausüben und im Einfordern von Akzeptanz und öffentlicher Wertschätzung den Transgendern Unterstützung bieten können.

In der Gegenwart bestehen allerdings zum Teil erhebliche Spannungen zwischen einer Gruppe – vor allem älterer – lesbischer Aktivistinnen und trans* Personen. Ich habe bereits im Kapitel über die Situation von trans* Kindern darauf hingewiesen, dass beispielsweise Alice Schwarzer (Schwarzer u. Louis, 2022), aber auch andere prominente Vertreterinnen lesbischer Vereinigungen, die Gruppe TERF (Trans-Exclusionary Radical Feminism) und Elterngruppen vehemente Kritik an den Transitionswünschen von jugendlichen Transgendern üben und diese Wünsche als Folge von Beeinflussungen durch Social Media interpretieren.

Bei der Begleitung von Transitionsprozessen habe ich die Erfahrung gemacht, dass es für jugendliche, aber auch für erwachsene Transgender sinnvoll ist, ihnen Informationen über Freizeitangebote und Gruppenaktivitäten für queere Personen zu liefern. Auch wenn diese Informationen sich relativ leicht im Internet finden lassen, hat es doch eine andere Wirkung, wenn wir als Therapeut:innen auf diese Gruppen hinweisen und die vielleicht zunächst unsichere trans* Person ermuntern, sich diese Angebote einmal anzuschauen.

Außer der Bildung von Selbsthilfegruppen und der politischen Arbeit sehe ich einen weiteren wichtigen Aufgabenbereich von Transgendern in einer *engen Zusammenarbeit mit den Fachleuten*, die an der Behandlung und Begleitung Transidenter beteiligt sind. Wichtig wären hier zum einen Rückmeldungen über die Erfahrungen, die die trans* Personen mit den Fachleuten im Transitionsprozess und bei der Integration in die Rolle des empfundenen Geschlechts gemacht haben. Diese Erfahrungen können das bisherige Vorgehen bestätigen, wie etwa die fast einhellige Rückmeldung bei meiner katamnestischen Untersuchung (Rauchfleisch, 1998) über die positive Bedeutung der psychotherapeutischen Begleitung. Die Rückmeldungen können aber auch zu kritischen Anfragen und zu Vorschlägen bezüglich neuer Vorgehensweisen der Fachleute führen.

Zum anderen können die Transgender, die bereits erfolgreich den Transitionsprozess durchlaufen haben, die Fachleute auf Fragen und Probleme hinweisen, die von diesen bisher nicht wahrgenommen worden sind oder von ihnen als nicht so brisant eingeschätzt werden, wie sie von den Transidenten selbst empfunden werden.

Schließlich könnten Transgender durch eine enge Zusammenarbeit mit den Fachleuten bewirken, dass diese sich, am besten in Kooperation mit den Transorganisationen, für die Änderung der gesetzlichen Grundlagen, neue Krankenkassenregelungen und für die Korrektur negativer Klischeebilder über Transidente in der Gesellschaft einsetzen. Hier könnte sich der Zusammenschluss von Fachleuten und Transidenten sehr fruchtbar auswirken. Solche gemeinsamen Aktionen hätten sicher eine weitaus größere Durchschlagskraft als die Aktivitäten einzelner trans* Personen, zumal in diesem Fall die Professionellen aus der Sicht ihrer verschiedenen Fächer und aufgrund ihrer Erfahrungen aus der Behandlung und Begleitung von Transgendern eine wichtige Unterstützung im Sinne einer Trans*verbündetenschaft (Günther et al., 2019) leisten könnten. Ich selbst nehme seit etlichen Jahren an solchen Arbeitsgruppen teil, die sich aus trans* und cis Fachleuten (aus den Fächern Endokrinologie, Gynäkologie, Plastische Chirurgie, Phoniatrie, Sozialarbeit, Psychologie sowie Kinder- und Erwachsenenpsychiatrie) zusammensetzen, und empfinde diese Zusammenarbeit als außerordentlich fruchtbar.

Entsprechende Vorstöße im Gesetzes- und Versicherungsbereich, aber auch Aktivitäten in Bezug auf eine sachliche Aufklärung der Bevölkerung könnten sehr wirkungsvoll sein und würden zu einer großen Befriedigung aller Beteiligten führen: Die trans* Personen selbst sähen sich in ihren Anliegen ernst genommen und erhielten die zur Realisierung ihrer Anliegen nötige fachliche Unterstützung; und die Fachleute erhielten die für sie so wichtigen Rückmeldungen über die Erfahrungen, welche die Transidenten im Umgang mit ihnen und im Alltagsleben gemacht haben. Die Öffentlichkeit könnte die negativen Klischeebilder, die nach wie vor über Transgender bestehen, korrigieren. Dadurch würde das Leben Transidenter in unserer Gesellschaft wesentlich erleichtert und politische Vorstöße würden eher Erfolge zeitigen. Außerdem könnte die Gesellschaft die Chance nutzen, die im Phänomen »Transidentität« für die Auseinandersetzung mit den herrschenden Vorstellungen von der Binarität der Geschlechter und den Geschlechtsrollen liegt (s. Kapitel »Gendertheoretische Aspekte der Transidentität«).

Rückblicke

von Annette Güldenring

Vorab

Es sind immer noch meine Erinnerungen, die mich begleiten, wenn ich Texte zur Thematik der Geschlechter schreibe. Ich blicke auf ein Leben zurück, dass sich dem Kampf für die Lebenssituation *transgeschlechtlicher*, heute möchte ich sagen, *geschlechtlich varianter* Menschen gewidmet hat. Die Motivation dazu war mein eigener geschlechtlich varianter Lebenshintergrund, der mich ab meinem 5. Lebensjahr vorantrieb, mich mit meinem geschlechtlichen Empfinden gegen diese Welt, in der ich nicht willkommen war, zu stemmen.

Über Jahrzehnte stand das Thema der Geschlechter im Mittelpunkt meines Lebens, gleichbedeutend, auf so Vieles verzichten zu müssen, was ein Leben sonst noch vorhält. Indem sich die geschlechtliche Vielfalt über die letzten Jahrzehnte aus der Gosse unserer Gesellschaft herausbewegte, erlebte ich in mir ein Erstaunen über die Veränderungsprozesse, die ich nie für möglich gehalten hätte.

Und dann kam der Punkt in meinem Leben, an dem ich *müde* wurde. Ich spürte in mir eine Sehnsucht, die dauerhaft kreisenden Gedanken um das Themas Geschlecht ruhen lassen zu können. Ich bekam die Sehnsucht, viel öfter bei einer Tasse wundervollen Tee aus Sri Lanka verharren und in die Zeit schauen zu können, und weniger über Geschlecht, an dem ich nie ohne Einbeziehung meines Erfahrungshintergrundes arbeiten konnte, denken zu müssen. Das ständig sich wiederholende Erinnern an meine Geschichte erlebte ich in den letzten Jahren als anstrengend, kräftezehrend. Und so kam es zu der Entscheidung, loszulassen von der Intensität, mit der ich dieses Thema gefüllt hatte.

Deshalb habe ich viele persönliche Ausführungen, die noch im Text der Auflage dieses Buches aus dem Jahr 2016 abgedruckt waren, nicht übernommen, um sie nicht noch einmal anschauen und durcharbeiten zu müssen.

An dieser Stelle möchte ich Udo Rauchfleisch meinen großen Dank aussprechen. Udo hat 2006 die erste Auflage dieses Buches veröffentlicht, mit den folgenden Auflagen und mit unermüdlichen Aktivitäten das Thema der geschlechtlichen Varianz in der fortschreitenden Entwicklung wie kaum jemand unterstützt und prozessual mitverändert. Udo hat sich als psychologischer Experte in einer Konstanz und Einfühlsamkeit für die Themen von LGBTIQ+-Menschen, insbesondere die von geschlechtlich varianten Menschen eingesetzt. Als aktivistischer Mensch ist er gegen Widerstände, Diskriminierung und LGBTIQ+-Feindlichkeit unerbittlich angerannt.

Und er hat immer Zeit, wenn ein persönliches Thema Rat sucht, hört zu und ist Freund.

Vielen Dank an Udo.

1970er Jahre

Meinen Rückblick beginne ich in den 1970er Jahren. In dieser Zeit waren geschlechtlich variante Menschen sehr viel mehr als heute in die Randzonen der Gesellschaft verwiesen – juristisch in einem Niemandsland. Es gab kein Transsexuellengesetz und keine verlässliche Gesundheitsversorgung. Viele wählten den Weg in die Prostitution, in die Showszene und ins Rotlichtmilieu (Reiser, 1979; Kay, 1976). Sie sahen darin die einzige Möglichkeit, dem heteronormativen Zwang, in den sie chancenlos eingeflochten waren, zu entfliehen. Der Preis dafür war hoch, dazu ein Zitat aus 1975. »Wie erbärmlich allerdings das Leben auch eines noch jungen Transvestiten sein kann, erfahren die geschminkten Schatten im Getto der Hamburger Schmuckstraße, wo ihr Leben sich zwischen Steige, Tresen und Strip abspielt – von Zuhältern ausgenommen und von der Polizei gejagt« (Spiegel Kultur, 1975).

Eine Integration in die Familie, in Freundschaften und Gesellschaft als der geschlechtliche Mensch, der in sich fühlbar war, war bis auf wenige Ausnahmen unmöglich. Geschlechtlich variante Personen waren von Familien und sozialer Teilhabe ausgestoßen, im Gesetzestext nicht vorgesehen, von der Gesellschaft verschmäht und verjagt.

Da die Krankenkassen die Kosten für körperliche Behandlungen in der Regel nicht übernahmen, blieb nur der medizinische Schwarzmarkt. Körperangleichung war für viele ein existenzielles Thema und zukunftsperspektivisch von hoher Bedeutung. Unter dem Druck der ausufernden Diskriminierung war eine körperliche Geschlechtsangleichung gleichzeitig an die Hoffnung geknüpft, aus der Geißel der Ausgrenzung herauszukommen. So waren die Motivationen für eine Körperangleichung mehrschichtig. Neben dem Bedürfnis, die geschlechtliche Dysphorie zu lindern, zielte sie darauf ab, äußerlich *geschlechtlich normal und sozial unauffällig* zu werden, um mit Körper und Rolle in alle Bereiche sozialer Begegnungen gleichwertig und diskriminierungsfrei integriert zu werden; um Ruhe zu haben vor den anderen, die mit dem Finger zeigten, lachten und zuschlugen. Ein Wunschtraum, der spätestens daran scheiterte, dass es in Deutschland zu dieser Zeit keine gesetzliche Regelung gab, Vornamen und Personenstand zu ändern.

Die, die sich für den Weg der medizinischen Anpassung entschieden, taten genau dies niemals leichtfertig oder gar aus einem *Hype* heraus. Vor ihnen lag mit der Transition ein Weg weitestgehender Ungewissheit in Abhängigkeit von einer Medizin, die überhaupt nicht wusste, was, wie und warum sie es wann tat, und in Abhängigkeit von einer Gesellschaft, die LGBTIQ+-feindlich durchtränkt war. Für jede:n eine immense Last, sich durch das Verhängnis einer nihilistischen Transgendergesundheitsversorgung in Deutschland zu wühlen, die kein Konzept hatte und zur Vielfalt des Geschlechtlichen völlig unwissend war. Die Entscheidung zur Transition ging einher mit der Angst, trotz Transition niemals aus diesem Dilemma herauszukommen. Eine Entscheidung mit solch vagen Perspektiven erwächst einer tiefen und anhaltenden Verzweiflung, die irgendwann, nach gründlicher Prüfung keine andere Lösung lässt. Die Dunkelziffer derer, die in ihrem geschlechtlichen Empfinden allerdings lebenslang vereinsamt sind und die Zahl derer, die an dem Prozess, Teilhabe am gesellschaftlichen Leben zu finden, gescheitert sind, ist hoch. Wie viele den Weg in den Freitod gegangen sind, ist ebenso unklar.

Auf dem Schwarzmarkt wurde alles feilgeboten: Hormone, Epilationen bis hin zu kosmetischen und sogar brust- und genitalangleichenden Operationen, sofern die Betroffenen über die finanziellen

Mittel verfügten. Die Preise dafür waren gigantisch. Hormone konnte man noch weitgehend unproblematisch im Rotlichtmilieu etc. auftreiben, sie wurden ohne endokrinologische Begleitung eingenommen. Über damit verbundene gesundheitliche Komplikationen gibt es keine Zahlen. Genitalangleichende Operationen wurden in den 1970er Jahren in Casablanca und später auch in Singapur angeboten. Die Eingriffe in Casablanca kosteten um die 20.000 DM – so hieß es. Um diese Summe zu verdienen, gab es für viele nur das Rotlichtmilieu. Die operativen Eingriffe waren nicht selten gefährlich und ohne garantierte Nachsorge. Aufgrund mancher gepfuschten Behandlungen im Feld des Schwarzmarktes gerieten geschlechtsangleichende Maßnahmen in der Schulmedizin zudem in einen schlechten Ruf. Einige Biografien über solch sehr traurige Verläufe sind dokumentiert in Leserbriefen, die ich Anfang der 1980er Jahre als Redakteurin der Zeitschrift EZKU (EZKU, 1981–1984) erhielt.

Genauso gab es keine sozialpädagogische oder psychologische Versorgung. Abgesehen davon, dass sich die wenigsten Ärzt:innen und Psychotherapeut:innen mit diesem Thema beschäftigen wollten, weigerten sich die meisten, geschlechtsvariante Menschen zu behandeln. Einfühlsame, wertschätzende und stützend ärztliche und psychotherapeutische Positionen, die die komplex zerfahrene Lebenssituation, in der sich das Leiden gendervarianter Menschen in ihrer desaströsen Lebenssituation unter Einbeziehung der sozialen Situation mit Stigmatisierung und Diskriminierung konstellierte, psycho- und soziodynamisch zu verstehen, gab es nur in sehr wenigen Ausnahmen. Die Gesundheitsversorgung überzeugte in beschämender Ahnungslosigkeit über Geschlechtsvarianz, war unbeholfen, genervt, gereizt und offen aversiv gegenüber geschlechtlich varianten Menschen.

Zu dieser Zeit herrschte in der Wissenschaft Einigkeit darüber, dass es sich bei *Transsexualität* um eine *Erkrankung* der Psyche handele. Dementsprechend war die Diagnose *Transsexualität* weltweit in den verschiedenen Katalogen der psychischen Krankheiten verankert, ohne dass es eine Ätiologie oder ein differenziertes Verständnis für ein Krankheitsgeschehen geschlechtlicher Varianz gegeben hätte. Zwar erfüllte die Tatsache, dass geschlechtsvariante Menschen zum Teil einen bedeutenden Leidensdruck erleben, die Kriterien eines

Krankheitsempfindens. Es wurde aber nie danach geforscht, welche Rolle äußere Einflüsse in dieser komplexen Dynamik des sogenannten Krankheitswertes haben.

Auf dem Boden dieser oberflächlichen und brüchigen Krankheitstheorie entwickelten sich zwei therapeutische Positionen, *Transsexuelle* zu *heilen*. Die eine favorisierte psychologische Therapiemethoden, da nur durch eine *Kur der Seele* der Wunsch nach Operationen aufgelöst und eine sogenannte *Versöhnung und Stimmigkeit mit dem Geburtsgeschlecht* erreicht werden könne. Diese psychologischen Disziplinen psychopathologisierten schlicht gendervariantes Empfinden und ihre sogenannten Therapien beinhalteten in ihrer Konzeptlosigkeit seltsame Konstrukte. So gab es sogenannte *Alltagstests*, therapeutisch verordnete Prüfungsphasen, in der sozialen Rolle des erstrebten Geschlechtes gelebt haben zu müssen, bevor und wenn überhaupt körperangleichende Maßnahmen befürwortet wurden. Alltagstests in einer Gesellschaft, die von Transfeindlichkeit nur so strotzte. Eine Absurdität.

Den chirurgisch zentrierten Behandlungskonzepten lag die Vorstellung zugrunde, *Transsexuelle* durch eine damals sogenannte *Geschlechtsumwandlung* zum *anderen Geschlecht* zu transformieren. Hier war die banale und unreflektierte Anmaßung führend, aus Männern, die sich als Frauen erlebten, Frauen zu machen und aus Frauen, die sich als Männer empfanden, Männer machen zu können.

Sowohl dem psychotherapeutischen als auch chirurgischen Ansatz liegen traditionelle binäre Denkmuster zugrunde, in denen – aus cis-geschlechtlicher Perspektive – ein Auseinanderfallen eines vermeintlich eindeutigen Geschlechtskörpers und dem Geschlechtsempfinden ohne Psychopathologisierung nicht vorstellbar war. Ganz abgesehen davon, dass bei einer Akzeptanz vielfältigen Geschlechtsempfindens auch individuelle Wege, von einer rein sozialen bis zu einer individuell medizinisch gestützten körperlichen Transition, offen sein sollten. Zu einem solch differenzierten Denken war die Wissenschaft damals nicht in der Lage, nicht reif. Sie hatte nicht die intellektuellen Voraussetzungen, um sich individuelle Varianzen geschlechtlichen Erlebens auch nur annähernd vorzustellen, und ergo gar keine Grundlage, um bedarfsgerecht auf die Nöte dieser Menschen zu reagieren.

In diesen Jahren waren geschlechtsvariante Menschen in der Gesellschaft Outlaws mit einem ausweglosen Schicksal. Sie vereinsamten unter der ständig begleitenden Angst, entdeckt, entlarvt, angeprangert, verstoßen zu werden oder Gewalt erleiden zu müssen. Ihre Ängste waren existenziell, die geschlechtsvarianten Menschen fühlten sich immer *auf der Flucht vor potenzieller Gefahr.* Ein nahezu paranoischer Horror, verraten, ausgestoßen, bedroht, erpresst oder verprügelt zu werden. Ein Outing wäre ein Himmelfahrtsunterfangen gewesen. Jedes authentische Sprechen über die eigene Geschlechtsvarianz barg Gefahren, war immer ein nicht abschätzbares Risiko.

Eine Szene in Marburg Anfang der 1980er Jahre werde ich nie vergessen. Unvermittelt wurde ich von einem Passanten getreten: »Dich sollte man vergasen!« Die umgebenden Mitmenschen schauten zu und blieben still.

Die *Transsexuellen* flüchteten immer vor irgendetwas, versteckten sich in Kellern, in Dickichten in Wäldern, auf Dachböden usw. Dort boten sich Augenblicke für das Wunschgeschlecht im *Verkleiden,* heimlich, eingepfercht, in eine Welt rücksichtsloser Einsamkeit geschlagen. Eine besonders belastende Zeit waren die Jahre, in denen die RAF in Deutschland aktiv war. Für die Polizei war jede:r verdächtig, der sich nicht konform verhielt. Auch die *Verkleidung* gendervarianter Menschen galt als suspekt und bis zum Beweis des Gegenteils terroristisch. Ich selbst habe in dieser Zeit in den Rasterfahndungen verschiedentlich Einsätze mit der Polizei über mich ergehen lassen müssen, die mich – ihre Schusswaffen auf mich gerichtet – menschenunwürdig behandelten, akribisch personenstandsrechtlich kontrollierten und mich in meinem Sosein körperlich übergriffig und rücksichtslos filzten. Vor all diesem Grauen blieben eben nur die Verstecke oder bestenfalls Subkulturen mit wenigen sozialen Kontakten in einer winzigen Community, die sich übrigens schon damals international vernetzte.

Dickichte

1969, Spätfrühling, Mitja genoss die wärmende Sonne. Er stand auf einem Felsvorsprung, unter ihm die Blätter der Laubbäume wie ein großes weiches Bett. Niemand in der Nähe, Mitja fühlte sich wie befreit.

Sein Körper war grazil und noch nicht durch die Pubertät androgenisiert, bildhaft schön, so, wie er war. Er legte sich ins Gras und spielte mit sich, mit seinem Körper.

Seine Hand glitt am Bauchnabel unter die Kleidung und tastete sich an seinem Unterhemd hoch. Es war aus reiner Seide, fein gewebt. Mitja trug die Wäsche seiner Mutter, Hemd und Slip. Seine Hand erreichte den Spitzenrand im Bereich der Brust.

Er öffnete sein Oberhemd, und zog es aus. Darunter kam das kostbare Unterhemd seiner Mutter zum Vorschein. Die elegante Spitze sah wunderbar aus. Mitja fühlte sich urplötzlich wohl, einfach so. Er schob seine Brust nach vorne, so, als ob er so viel wie möglich von sich dieser Welt zeigen wollte. Jeden weiteren Knopf löste er mit Hochgenuss, kostete sein Ritual aus, ließ sich Zeit. Dann noch Schuhe und Strümpfe, zum Schluss seine Jeans, darunter das passende Höschen. Er richtete sich auf, posierte auf der Felskante, atmete tief. Sein Herz klopfte, er fühlte, wie er zu einer jungen Frau wurde, in der Natur, im Licht, an der Sonne.

In ihrem Übermut verknäulte sie ihre verhassten Jungenkleider und warf sie im hohen Bogen von sich weg ins Tal hinunter. Sie landeten in irgendwelchen Sträuchern, weitläufig verteilt.

Ein wunderbares Gefühl der Entlastung von männlichem Unrat, nur und unwiederbringlich Miriam sein zu dürfen.

Doch ihr stockte der Atem, als sie eine Stimme hörte:

Da tauchte er schon auf, der andere Mensch. Glotzte, als würde er einem Wesen vom anderen Stern begegnen. Die beiden Blicke trafen sich. Einen Moment.

Dann, wie vom Blitz getroffen, stürzte Miriam ins Tal. Sie kämpfte sich ins Unterholz und grub sich mit nackten Armen und Beinen immer tiefer ins Dickicht. Äste und Dornen schnitten in die Haut. Das Unterhemd zerriss und sie fand Unterschlupf unter dichten Tannenzweigen, die sie verdeckten und in die Dunkelheit zurückwarfen, der sie heute für einen kurzen Moment entkommen war.

Dunkelheit war Elternhaus, war Keller, jede Nacht, wo die selbst empfundene Schönheit aufblühen durfte. Jede Nacht ein kurzer Moment im Sichsein neben dem Weinregal des Vaters und dem Gatter mit den eingekellerten Kartoffeln. In Stille, in Verschlagenheit und den flüsternden Gesprächen mit dem inneren Freundeskreis.

Auf der Felskante lautes Lachen.

Auf dem Heimweg kam ein Polizeiwagen. Aus dem geöffneten Fenster rief der:die Beamt:in:

»Pass auf dich auf! Wir haben die Meldung, dass sich hier ein perverser Sexualverbrecher in Frauenunterwäsche rumtreiben soll. Der soll gefährlich sein. Vielleicht sind auch Schusswaffen dabei. Da weiß man nie.«

Kontroversen um Geschlecht

In einer ZDF-Talkshow trat 1976 erstmalig im deutschen Fernsehen ein geschlechtlich varianter Mensch auf, der über sich und sein transgeschlechtliches Erleben sprach (Spiegel Politik, 1976). Es war G. H., die als Ärzt:in mit ihrem Schritt vor die Kamera auf den rechtlosen Lebensraum und die damalige Lebenssituation von geschlechtlich varianten Menschen in Deutschland aufmerksam machen wollte. Die Sendung löste eine heftige öffentliche Diskussion aus und öffnete das Thema der bürgerlichen Gesellschaft.

1979 kam ein medizinisches Fachbuch mit dem Titel »Sexualität und Medizin« auf den Büchermarkt und beschrieb 10 »Leitsymptome« der *Transsexualität.* Hier ein Auszug:

- »Im Vergleich zur zentralen Geschlechtssymptomatik hat die bewusst erlebte Sexualität [von Transsexuellen] oft eine untergeordnete Bedeutung, auch dann, wenn sexuelle Appetenz und Aktivität nicht bis hin zur Asexualität herabgesetzt sind.
- Transsexuelle zeigen eine starke Abwehr und Ablehnung der Homosexualität, empfinden sich selbst als heterosexuell und haben den Wunsch, mit uneingeschränkt, manchmal geradezu ›makellos‹ heterosexuellen Partnern Beziehungen einzugehen. Perversionen und perverse Manifestationen über eine längere Periode, die nicht Ausdruck der Transsexualität als solcher sind, kommen bei typischen Transsexuellen nicht vor.
- Im ärztlichen Gespräch wirken Transsexuelle kühl-distanziert und affektlos, starr, untangierbar und kompromisslos, egozentrisch, demonstrativ und nötigend, durchtypisiert. Wenn der unerfahrene Untersucher den zweiten transsexuellen Patienten gesehen hat, meint er bereits alle zu kennen. Introspektions- und

Übertragungsfähigkeit fehlen weitgehend. Konfrontationen und Probedeutungen gehen ins Leere. Trotz oft unablässiger Schilderungen des Leidensweges drückt der Patient kaum Affekte aus. Bei oft gesten- und floskelreicher Redseligkeit wirkt der Patient stereotyp, monoton, fassadenhaft.

- Die zwischenmenschlichen Beziehungen Transsexueller sind stark gestört, weil ihnen Einfühlungsvermögen und Bindungsfähigkeit weitgehend fehlen. Transsexuelle neigen dazu, andere Menschen entweder stark zu idealisieren oder stark abzuwerten. Derartige totale Polarisierungen im Sinne des Alles-oder-Nichts, Ganz-oder-gar-Nicht, Sofort-oder-Nie bestimmen alle Erlebens- und Verhaltensbereiche Transsexueller« (Sigusch, 1979).

Die historische Bedeutung dieser Arbeit liegt darin, dass sie zwischen so titulierten »Transsexuellen« und der Medizin/Psychologie eine tiefe Kluft gerissen hat, die bis zum heutigen Tag nicht überwunden ist und die therapeutische Beziehungsbühne langjährig kompliziert hat. Diese – mittlerweile *berüchtigt* gewordenen – Leitsymptome aus der Feder von Sexualmediziner:innen waren für geschlechtlich variante Menschen damals unfassbar, ein Messerstich in ihre Herzen, eine klare Kampfansage in dieser beispiellos unsäglichen Diffamierung. Die Stimmung in der kleinen Community kochte hoch. Vielerorts war ein Vertrauen zur Medizin über Nacht dahin. (Güldenring, im Erscheinen Juli 2024). An den Folgen dieses verletzten Vertrauens zwischen Behandelnden und Behandlungssuchenden leidet die Transgendergesundheitsversorgung bis zum heutigen Tag. Festgehalten werden muss, dass ein generationsübergreifender Schaden aus dieser Zeit entstanden ist.

Ein Lichtblick, als sich 1980 Friedemann Pfäfflin, Arzt im Universitätsklinikum Hamburg-Eppendorf in der Abteilung für Sexualforschung, in der Zeitschrift Spiegel zu »Transsexualität« folgendermaßen äußerte:

»Der Körper ist krank (oder falsch angelegt). […] als gemeinsamer Nenner bleiben der körperliche Defekt und eine bornierte Umwelt, die nicht anerkennen will, was dem Betroffenen Gewissheit ist. […] Sollte sich die Psyche nicht über das Diktat des Körpers hinwegsetzen können? […] Transsexualität ist nicht nur ein medizinisches und auch nicht nur ein juristisches Problem. Auf dem Spiel steht die Identität als Mann und Frau. Und die Identität einer Gesellschaft, in der die Unterscheidung in männlich und weiblich von so zentraler Bedeutung ist« (Pfäfflin, 1980).

Es war wichtig in dieser Zeit, von einer Position zu hören, die sich von dem Gedankengut von Sigusch abgrenzte. Der Artikel rettete ein Gefühl in der Community, von der Medizin nicht gänzlich verunglimpft zu werden. Pfäfflin griff die Psychopathologisierung des geschlechtlich Varianten an und wagte Perspektiven, die die Prototypen Mann und Frau in die Selbstreflexion wiesen. In einem Ringen um ein erweitertes Verständnis von Geschlecht reflektierte Pfäfflin auch seine Herausforderung, die er als Arzt in einem konflikthaften Prozess der Indikation von geschlechtsangleichenden Operationen erlebte, ohne seine Wertschätzung für geschlechtsvariante Menschen zu verlieren. Zudem blickte Pfäfflin schon 1980 über die bestimmende Rolle einer *diagnostizierenden* Medizin und des Transsexuellengesetzes hinaus und problematisierte die Polarisierung von Männlichkeit und Weiblichkeit in einer geschlechtlich binären Gesellschaft. Er benannte die traditionelle Enge geschlechtlicher Normen, in der für ihn die Existenz von den Prototypen Mann und Frau auf dem Prüfstand stand. Die – und das ist ein entscheidender Gedanke – Gesellschaft stehe in der Mitverantwortung, sich mit sich, dem eigenen Geschlecht und den traditionellen geschlechtlichen Normen auseinandersetzen zu müssen.

An dem Punkt sind wir heute noch.

Circa zehn Jahre später nahm Sigusch – für außenstehende Beobachter:innen völlig überraschend – eine radikal entgegengesetzte Haltung zu seinen »Leitsymptomen« von 1979 ein. In seinen Arbeiten »Zur Enttotalisierung des Transsexualismus« (Sigusch, 1991a) und »Zur Entpathologisierung des Transsexualismus« (Sigusch, 1991b) setzte er sich selbstkritisch mit seiner Veröffentlichung von 1979 auseinander, distanzierte sich davon und sprach nun davon, »Transsexuelle« zu entpathologisieren.

Mit dieser, wie aus dem Nichts auftauchenden Gesundsprechung des »Transsexuellen« fand er in der breiten sexualmedizinischen Fachwelt wenig Zuspruch. Die Wissenschaft hielt fest an der Vorstellung, dass es sich bei varianten geschlechtlichen Identitäten um eine Psychopathologie handele, in dessen Behandlungssettings die ärztlich-therapeutischen Instanzen – damals ohne partizipativen und transparenten Ansatz – über die Behandlungswege zu entscheiden hätten. Festzuhalten ist, dass in der deutschen Sexualmedizin, Psychiatrie, Psychotherapie, Psychoanalyse und Psychologie eine fatale Verwirrung und Unsicherheit gegenüber geschlechtlicher Varianz bestand, was zu Streit, Spaltungen und Kontroversen innerhalb dieser Fachkreise geführt hat. Dies wiederum hat sich in der Verlängerung negativ auf die Gesundheitsversorgung des betroffenen Personenkreises ausgewirkt.

Die Wissenschaft hat ein völlig konzeptloses und von eigenen Emotionen beherrschtes Tun und Handeln über Jahrzehnte agiert, kam nie in ein Nachdenken, darin innezuhalten, sich selbst zu reflektieren, die eigene Geschichte aufzuarbeiten etc. So verharrte die Gesundheitsversorgung im Nihilismus, stand in ihrer Entwicklung still, war festgefahren. Partizipation gendervarianter Wissenschaftler:innen an internen Debatten um das Thema Geschlecht gab es zu dieser Zeit nicht. Lebende geschlechtliche Varianz, um die es ging und über die geredet wurde, war aus den Kreisen von Expert:innen ausgeschlossen. Hätte die Fachwelt den sogenannten *Betroffenen* damals Gehör geschenkt, hätte sie früher erfahren können, wie vielfältig und individuell geschlechtlich variante Menschen sich in ihrem geschlechtlichen Sein erlebten und dass die so platt gedachte *Geschlechtsumwandlung* zur Anpassung an binäre Normen ein Irrweg war, der in der damaligen Zeit vielen Menschen Schaden angetan hat.

Wichtige Impulse zu diesem Thema gingen seit Ende der 1980er Jahre von den Sozialwissenschaften aus. International bekannt ist Judith Butler (1990), für Deutschland muss Stefan Hirschauer (1993) erwähnt werden. Es ist der Verdienst der Sozialwissenschaften, Geschlecht aus der traditionellen Vorstellung der Zweigeschlechtlichkeit herausgelöst zu haben unter gleichzeitiger Kritik an medizinisch-psychologischen Überzeugungen, die auf dieser Vorstellung fußten (Hirschauer, 1992).

Den Auffassungen von der Zweigeschlechtlichkeit des Menschen stellte sich endlich seit den späten 1990er Jahren eine wachsende-Trans*-Bewegung entgegen, die sich Zug um Zug international organsierte. Mit Beginn des zweiten Jahrtausends formierte sich aus dieser Bewegung heraus der Forschungszweig der Transgender-Studien. Gendervariante Menschen mischten sich nun aktiv in die Verhandlungen um das über sie verhängte und bis in die heutige Zeit andauernde *psychische Störungsbild* ein, kritisierten, dass die klinische Forschung bis auf marginale Aussagen zum Thema *Transsexualität* keine wesentlichen Erkenntnisse zur geschlechtlichen Identität des Menschen – und zwar unter Einbeziehung aller Geschlechter – gebracht hatte. Insbesondere die Suche nach einer Krankheitsursache, einer sogenannten Ätiologie von Transsexualität, ist gänzlich erfolglos geblieben.

Gleichzeitig litten geschlechtlich variante Menschen nicht nur weiter unter Diskriminierungen, sondern auch unter einem medizinischen Versorgungsnotstand. Anfang der 2000er Jahre machten sich deshalb auch in Deutschland geschlechtlich warianten Aktivist:innen und Wissenschaftler:innen bemerkbar[1]. Mit Bezugnahme (unter anderem) auf Judith Butlers Gender-Theorie der Konstruiertheit von Geschlecht, gelang es dem soziologisch-philosophisch geprägten Forschungszweig der Gender-Studien, die Vorstellung der Zweigeschlechtlichkeit des Menschen erfolgreich infrage zu stellen bzw. zu dekonstruieren (Stryker, 2017, 2004). In diese Zeit fällt auch die Veröffentlichung des Minoritätenstressmodells (Meyer, 1995), das die Bedeutung krankheitsfördernder Umweltfaktoren am Beispiel Homosexualität und Bisexualität aufzeigte. Damit wurde der Fokus auf die krankheitsfördernde Wirkung des Gesellschaftssystems mit seinen heteronormativen und zweigeschlechtlichen Grundsätzen auf die Gesundheit von sexuellen Minderheiten gerichtet. Das Minoritätenstressmodell wurde 2009 für die Lebenssituation von geschlechtlich varianten Menschen weitergedacht (Güldenring, 2009).

1 polymorph, (K)ein Geschlecht oder viele? Transgender in politischer Perspektive, Berlin 2002. Vgl. auch das 2012 gegründete Netzwerk Inter_Trans_Wissenschaft, https://www.uni-oldenburg.de/forschung/koordinierte-forschungsprogramme/hlk-queer/tagungen/intertranswissenschaft/ (zuletzt aufgerufen am 10.03.2024). Das Netzwerk ist aus dem wissenschaftlichen Beirat des 2006 gegründeten Transgender Netzwerkes Berlin hervorgegangen, das 2012 eingestellt wurde, http://www.tgnb.de/ (zuletzt aufgerufen am 10.03.2024). Gemeinsam ist beiden Initiativen, Gesellschaft durch Wissenschaft verändern zu wollen und emanzipatorische, nicht-pathologisierende Forschung zu geschlechtlicher Vielfalt zu betreiben.

Die Monopolinstanz der Psychiatrie, Psychotherapie und Sexualmedizin, Varianten der Geschlechtsidentität zu *diagnostizieren*, ist bis heute fester Bestandteil in der Transgendergesundheitsversorgung. Gleichzeitig haben diese Fächer als Gatekeeper immer noch die Schüsselstellung, den Zugang zu Transitionsbehandlungen zu indizieren. Psychiatrie, Psychotherapie und Sexualmedizin müssen sich den Vorwurf gefallen lassen, dass sie ihren Klient:innen eine Selbstbestimmung über ihre Körper und eine eigene Entscheidung zur Frage der Transition nie zugetraut haben. Ihre Selbstüberschätzung, Diagnosen individuellen geschlechtlichen Erlebens von außen stellen zu können, ist eine Peinlichkeit für diese Fächer. Es ist verstörend, dass genau die psychiatrisch-psychologischen Disziplinen, die sich als Expert:innen unbewusster, emotionaler Prozesse ausgeben, nicht in der Lage sind, die Dynamik der Geschlechtsdysphorie als multifaktorielles Geschehen in einem sozialen Gefüge zu erkennen, um allen geschlechtlichen Ausdruckswünschen zurückhaltend, differenziert und wertschätzend zu begegnen.

In vielen Ländern war und ist die Dominanz der Medizin obendrein verschnitten mit dem Zugang zu juristischen Maßnahmen der Vornamen- und Personenstandsregelung (Güldenring, Sauer u. Egener, 2023).

Da stellt sich die Frage, warum es bis heute innerhalb dieser verantwortlichen Wissenschaften immer noch nicht zu einer geschichtlichen Aufarbeitung ihres Handelns gekommen ist. Der Umgang der Wissenschaften mit nicht heteronormativen Menschen muss als menschenrechtsverletzend, zahlreiche therapeutische Konzepte in dieser Zeit als verantwortungslos, ja schädigend bezeichnet werden, insbesondere, wenn die grauenvollen und in verschiedenen Formen durchgeführten Konversionsbehandlungen mit ins Nachdenken einbezogen werden (Nieder, Güldenring, Woellert, Mahler u. Mundle, 2020). Konversionsbehandlungen sind noch ein weiteres Thema, dem sich die Sexualmedizin und Psychiatrie mit Blick auf die eigene Geschichte zuwenden muss, um es aufzuarbeiten. Genau diese Aufarbeitung schauerlicher psychiatrischer Behandlungsmethoden an LGBTIQ+-Menschen zur Anpassung an die Norm in der eigenen Geschichte ist bisher ausgeblieben. Die Medizin hat sich, in ihrem leichtfertigen, oberflächlichen und diskriminierenden Umgang mit sexuellen und geschlechtlichen Minderheiten schuldig gemacht und einer unüberschaubaren Zahl nicht heteronormativer Menschen mit den verschiedensten Konversionstherapien schweren Schaden angetan.

Behandlungsnihilismus

Das Misstrauen gegenüber Psychologie und Medizin führte bei den Behandlungssuchenden zu dem Gefühl, einer therapeutischen Willkür ausgeliefert zu sein. Es schürte Zukunftsängste, Verzweiflung – und Wut! Wut, die immer noch zu spüren ist. Ärzt:innen und Psychotherapeut:innen wurden in der Community zu Gegner:innen erklärt.

In der Gegenreaktion gerieten geschlechtlich variante Menschen in der Medizin in den Verruf, nicht behandelbar zu sein. »Auf so etwas lässt man sich als Analytiker erst gar nicht ein«, so der Leiter eines psychoanalytisch kasuistischen Seminares im Jahr 2004 (Güldenring, 2009, S. 26).

Transsexuelle aber waren schon immer Expert:innen über ihr Empfinden, und genau darin wollten sie ernst genommen werden. Sie wollten nicht zum *Fall* abgestuft werden. Sie wollten sich nicht duckmäuserisch einer willkürlichen Diagnostik, einer alles andere als überzeugend wirkenden, medizinischen Bestimmungsmacht unterwerfen. Sie äußerten ihren Unmut in den Therapien über die, die ihnen gegenübersaßen, und so galten sie in den Augen der Psychomedizin als schwierige Menschen, als *exotische Chaoten.* Und wenn auf solche Patient:innen die Therapieentwürfe nicht passen, dann wird – anstatt das eigene Tun und Handeln, die eigenen Therapiemanuale kritisch zu hinterfragen – von *therapierefraktär*, von psychotherapeutisch *unbehandelbar* gesprochen. Das ist gleichbedeutend mit dem Aus jeder ärztlich-therapeutischen Vertrauensbasis. Die Psychologie/Medizin hat sich so selbst disqualifiziert.

Ihrer eigentlichen Aufgabe der Gesunderhaltung von geschlechtlich varianten Menschen konnte sie nicht gerecht werden. Sie war unfähig, wahrzunehmen, was diese Menschen gebraucht hätten: Nämlich Therapeut:innen, die in der Lage gewesen wären, auf ihre eigenen Ängste vor geschlechtlicher Varianz zu blicken, diese zu überwinden, um wahrnehmen zu können, wie vielfältig individuell geschlechtliches Erleben ist und dementsprechend therapeutisch einer anspruchsvollen kreativen Unterstützung bedarf. Therapeut:innen, die das Vermögen gehabt hätten, jedes *andere Geschlecht* zu achten, sein Ausdrucksbegehren als individuelle Note und existenzielles Bedürfnis wertzuschätzen und dem Individuum durch besondere Weitsicht in einer therapeutischen Begleitung zu einem Höchstmaß an Selbstbestimmung unter den Bedingungen einer oft begrenzenden Umwelt zu verhelfen (Güldenring, 2013, S. 170). Angst vor geschlechtlicher Vielfalt zu überwinden hätte bedeutet, gendervarianten Menschen in ihrem Begehren die Einöde heteronormativen Geschlechts übertreten zu wollen und zu können, begegnen zu können (Güldenring, 2009). Hätte bedeutet, mit einem Dogma der Heilkünste zu brechen, etwas diagnostizieren zu müssen, was nicht objektivierbar und nicht diagnostizierbar ist. Hätte bedeutet, die Entscheidung für körperverändernde Maßnahmen den Menschen selbst zuzutrauen und eine solche Entscheidung mittragen zu können.

Mit Beginn der 1980er Jahre begannen die Ersten, sich gegen die Unterdrückung ihres geschlechtlichen Empfindens zu wehren. Sie hielten die Zustände in Deutschland nicht mehr aus, wollten diesen Minoritätenstress in diesem Ausmaß nicht weiter hinnehmen und endlich gegen die Diskriminierung kämpfen. Sie wollten auch eine Verbesserung der medizinischen Versorgung und die Erweiterung ihrer Rechte.

Doch dieser Anfang war unsagbar schwer und mühsam. Ein Anrennen gegen Windmühlen ohne spürbares Erfolgserlebnis und mit unsäglich vielen Frustrationen, die mürbe machten. Ich möchte diese Situation etwas veranschaulichen:

Es gab eine Handvoll Aktivist:innen, die über das Land verteilt waren. Die Kontaktmöglichkeiten im Vergleich zu heute waren miserabel, es gab keine Vernetzung über Internet, kein Handy, keine SMS etc. Selbst Telefon war in dieser Zeit teuer und kompliziert. Das allererste Ziel war, sich zu finden und irgendwie in einen Austausch zu finden. Über postalischen Weg bildete sich ein kleiner Kreis.

Im Jahre 1981 erschien die Zeitschrift »EZKU – Zeitschrift von Transsexuellen für alle Terraner« (EZKU, 1981–1984) mit einer Auflage von ca. 300 Exemplaren, die in Deutschland, Österreich und der

Schweiz verkauft wurde. Die Initiator:in dieser Zeitschrift gab das Projekt bereits nach zwei Ausgaben wieder auf. Ich übernahm die Redaktion, ahnungslos, was auf mich zukommen würde. Ausgabe drei, vier, fünf und sechs habe ich allein redigiert, in einer kleinen Landwohngemeinschaft in der Nähe von Marburg, mit mechanischer Schreibmaschine, Tipp-Ex und Tuschestiften. Mein Austausch zu anderen geschlechtlich varianten Menschen war marginal. Ich kannte um die fünf bis sechs Personen, die mich aus der Ferne etwas unterstützten. Die meisten geschlechtlich varianten Menschen allerdings mieden jede Form Öffentlichkeitsarbeit, zu groß war die Angst davor, nach dem Outing von dieser Gesellschaft erledigt zu werden. Auch ich hatte diese Angst. Meine Entscheidung zu kämpfen, erwuchs einer tiefen Sehnsucht, dem Wunsch nach freiem Lebensraum, in dem ich Sonne, Wasser und Luft genießen durfte wie alle anderen. Ein unstillbarer Wunsch, der diese Ruhelosigkeit und Energie, die ich hatte, vielleicht erklärt. Ich wollte raus aus der vermieften Luft in den Verstecken, in den Subkulturen und fasste die Entscheidung, mich lieber den Gefahren auszusetzen als mich ein Leben lang zu verhüllen, zu verstellen und mich letztendlich selbst verraten zu müssen.

Eimsbüttel

1982. Ein nebliger Novembertag. Vor einem Wohnblock in Hamburg-Eimsbüttel treffen sich acht Männer in grauen Kurzmänteln mit hochgeschlagenen Krägen, Hüte gegen die Kälte, kleine Handkoffer als Gepäck. Die Szene erinnert an einen Krimi, hat Geruch von Illegalität, von Verbotenem. Die Protagonisten schauen sich verstohlen um, aus Angst, gesehen, entdeckt zu werden.

Die Falltür einer Souterrainwohnung wird hochgeklappt. Die Männer steigen in den unterirdischen Raum hinab, nehmen um einen Tisch herum Platz. Gesprochen wird kaum, jeder kennt seine Rolle, die Abläufe sind streng ritualisiert. Einer nach dem anderen huscht aufs WC in den Raum mit dem Schlüssel, in den Verschlag für Verbotenes, für die geheime Verwandlung. In den Handkoffern befinden sich Kittelschürzen, graue Perücken, ein Lippenstift, etwas Parfüm. Jeder Mann mildert mit der Kleidung sein psychisches Leiden, »im falschen Körper zu stecken«, und dann treffen sie wieder am Tisch zusammen. Ihre ängstlichen Augen wirken nun entspannter, das ein oder andere Gesicht strahlt zart als »Rita, Dietlinde, Johanna, Paula«.

Aus den Taschen holen sie etwas Schnaps, eine Zigarre und sitzen zusammen für einen Lebensmoment als Frauen. Einmal im Monat. Sie erzählen von zu Hause, von den Kindern, der Gattin und von den Verstecken auf den Dachböden, wo sich in verriegelten Kisten ihre Kleidungsschätze befinden, die niemals jemand finden darf.

Die Zuschriften der Leser:innen, die ich während meiner Redaktionsarbeit der Zeitschrift EZKU erhielt, offenbarten ein unglaubliches Ausmaß an psychischem Elend der in Verstecken lebenden geschlechtlichen Vielfalten. Die Briefe waren randvoll mit Verzweiflung, Depressionen, schilderten das aussichtslose Gefangensein in eingeengten Lebensformen bis hin zur Suizidalität. Ich bekam auch Briefe von Operierten, die sich irgendwo auf dem Schwarzmarkt hatten operieren lassen, unglaublich schlecht operiert worden waren und diese Operationsergebnisse beklagten und davor warnen wollten. In dieser Zeit wurde mir klar, welche riesige Dimension heimlicher Geschlechtervielfalt in dieser Gesellschaft in irgendwelchen Verstecken vereinsamte, wie viel höher die Dunkelziffer der Geschlechtsvarianz entgegen offiziellen Statistiken sein musste, und dass die Psychomedizin nicht annähernd in der Lage war, diesen Menschen in ihren sehr besonderen Lebenslagen begegnen und helfen zu können. Und es wurde mir schon in dieser Zeit klar, dass Geschlecht ein Thema aller Menschen ist, und nicht über die Psychopathologisierung mit den damaligen Behandlungsmethoden einer Medizin und Psychologie zu lösen sein würde.

Ich erinnere mich, dass ich unter der Flut von Leserbriefen mit den vielen individuellen Leidensgeschichten – ich war damals 24 Jahre alt – überfordert war und selbst an die Grenzen meiner physischen und psychischen Kräfte geriet. Alles schien so aussichtslos, dunkel, traurig und am liebsten hätte ich die Redaktion hingeschmissen. EZKU erschien mir wie ein Tropfen auf den heißen Stein, ich sah überhaupt keine Chance auf Erfolg. Wo sollte das alles hinführen? Was sollte das alles? Woher auf Dauer die Kraft nehmen, um dieses Ausmaß menschlicher Tragik, die im Verborgenen litt, auszuhalten, ohne selbst Schaden zu nehmen?

Warum ich trotzdem weitergemacht habe, weiß ich heute nicht mehr. Vielleicht war es aus der Not heraus. Vielleicht hielt ich an der illusionären Vision fest, dass es irgendwann einmal besser werden würde in Deutschland.

Unter all den Mühen registrierte ich dennoch, dass EZKU ein vorsichtiges Hoffen bedeutete für die, die seit langen Zeiten darauf warteten, irgendwann von anderen geschlechtlich varianten Menschen zu hören. EZKU vermittelte so die Möglichkeit, sich mit seinem Schicksal nicht länger allein in dieser Welt fühlen und verbergen zu müssen. Kontakte entstanden, vereinzelt und zaghaft, aber es wurden mehr.

Und mühsam ging es weiter. Irgendwann bewiesen Zuschriften, dass die Vernetzung voranschritt. Es dauerte noch, bis sich – ich glaube, es war in Berlin – die erste Selbsthilfegruppe bildete, bald dann auch in anderen Großstädten. In meinen Augen war ein guter Schritt gelungen. Mit der Ausgabe Nr. 6 gab ich die EZKU an Nachfolger:innen ab. EZKU lebte bis Ausgabe Nr. zwölf (1981–1984).

Ein wichtiges Ereignis möchte ich noch erzählen. Vom 30.04. bis 02.05.1982 fand auf Initiative von Pfarrer Dieter Seifert ein »Nichtöffentliches Seminar der Evangelischen Akademie Tutzing zum Thema Transsexualität« statt. 26 Personen, Journalist:innen, Ärzt:innen, sogenannte Betroffene, Jurist:innen, Politiker:innen kamen in Tutzing zusammen, tauschten sich in offenen Gesprächen aus. Ich erlebte die Tagung als wohltuend, in dieser Atmosphäre mit anderen Menschen über variantes geschlechtliches Empfinden frei reden zu können. Wir gingen spazieren, aßen gemeinsam und mussten uns nicht verstellen. Mit Götz Kockott und Wolfgang Eicher erlebte ich Mediziner:innen in ihren Einstellungen gegenüber Geschlechtsdiversivität wertschätzend, verständnisvoll, auf Augenhöhe. Sie hörten zu und waren interessiert für das, was wir zu sagen hatten. Während dieser Tagung fühlte ich mich das erste Mal außerhalb der Subkulturen ernst genommen, ohne Diskriminierung und Vorbehalte. Dies tat insbesondere deshalb gut, weil geschlechtlich variante Personen in dieser Zeit auch von anderen Minderheiten ausgeschlossen wurden. Eine Annäherung z. B. an feministische Gruppen, an die Schwulen- und Lesbenszene etc. war versperrt. Transweibliche Personen wurden Anfang der 1980er Jahre aus Frauenbuchläden und Frauencafés herausgeschmissen. »Männer in Frauenkleidern sind Männer und haben hier nichts zu suchen«, hieß es. Es galt zu verkraften, dass Geschlechtsvarianz einfach überall eine riesige Verunsicherung und Ablehnung auslöste.

Die einzige gesellschaftliche Gruppe, die geschlechtlich variante Menschen vorbehaltlos und mit offenen Armen aufnahm, waren Prostituierte in Berlin. Sie gaben eine eigene Zeitschrift heraus, die *Hydra*, darin boten sie uns Platz für einen eigenen Artikel (Mascha, Nina u. Sarah, 1983). In ihrem Treffpunkt waren geschlechtsvariante Menschen willkommen.

Um die Jahrtausendwende wurde die Community durch Jüngere erweitert, die die Bewegung modernisierten. Sie wollten aus den dort herrschenden, binären Gruppenzwängen, der Stimmungsschwere etc. heraus. Diese junge Generation gab neue Impulse.

Mit der Vernetzungsmöglichkeit über das Internet bekam die Entwicklung einen Schub auf internationaler Ebene. Außerdem tauchten Zug um Zug in allen gesellschaftlichen und beruflichen Positionen geschlechtlich variante Menschen auf und forderten ihr Recht auf Gleichberechtigung und Integration. Mit Beginn des neuen Jahrtausends machten gendervariante Kinder und Jugendliche auf sich aufmerksam, Geschlecht mit seinen Vielfalten wurde zu einem Thema aller Altersgruppen. Eltern und Familien setzten sich für die Bedürfnisse und Rechte ihrer Kinder öffentlich ein, Familien und Paare zeigten sich in allen nur erdenklich individuellen geschlechtlichen Konstellationen. In den letzten Jahren haben sich die unterschiedlichen Gruppen sexueller und geschlechtlicher Minderheiten immer mehr vernetzt, was um die Jahrtausendwende aufgrund der Abgrenzungsbedürfnisse der einzelnen Gruppen noch undenkbar gewesen wäre. In diesem *Friedensschluss* zwischen den Splittergruppen sehe ich einen enormen Fortschritt. Ein Schulterschluss, der stärkte, Kräfte bündelte und Ziele gemeinsam angehen lässt. Zug um Zug wurde die LGBTIQ+-Community politischer, drängte auf Mitsprache, wurde laut, unbequem und dauerhaft sichtbar. Im Jahr 2015 wurde nach vielen Marathonsitzungen mit heftigen Debatten um Inhalte zu geschlechtlicher Varianz der Bundesverband Trans*[2] gegründet,

2 https://www.bundesverband-trans.de

der für die Interessenvertretung von Geschlechtsvarianz in Deutschland mittlerweile eine herausragende Bedeutung hat.

Kurzum, geschlechtlich variante Menschen haben sich in den letzten Jahren innerhalb der Gesellschaft zunehmend Lebensräume mit tendenziell höherer Akzeptanz erkämpft. Sie müssen sich nicht mehr zwingend verstecken. Sie sind im Prozess, immer mehr Platz für geschlechtlichen Freiraum zu öffnen, ohne Staat und Medizin um Erlaubnis fragen zu wollen. Sie folgen ihren tief sitzenden innerseelischen Bedürfnissen, die sie durch nichts in der Welt strangulieren lassen werden.

Free Gender

Ein autobiografisch gefärbter Essay von
Jacqueline Born

»Es ist dein Geist, der die Welt erschafft.«
(Buddha)

Das »Colors« ist neben der »Tanzleila« in Zürich eine der größten Lesben-Partys der Schweiz. Immer am letzten Samstag im Monat reisen hunderte von Frauen aus Bern, Luzern, Zürich, Süddeutschland und dem Elsass nach Basel. Das »Colors« steigt im »Borderline«, einer Party-Location in einer Fabriketage, gleich neben der Kehrichtverbrennungsanlage in der Industriezone nahe der französischen Grenze. Der Parkplatz vor dem »Borderline« wird von der weiß-gleißenden Industriebeleuchtung und den blinkend-roten Warnlichtern des Hochkamins der KVA in ein bizarres Licht getaucht. An verschiedenen Orten entweicht weißer Dampf. Ventilatoren dröhnen. Der Hochkamin schleudert gewaltige Massen weißen Rauchs in den schwarzen Nachthimmel. Die kalte, funktionale Industriearchitektur kontrastiert seltsam mit der Erwartung auf ein warmes, weibliches Fest. Am Eingang schlägt mein Herz höher. Lange Zeit habe ich nicht gewagt, an Women-Only-Anlässen teilzunehmen, aus Angst am Eingang als nicht richtige Frau abgewiesen zu werden. Am Anfang traute ich mich an solche Feste nur in Begleitung von cis Frauen, und es gab zum Glück nie Probleme. Die Zeiten, als das Auftauchen einer trans* Frau in einem Frauenraum noch Grundsatzdiskussionen auslöste, scheinen vorbei zu sein.

Ich genieße das Frausein unter Frauen. Ich gehe in der Masse von 500 tanzenden Körpern auf, atme dieselbe rauch-, schweiß- und östrogengeschwängerte Luft. Ich bin niemand Besonderes, ich bin nur eine Frau unter vielen. Und doch bin ich anders, nicht einmal die einzige mit XY-Genen, denn Maria, Post-OP-TS, ist auch hier. Aber wahrscheinlich bin ich die Einzige mit Penis.

Einige der Anwesenden sind nicht auf Anhieb als Frauen zu erkennen, sondern wirken vielmehr wie junge Schwule oder gar wie Hetero-Männer, mit kurzen Haaren und männlich-lässigen, Raum einnehmenden Körperbewegungen. Da sind auch einige Drag Kings, mit Bart, Krawatte und so weiter. Diese lockere Atmosphäre gefällt mir, denn ich habe auch keine Lust mehr, mich gezwungen weiblich zu verhalten. Ich genieße es, bequem und breitbeinig dazustehen, die Hände lässig in den Taschen meiner Jeans, oder cool an den Tresen gelehnt, die Smirnoff-Ice-Flasche locker in der Hand. Ich genieße die Vorstellung, wie diese Posen mit meinem an diesem Abend sehr weiblichen Styling kontrastieren.

Eine sehr männliche, ja machohafte Aufmachung ist offensichtlich kein Grund, einer cis Frau den Zutritt zum »Colors« zu verwehren. Max, ein trans* Mann, der von mehrjähriger Hormoneinnahme eine männliche Stimme und Bartwuchs bekommen hat und auch schon die Mastektomie hinter sich hat, wird nach anfänglichen Schwierigkeiten auch wieder zugelassen. Die Organisatorin soll ihn gefragt haben: »Hast du einen Schwanz?«, worauf er wahrheitsgemäß mit »Nein« antwortete. »O. K., dann darfst du rein.« Ich bin verunsichert. Ist also das Kriterium für die Zugangsberechtigung zum Women-Only-Event etwa doch das zugewiesene Geschlecht? Alle, die mich kennen, wissen, dass ich einen Penis habe und dass ich nicht beabsichtige, das zu ändern. Ich mache keinen Hehl aus meinem zugewiesenen Geschlecht und anscheinend hat niemand ein Problem damit.

Viele Freund:innen und Bekannte haben sich an das Äquivalent von Trans* und körperlicher Geschlechtsanpassung gewöhnt. Wie ist das zu ertragen, mit einem männlichen Körper als Frau zu leben? Oder bin ich gar nicht trans*? Möchte ich etwa wieder als Mann leben? Anders als früher empfinde ich den Gegensatz zwischen meinem männlichen Körper und meinem weiblichen sozialen Geschlecht nicht mehr so sehr als leidvollen Konflikt. Ich empfinde mich als transzendenten Menschen, der fähig ist, verschiedene Gegensätze in sich zu vereinigen und zu synthetisieren und an der Auflösung dieser Widersprüche zu wachsen. Diese Harmonisierung besteht in der Dekonstruktion der Widersprüche, also im Aufzeigen, dass dieser Widerspruch »Frau mit Penis« kein natürlicher, sondern ein gesellschaftlich konstruierter ist.

»Tu etwas, wovon du dein Leben lang geträumt hast, und du wirst etwas erleben, wovon du dir nicht hast träumen lassen.«

Dieses Motto eines Schweizers, der seinen Lebenstraum verwirklicht und in Singapur einen Zirkus gegründet hat, hörte ich Ende 2000 im Radio. Das hat mich tief beeindruckt und mein Coming-out ausgelöst. Ich war damals 39 Jahre alt. Die Vorstellung, den Rest meines Lebens weiterhin als Mann leben zu müssen, war unerträglich. Eher hätte ich meinem Leben ein Ende gesetzt. Ende 2000 lernte ich »Girls wanna have fun« (GWHF), eine Schweizer Transgender-Organisation, kennen. Die Bekanntschaften und Gespräche mit den »Girls« gaben mir viel Mut und Kraft.

»Du kannst dem Leben nicht mehr Tage geben, aber dem Tag mehr Leben.«

Seit Anfang 2001 lebe ich endlich nur noch als Frau. Ich war erstaunt, wie positiv meine Umgebung meinen Wechsel aufgenommen hat und wie kompetent und verständnisvoll die Leute mit dieser doch eher ungewöhnlichen Situation umgegangen sind – eine Erfahrung, die meine Wahrnehmung der Gesellschaft und mein Menschenbild tiefgreifend verändert hat. 25 Jahre lang quälte ich mich mit Ängsten vor den Urteilen und bösartigen Reaktionen meiner Mitmenschen, um dann zu merken, dass ich mir das alles nur eingebildet hatte und die Gesellschaft viel toleranter ist, als ich es befürchtet hatte. Freund:innen, Bekannte, Arbeitskolleg:innen und Nachbar:innen unterstützten mich und begrüßten mehrheitlich meine Wandlung und die offene und transparente Art, wie ich diese vollzog.

Ich gab die Selbstkontrolle auf, ließ mich einfach fallen, ließ den Dingen freien Lauf. Ich musste, konnte nichts mehr denken. Ich befand mich während mehrerer Wochen in einer Art euphorischer Trance. Ich floss über vor Worten, die ich jahrelang nicht auszusprechen gewagt hatte, und wurde von vielen Händen aufgefangen. Eine Woge von Solidarität begegnete mir. Meine Ängste fielen von mir ab.

Nach 15 Jahren exzessiven Nikotin- und Cannabis-Missbrauchs gab ich von einem Tag auf den anderen das Rauchen auf, ohne jegliche Entzugserscheinungen. Ich wurde erfüllt von Harmonie und Leichtigkeit. Auf einmal fühlte ich mich so unendlich glücklich, und das Leben war plötzlich so lebenswert. Mein Körper, den ich so lange vernachlässigt und missachtet hatte, erschien mir auf einmal so wertvoll, als jene materielle Basis, die mir dieses intensive Erleben, diese Anteilnahme am Leben ermöglichte. Auf einmal konnte ich aus einer unerschöpflichen positiven inneren Energiequelle schöpfen, die mir Kraft gab, all das Kommende durchzustehen.

»Nicht der Homosexuelle ist pervers,
sondern die Situation, in der er lebt.«
(Rosa von Praunheim)

Die Begegnung mit den Gender Studies (Geschlechterforschung) bedeutete für mich eine Wende in der Wahrnehmung von und im Umgang mit Trans*. Was für Homosexuelle gilt, gilt analog auch für trans* Personen. Meine Aufmerksamkeit verschob sich von der eigenen vermeintlich psychopathologischen Veranlagung zur kritischen Auseinandersetzung mit den gesellschaftlichen Mechanismen der Produktion und Wahrnehmung von Geschlecht. Die Beschäftigung mit der Geschlechterforschung und den Queer Studies ist für mich inzwischen eine echte Alternative zur klassischen »Transsexualismus-Therapie« geworden. Die klassische Therapie geht vom unhinterfragten Zwei-Geschlechter-Modell aus, innerhalb dessen die trans* Menschen eine krankhafte Abweichung darstellen, welche über die körperliche Angleichung an das gefühlte und gelebte Geschlecht (gender) behoben wird. Die Queer Studies kritisieren die herrschende Norm der geschlechtlichen Dichotomie, welche die natürliche Geschlechtervielfalt auf zwei Kategorien reduziert und Abweichungen markiert und pathologisiert, und bieten somit einen politischen Ansatz für den Umgang mit Trans*.

»Man wird nicht als Frau geboren, man wird es.«
(Simone de Beauvoir)

Mit ihrem Buch »Das andere Geschlecht« legte Simone de Beauvoir 1949 den Grundstein für ein Verständnis von Geschlecht, das nicht das Natürliche, sondern das Gewordene, Soziale in den Vordergrund stellt. Die feministische Geschlechterforschung hat gezeigt, wie Geschlecht als eine soziale Konstruktion etabliert wird, als ein Konglomerat von Körperbildern, Rollenvorschriften, Bedeutungen, Bewertungen, Rechten und Pflichten. Zum sozial konstruierten Geschlecht gehört auch dessen Naturalisierung, also die künstlich hergestellte Überzeugung, dass die Geschlechter natürlich und biologischen Ursprungs sind.

»Diese im allgemeinen konstruierten Akte, Gesten und Inszenierungen erweisen sich insofern als performativ, als das Wesen oder die Identität, die sie angeblich zum Ausdruck bringen, vielmehr durch leibliche Zeichen und andere diskursive Mittel hergestellte und aufrechterhaltene Fabrikationen/Erfindungen sind.«
(Judith Butler)

Judith Butler, Gender-Theoretikerin aus den USA, bestreitet die Existenz einer essenziellen, das heißt von Geburt an natürlich gegebenen Geschlechtsidentität, die sich in den Handlungen, Gesten und im Sprechen der Menschen in Abhängigkeit vom biologischen Geschlecht ausdrückt. Vielmehr beschreibt sie, wie bei der Geburt des Kindes als Allererstes seine Geschlechtszugehörigkeit durch die logische Zuordnung zu einer der beiden Geschlechtskategorien aufgrund seines anatomischen Geschlechts initiiert wird. Im Verlauf des Lebens wird das Gefühl der Geschlechtszugehörigkeit durch ritualisierte Wiederholung von Konventionen erzeugt. Die fortdauernde Performanz der Geschlechtszugehörigkeit, das sogenannte »doing gender«, erzeugt rückwirkend die Illusion einer natürlich gegebenen Geschlechtsidentität als Mann oder Frau. Gemäß Butler ist Performanz die ununterbrochene, alltägliche Selbstdarstellung als Mann oder als Frau, und zwar nicht als Ausdruck eines inneren Geschlechterkerns, sondern umgekehrt, als ritualisierte Wiederholung von Verhaltensvorschriften, welche auf die Dauer eine als natürlich empfundene Geschlechtsidentität in die Psyche der Menschen einschreibt. Oder mit Karl Marx' Worten ausgedrückt: Das gesellschaftliche Sein bestimmt das Bewusstsein.

> 1. Eine Person gehört einem und nur einem Geschlecht an.
> 2. Eine Person gehört einem Geschlecht ein Leben lang an.
> 3. Das Geschlecht hat eine körperliche Basis, d. h., wenn eine Person in einem Geschlecht lebt, darf ihr Körper nicht dem des anderen Geschlechts ähnlicher sein als dem Körper des Geschlechts, in dem sie lebt.
>
> (Gesa Lindemann)

Das alltägliche Verständnis von Geschlecht folgt diesen drei von Gesa Lindemann formulierten Grundannahmen der modernen Zweigeschlechtlichkeit. Das Phänomen, dass sich Menschen zu einem anderen als dem ihnen aufgrund ihrer Anatomie zugewiesenen Geschlecht zugehörig fühlen und in der Rolle eines anderen als des biologischen Geschlechts leben, gibt es in allen Kulturen und gab es zu allen Zeiten und in verschiedenen Erscheinungsformen und Ausprägungen. Dementsprechend gibt es verschiedenste Benennungen für dieses Phänomen: Inversion, Berdache, Hijra oder etwa Drittes Geschlecht.

»Transsexualität« als medizinische und juristische Kategorie wurde aber erst Mitte des 20. Jahrhunderts eingeführt. Diese Kategorie wird zugleich dazu verwendet, Geschlechtswechsel in den modernen Gesellschaften zu regulieren. Geschlechtlich abweichende Verhaltensweisen, die auf den ersten Blick als Ausnahme zum klassischen Verständnis von Geschlecht wirken, werden so gedeutet, dass die zweigeschlechtliche Ordnung schlussendlich bestätigt und verfestigt wird. Das Konzept des »Transsexualismus« beruht auf dem Konzept der Zweigeschlechtlichkeit. So unterstützt »Transsexualität« die zweigeschlechtliche Ordnung, indem Erstere ohne die Letztere gar nicht denkbar wäre. Der Zustand der »gegengeschlechtlichen« Identifizierung wird als krankhafte Störung begriffen, womit die »eigengeschlechtliche« Identifizierung als gesund und normal gewertet wird. Schon der Begriff »gegengeschlechtliche Identifizierung« transportiert die zweigeschlechtliche Ideologie, indem das Präfix »gegen« zwei oppositionelle Geschlechter impliziert und keine anderen Identifikationen als die eigengeschlechtliche und die gegengeschlechtliche zulässt. Die frühere juristische Praxis, Vornamens- und Personenstandsänderung erst nach der Genitaloperation zuzulassen, unterstützte die biologistische Vorstellung, dass Geschlecht die natürliche Konsequenz der Anatomie ist.

»Ich bin keine Frau.«
(Monique Wittig)

Als Feministin interpretiere ich die Genitaloperation gleichzeitig als Konsequenz und produktive Funktion des Sexismus. Den Begriff Sexismus verstehe ich wörtlich, im Sinne eines geschlechtlichen Biologismus, nämlich als Glaube an die ontologische Bedingtheit von Geschlecht (gender) durch das körperliche Geschlecht (sex). Biologismen, das heißt Diskriminierungen aufgrund körperlicher Merkmale wie Ethnie (»Rasse«), Alter, Behinderung oder Geschlecht, produzieren immer gesellschaftliche Ausschlüsse und damit soziale Ungerechtigkeit und menschliches Leid. Historisch gesehen, beruhen totalitäre Regimes (Nazi-Faschismus, Apartheid etc.) oftmals auf biologistischen Ideologien. Deshalb lehne ich medizinische Maßnahmen, die auf eine Angleichung des Körpers an die Morphologie des gegengeschlechtlichen Körpers abzielen und somit eine sexistische Argumentation unterstützen, aus politischen Gründen ab. Eher möchte ich zu den durch Biologismen Ausgegrenzten gehören, als mit einem sexistischen System zu kollaborieren. »Frauen sind eine Erfindung des Patriarchats«, sagt Monique Wittig, und in diesem Sinn verzichte ich auch darauf, diese patriarchale, sexistische Fantasie zu verkörpern.

»Erst wenn der letzte Baum gerodet,
der letzte Fluss vergiftet, der letzte Fisch gefangen ist,
werdet ihr feststellen, dass man Geld nicht essen kann.«
(Indianische Prophezeiung)

Ökofeministinnen wie Vandana Shiva und Maria Mies haben aufgezeigt, wie das Verhältnis der Männer zur Natur im Allgemeinen von Gewalt, Herrschaft und Aneignung geprägt ist. Unter Natur ist sowohl die natürliche Umwelt als auch der menschliche Körper zu verstehen. So, wie viele Männer die Umwelt als Feind betrachten, den es zu bezwingen, zu unterwerfen, zu kontrollieren und auszubeuten gilt, so betrachten sie ihren eigenen Körper ebenfalls als ein zu beherrschendes Instrument und Werkzeug. Die um durchschnittlich sechs Jahre niedrigere Lebenserwartung der Männer ist zu einem erheblichen Teil durch diesen entfremdeten, distanzierten Umgang mit ihrem Körper verursacht.

Die somatische Transsexualismus-Therapie folgt einem »männlichen Prinzip«, sie unterliegt einem eindimensionalen, reduktionistischen Ansatz, ist eine Methode der männlichen Allmachtsfantasie, ein Krieg gegen den eigenen Körper, ein Weg der Unterwerfung des Körpers durch Gewalt, Zerstörung und Verstümmelung. Die chemischen und chirurgischen Eingriffe bedeuten eine massive Verletzung der körperlichen Integrität zugunsten der Aufrechterhaltung des Zwei-Geschlechter-Systems. Die typische trans* Vorstellung vom falschen, fehlerhaften, unvollkommenen Körper, in dem die Seele wie in einem Gefängnis eingesperrt ist, entspricht der patriarchalen Überzeugung von der rohen, primitiven, unvollkommenen Natur, welche die Kultur begrenzt, bedroht und terrorisiert. Beispiele für solche patriarchalen Strategien zur Kultivierung der Natur gibt es zuhauf: begradigte, in betonierte Kanäle gezwungene, zu Kloaken umfunktionierte Flüsse; jahrtausendealte, von Stauseen überflutete Kulturen mit Millionen von Flüchtlingen; zu Zeitungspapier und Essstäbchen geschredderte Urwälder; entwässerte und zu Gartentorf verarbeitete Moore; verwüstete und verdorrte Kontinente; vertriebene und ausgelöschte Völker. Der Versuch, die Geschlechtskörper zu bändigen, zu korrigieren und zu instrumentalisieren, entspringt exakt derselben reduktionistischen Logik: Die Kontrolle über die

Konstruktion Geschlecht wird erlangt, indem seine Komplexität auf einen trivialen Sachverhalt reduziert wird, nämlich auf die Anatomie des Körpers, während gleichzeitig die repressiven sozialen Konstruktionsprozesse und die patriarchalen Interessen der hierarchischen Geschlechterstruktur verschleiert werden.

> »Die Rückgewinnung des weiblichen Prinzips heißt:
> Den Respekt für das Leben in der Natur und das Leben
> in der Gesellschaft wieder ins Leben zu rufen.«
> (Vandana Shiva)

Analytische Erkenntnis kann das Ganze nicht wahrnehmen, ohne es zu zerteilen. Die Dualismen, die unsere Welt durchziehen, sind Instrumente patriarchaler Herrschaft, indem sie alles nicht nur analytisch, sondern auch normativ unterteilen in das Eine (richtige, normale, herrschende) und das Andere (davon abweichende, unterworfene) und auf diese Weise eine hierarchische Ausbeutungsstruktur etablieren. Gemäß dem ökofeministischen Ansatz wird Heilung durch das Wiederzusammenfügen der durch die männlich-reduktionistischen Erkenntnis- und Aneignungsprozesse zerschlagenen, zerteilten Ganzheiten erzielt.

So ist auch die Geschlechtertrennung als Dualismus im Interesse patriarchaler Vorherrschaft zu verstehen. Orientierung an ökofeministischen Prinzipien bedeutet, mich selbst wieder als Ganzheit zu begreifen, eingebettet in eine Ganzheit und verbunden mit allem. In diesem Sinne lebe ich mein Transsein als Erweiterung meiner Persönlichkeit um weibliche Komponenten, ohne dabei die männlichen Anteile zu unterdrücken. Die Heilung erfolgt durch die Ausdehnung und Erweiterung der Grenzen meines Selbst und dem Wiedereinschluss der durch den reduktionistischen Prozess der Geschlechtwerdung abgetrennten Teile.

Aus der Überschreitung der Entweder-oder-Logik entstehen neue Geschlechter. Wie Lesben, Schwule und Bisexuelle, so stellen auch trans* Frauen und trans* Männer, Androgyne und Intergeschlechtliche eine Bereicherung der Geschlechterlandschaft dar. Wie die Artenvielfalt die Basis für den Fortbestand ökologischer Systeme bildet, so ist auch Geschlechterdiversität als Reichtum einer Gesellschaft zu werten und zu respektieren.

Analog der Behandlung von Intergeschlechtlichkeit sehen die Richtlinien für die Behandlung von »Transsexualität« allerdings die größtmögliche Angleichung an das Zielgeschlecht vor. Die Herstellung von Uneindeutigkeit wird peinlichst vermieden. Diese Tendenzen weisen große Parallelen mit den aktuellen Entwicklungen in der Ökologie auf. Analog dem alarmierenden Rückgang der Artenvielfalt der globalen Flora und Fauna entsteht eine Monokultur der Geschlechter unter der Kontrolle hegemonialer patriarchaler Instanzen.

»Insofern die Produktion menschlichen Lebens
und menschlicher Lebens- und Arbeitsfähigkeit
die notwendige Voraussetzung aller Produktionsweisen
und -formen ist, werden wir sie Subsistenzproduktion
oder Produktion des Lebens nennen.«
(Maria Mies)

Transgender hat heute den Charakter einer Ware angenommen, die dem Verwertungsprozess der kapitalistischen Warenökonomie einverleibt wurde. Dabei stellen die durch den Verkauf der medizinischen und kosmetischen Dienstleistungen erwirtschafteten Gewinne vermutlich einen eher geringen Anteil dar. Viel bedeutender sind die durch die Verwertung von Trans* in den Massenmedien und durch die trans* Prostitution und Pornografie erzielten Profite.

Der größte Vorteil, der der kapitalistischen Wirtschaft von Trans* erwächst, ist jedoch der bereits angeführte Effekt der Reproduktion der herrschenden Geschlechterordnung. Das hierarchische Zwei-Geschlechter-System ermöglicht die Ausbeutung der Frauen durch die Aneignung der nicht entlohnten weiblichen Reproduktionskraft, das heißt der vornehmlich den Frauen zugeteilten Arbeiten der häuslichen Sphäre wie Schwangerschaft und Gebären, Produktion, Verarbeitung und Vorbereitung von Nahrungsmitteln, Kleidung, Hausbau, Putzen sowie die Befriedigung von emotionalen und sexuellen Bedürfnissen (vgl. Konzept der »Hausfrauisierung der Arbeit« von Werlhof, Mies u. Bennholdt-Thomson, 1988).

»Alle Menschen sind frei und gleich an Würde und Rechten geboren. Sie sind mit Vernunft und Gewissen begabt und sollen einander im Geiste der Brüderlichkeit begegnen.«
(Allgemeine Erklärung der Menschenrechte, Artikel 1)

Ich bin mir bewusst, dass ich stark dazu neige, Frauen zu idealisieren und den Männern die Schuld für alles Übel in dieser Welt zuzuschieben. So könnte mein Text als radikales, männerfeindliches Pamphlet im Stil des »Manifest der Gesellschaft zur Abschaffung der Männer« der Andy-Warhol-Attentäterin Valerie Solanas gelesen werden. Deshalb möchte ich an dieser Stelle präzisieren: Wenn ich vom männlichen Prinzip spreche, so meine ich damit ein Konzept, ein Wertesystem, ein Bündel von bestimmten, als männlich gedeuteten, Denk- und Verhaltensmustern, die statistisch gesehen bei Männern häufiger vorkommen als bei Frauen. Es ist nicht so, dass alle Männer, und schon gar nicht in vollumfänglichem Ausmaß, das männliche Prinzip vertreten. Auch die Frauen leben und unterstützen die patriarchale gesellschaftliche Grundordnung mehr oder weniger und erfüllen damit eine soziale Rolle, die im Feminismus unter dem Begriff der »Mittäterschaft« thematisiert wird. Ich bin nicht der Meinung, dass das männliche Prinzip irgendwie minderwertiger oder schädlicher als das weibliche Prinzip sei, sondern dass es sich um unterschiedliche Zugänge zur Welt handelt, die beide ihre Berechtigung und ihren Nutzen haben.

Meine Kritik richtet sich gegen das Patriarchat, verstanden als die Dominanz des männlichen Prinzips über das weibliche Prinzip zugunsten der männlichen Bevölkerung. Der Artikel 1 der »Allgemeinen Erklärung der Menschenrechte« der Vereinten Nationen (s. obiges Zitat) mag als Beispiel für diese androzentristische Grundhaltung dienen: In dieser universalen Gleichheitsnorm wird Brüderlichkeit, und nicht etwa Menschlichkeit oder gar Schwesterlichkeit, zum Prinzip der Gleichheit unter Menschen erhoben. Schlussendlich sind ja beide, Männer und Frauen, sowohl Täter als auch Opfer patriarchaler Strukturen. Ich wünsche mir, dass mein Text als ein Plädoyer für die Ausgewogenheit der menschlichen Qualitäten und gesellschaftlichen Werte begriffen wird.

»Der Weg ist das Ziel.«
(Konfuzius)

Mein alternativer Weg besteht in der praktischen und konsequenten Anwendung ganzheitlicher, ökofeministischer, queerer und spiritueller Ansätze. Ausgangspunkt ist ein alternatives, feministisches Frauenbild. Meine Frauenvorbilder sind gewaltfrei, lebensbejahend, innovativ, progressiv, kritisch, intelligent, emanzipiert, bewusst, mächtig, engagiert, selbstbestimmt, queer. Die aktuelle Transsexualismus-Therapie widerspricht diesen Idealen. Sie entmündigt den trans* Menschen, hinterlässt ihn/sie als ohnmächtiges, unterworfenes, missbrauchtes Werkzeug der patriarchalen Gender-Maschine. So kommt es, dass ich mich näher bei meinem Frauenideal positioniere und somit – scheinbar paradoxerweise – mehr als Frau fühle, wenn ich auf medizinische Eingriffe verzichte und meinen Körper so männlich belasse, wie er ist, als wenn ich mich den sexistischen, medizinischen Prozeduren unterwerfen würde. Ich bin und werde Frau, indem ich (körperlich) Mann bleibe.

Mich einem klinischen System auszuliefern, das in Anspruch nimmt, mich zur Frau machen zu können, und in diesem Anspruch von der Justiz legitimiert wird, widerspricht meiner Überzeugung von Selbstbestimmtheit in Bezug auf mein Leben und meinen Körper. Nur ich selbst besitze die Kompetenz, die »geschlechtliche Existenzweise« zu entwickeln, die für mich stimmt und aus welcher heraus ich mich in verantwortungsvoller Weise für die Erhaltung von Leben auf dem Planeten Erde einsetzen kann.

»Wer glaubt etwas zu sein, hat aufgehört etwas zu werden.«
(Chinesische Weisheit)

Wenn ich für das Recht auf geschlechtliche Selbstbestimmung plädiere, so meine ich keineswegs die Freiheit, eines der beiden zur Verfügung stehenden Geschlechter zu wählen. Vielmehr verstehe ich darunter den Prozess der geschlechtlichen Dekonstruktion, der Emanzipation von der Kategorie Geschlecht. Nicht genau ein Geschlecht sein zu müssen, entlastet und befreit mich, schafft einen

Zustand von Wohlbefinden und wirkt insofern letztlich heilend. Es geht nicht darum, mich zu finden, also quasi eine angeblich mir bereits innewohnende Essenz aufzuspüren und zu befreien, sondern mich zu erfinden, das heißt, mein Selbst im Spannungsfeld von gesellschaftlichen Ansprüchen, persönlichem biografischem Erbe, biologisch-körperlicher Grundlage, bewusst reflektierter und angenommener Moral- und Wertvorstellungen und im Einklang mit Natur und Mitwelt zu konstruieren.

»Im Anfang war das Wort, und das Wort war bei Gott,
und Gott war das Wort. Im Anfang war es bei Gott.
Durch das Wort ist alles geworden, und nichts,
was geworden, ward ohne das Wort. In ihm war das Leben,
und das Leben war das Licht der Menschen.«
(Johannes-Evangelium 1, 1–4: »Johannesprolog«)

Die Aussage des radikalen Konstruktivismus, dass Worte die Wirklichkeit nicht repräsentieren, sondern erschaffen, steht in einer uralten Tradition von magischen Ritualen, die mit Zaubersprüchen, Gebeten, Verwünschungen oder Segnungen arbeiten. Verschiedene Methoden, wie die Autosuggestion nach Coué oder das positive Denken nach Murphy, arbeiten nach demselben Prinzip, in dem Wissen, dass jedes gedachte, gesprochene oder geschriebene Wort seine Wirkung entfaltet und die Tendenz hat, sich zu verwirklichen.

Die Methoden des radikalen Konstruktivismus und der Systemik versetzen mich in die Lage, einen positiven gestaltenden Einfluss auf mein Selbst und meine Mitwelt nehmen zu können. Der Weg, mich selbst und meine Welt zu erschaffen, verläuft über Begriffe, Namen und Texte.

Der Begriff »trans* Frau« beispielsweise setzt mich mit den biologischen Frauen gleich und setzt mich gleichzeitig von ihnen ab. Über die Identität der trans* Frau eröffnet sich ein Feld der geschlechtlichen Gestaltungsfreiheit. Als trans* Frau muss ich nicht auf der körperlichen Ebene mit biologischen Frauen konkurrieren, muss mich für meinen männlichen Körper nicht schämen, denn er ist es, der gerade die Spezifität der trans* Frau ausmacht.

Der Ausdruck »Transgender« expliziert die transgressive Bewegung und verweist auf einen Ort irgendwo zwischen den Geschlechtern. Er verzichtet auf die Zuordnung zu einem Geschlecht, ohne jedoch die Kategorie Geschlecht zu verwerfen. Die Bezeichnung und Identität »Postgender« geht noch weiter. Sie verweist auf eine zukünftige Haltung, welche die Kategorie Geschlecht überwunden hat, und nimmt damit die angestrebte geschlechtliche Autonomie vorweg.

Als deutsche Staatsangehörige konnte ich glücklicherweise meinen Vornamen gemäß dem Deutschen Transsexuellengesetz ändern. Dies hat mir zweifelsfrei eine große Erleichterung verschafft, meinen Alltag als trans* Frau zu leben, und hat mich wesentlich vom Druck der Genitaloperation entlastet.

Früher war es in der Schweiz nicht möglich, einen Vornamen zu wählen, der ein anderes als das biologische Geschlecht bezeichnet. Die Vorstellung, dass der Vorname etwas über die geschlechtliche Anatomie der Person aussagen muss, ist bei näherer Betrachtung absurd. Dass jeder Mensch ausgerechnet seine primären Geschlechtsteile im Vornamen tragen muss, ist nur durch den herrschenden Sexismus zu erklären. Aber wieso nicht auch noch Blutgruppe, Hautfarbe oder andere spezifische genetische Eigenschaften? Ich bin überzeugt, dass ein Recht auf freie Vornamens- und Personenstandsänderung einen erheblichen Rückgang der Anzahl von Genitaloperationen zur Folge hätte.

Die Sprichwörter und Zitate, die sich in meinem Text verstreut finden, stellen übrigens eine Art von Mantras dar, die mich in verzweifelten Situationen trösten und mir immer wieder helfen, eine Haltung von Klarheit und Bewusstsein einzunehmen.

Und ganz im Geist des radikalen Konstruktivismus ist der vorliegende Text nicht als Beschreibung, sondern als die »Erschreibung« meiner Person zu verstehen. Der Prozess des Schreibens und Redigierens verläuft parallel mit der Erschaffung und Gestaltung meines Selbst, als ein kreativer Fluss reflexiver Interaktionen zwischen Text und Wirklichkeit.

»Wo Gott dich hingesät hat, da sollst du blühen.«
(Afrikanisches Sprichwort)

All diese vernünftigen Erörterungen sollen nicht darüber hinwegtäuschen, dass hier auch viele Emotionen im Spiel sind, die sich durch das theoretische Wissen nicht einfach überspielen lassen. Mein alternativer Weg ist denn auch ganz stark ein Prozess tiefster Trauer, ein Loslassen, ein Abschiednehmen von der Vorstellung und dem Wunsch, jemals auch biologisch Frau zu sein. Mich mit der mir gegebenen biologischen Basis abzufinden und meinen Körper in den Grundzügen anzunehmen, darin besteht die eigentliche Herausforderung. Schwer zu sagen, wieso mir dies so schwerfällt. Immer wieder überfällt mich diese typische trans* Trauer oder Verzweiflung über meinen nichtweiblichen Körper, erlebe ich die Momente, in denen ich meinen Körper als deformiert, monströs und krank wahrnehme und mich nach einer »normalen« weiblichen Anatomie sehne.

Vielleicht kann ich mich im Vergleich zu anderen trans* Frauen geradezu glücklich schätzen. Denn ich bin mit 1,93 Meter Körpergröße ja schon als Mann überdurchschnittlich groß, also wirke ich als Frau geradezu riesenhaft, was mir das Passing erschwert. Aber für dieses Problem gibt es keine medizinische Lösung. So komme ich gar nicht erst in Versuchung, mir von einer Genitaloperation Hilfe zu versprechen. Was mir hingegen hilft, ist das Wissen über den sexistischen, gesellschaftlichen Geschlechterdiskurs, der bestimmte geschlechtliche Idealkörperbilder in unsere Vorstellungswelten und Wahrnehmungsmuster einpflanzt und affektiv verankert. Diese emo- tionale Verankerung der leiblichen Selbstwahrnehmungsmuster ist es, die den Veränderungsprozess so schmerzhaft und langwierig macht. Mein Körper ist eigentlich gesund, besser gesagt: ziemlich schmerzfrei, weitestgehend funktionstüchtig und leistungsfähig, durchschnittlich kräftig und normal intellektuell begabt. Mein Leiden entsteht durch die schmerzvolle Wahrnehmung der Abweichung meiner Körperform in Bezug auf das von mir begehrte Eigenkörper- ideal als Frau und die daraus resultierenden eingeschränkten Mög- lichkeiten alltäglichen Erlebens, wie etwa einer weiblichen Sexualität, Menstruation, schwanger zu werden und zu sein, Kinder zu kriegen und zu stillen.

Dieses Leiden am Nichtidealkörper ist eine Erfahrung, die ich mit vielen biologischen Frauen teile, die ebenfalls diesem Druck der Schönheitsideale und der Norm vom Kinderkriegen unterworfen sind. Frauen, denen aufgrund einer Krebserkrankung Brüste, Eierstöcke oder Gebärmutter entfernt wurden oder die aus anderen Gründen keine Kinder kriegen können, leiden oft unter ähnlichen existenziellen Zweifeln, was ihr Frausein betrifft, wie trans* Frauen.

Das Bewusstsein über die gesellschaftliche Konstruiertheit dieses Körperideals ist mir ein mächtiges Werkzeug, um mein Leiden zu beenden, indem ich lernen kann, dieses Sehnen nach dem Idealkörper zu relativieren und mich mit dem mir Gegebenen zu versöhnen und Frieden zu schließen.

> »Lieber Gott, gib mir die Gelassenheit, hinzunehmen, was ich nicht verändern kann, gib mir den Mut, zu verändern, was ich verändern kann, und gib mir die Weisheit, das eine vom andern zu unterscheiden.«
> (Reinhold Niebuhr)

In der Rückschau betrachtet, habe ich mich die letzten Jahre intensiv damit beschäftigt, den Anspruch des sogenannten Gelassenheitsgebets des deutsch-amerikanischen Theologen Reinhold Niebuhr zu verwirklichen. Diesen Spruch auf Geschlecht und Trans* anzuwenden, bedeutet für mich: Ich kann *sex* von *gender* unterscheiden und lerne mein körperliches Geschlecht mit Gelassenheit hinzunehmen, so wie es mir auf diese Welt mitgegeben wurde, und ich bin dabei, Kompetenzen in der Gestaltung und Konstruktion meiner geschlechtlichen Existenzweise zu erlangen.

So hat für mich der Begriff »Transsexualität« kaum mehr die Bedeutung von »das körperliche Geschlecht wechseln«, sondern »das körperliche Geschlecht zu transzendieren«, also alle dem körperlichen Geschlecht zugeschriebenen Bedeutungen und Rollenerwartungen hinter mir zu lassen und mich von der hegemonialen, hetero- und cis-sexistischen Bedeutungsökonomie zu emanzipieren. Es gilt, dieser Welt nicht noch mehr Probleme und Leid hinzuzufügen, sondern meine Existenz in den Dienst einer friedlichen und liebevollen Welt zu stellen. Ich kann einen Beitrag dazu leisten, indem ich meinen trans* Zustand als Talent betrachte und mich in einem positiven und befreienden Sinn in die gesellschaftliche Entwicklung einbringe.

Gendertheoretische Aspekte der Transidentität

Ich habe in diesem Buch immer wieder von der Irritation, der Verunsicherung, ja von dem Gefühl des Bedrohtseins gesprochen, das viele cis Personen bei der Konfrontation mit Transgendern erleben. Diesen Gefühlen liegt die *Angst* zugrunde, in der Gewissheit, dass es zwei – und nur zwei binäre! – Geschlechter gibt, nämlich Frauen und Männer, erschüttert zu werden (vgl. Lindemann, 1993 und den Beitrag »Free Gender« von Jacqueline Born in diesem Buch). Wann immer diese und andere soziale »Selbstverständlichkeiten« erschüttert werden, versucht die Mehrheitsgesellschaft mithilfe von »Normalisierungsstrategien« (Hirschauer, 1993) die »Normalität« der Zweigeschlechtlichkeit zu schützen und die erlebte Irritation abzuwehren.

Besonders brisant ist die Situation derzeit in Bezug auf das Thema der Nichtbinarität, stellt diese Identität die Vorstellung der Binarität der Geschlechter doch nochmals radikaler infrage als die bisher in der Mehrheitsgesellschaft eher bekannte Form der binären Transidentität. Offensichtlich lösen nichtbinäre Menschen allein durch ihre Existenz extreme Angst von cis Personen vor dem Verlust der »Selbstverständlichkeit« aus, dass es nur zwei voneinander eindeutig abgrenzbare Geschlechter gibt. Dies dürfte der Grund für die vehemente Ablehnung sein, die nichtbinäre Personen in der Gegenwart im öffentlichen, und zum Teil sogar im fachlichen Diskurs und in der trans* Community erfahren.

Wie Schütz (1971) und andere nachgewiesen haben, sind Alltagstypisierungen (zu denen auch die Wahrnehmung von Menschen als Frau *oder* Mann gehört) sehr resistent gegen Erfahrungen von »Anomalien«, also bezüglich Abweichungen von der erwarteten Norm. Um nicht quälender Unsicherheit ausgesetzt zu sein, die durch die Auflösung von vertrauten Strukturen und Konzepten ausgelöst würde – so beispielsweise durch die Infragestellung der Vorstellung von binären Geschlechtern –, setzen wir einen »Immunschutz« (Hirschauer, 1999, S. 336) ein, der befremdliche, nicht in unser übliches Wahrnehmungsraster passende Wahrnehmungen aussortiert. Neben dieser dadurch entstehenden erhöhten Wahrnehmungsschwelle können im Umgang mit Transgendern auch »höfliches« Übersehen, das Totschweigen oder das implizite Umdeuten von Verhaltensweisen zugunsten des »Normalen« als Normalisierungsstrategien eingesetzt werden.

Auch die trans* Personen selbst beurteilen sich als Angehörige unserer Kultur nach den von ihnen wie uns allen verinnerlichten kulturellen Normalitätsstandards und erleben in sich selbst auch den Konflikt, den Außenstehende im Umgang mit ihnen spüren. Transgender empfinden deshalb zumindest in gewissen Phasen ihrer Auseinandersetzung mit ihrer Identität selbst eine tiefe Verwirrung angesichts der Frage, wer sie denn eigentlich sind. Mann oder Frau? Diese Fragen stellen sich vor allem nichbinäre Menschen.

Oft sind sich Transgender bereits in Kindheit und Jugend ihrer Transidentität bewusst und teilen sie ihrer Umgebung mit. Das heißt, die Normalisierungsstrategien von innen und außen brechen oft schon früh mehr oder weniger zusammen. Dennoch braucht es, wie ich bei der Schilderung des Transitionsprozesses in diesem Buch beschrieben habe, mitunter noch etliche Jahre, unter Umständen – zumindest in der Vergangenheit – sogar Jahrzehnte, bis Transidente aus diesem unerträglichen Zwiespalt ausbrechen, indem sie ihn der Umgebung mitteilen und bei Fachleuten Hilfe suchen.

Dies ist der Moment, in dem der Konflikt an »spezialisierte Normalisierungsinstanzen« (Hirschauer, 1993, S. 339) delegiert wird. Psycholog:innen und Psychiater:innen, Endokrinolog:innen, Urolog:innen, Chirurg:innen, Gynäkolog:innen und die Professionellen anderer Disziplinen, bis hin zu den Jurist:innen, werden als Vertreter solcher Normalisierungsinstanzen, als »hauptamtliche Legitimatoren für die Erhaltung einer Sinnwelt« (Berger u. Luckmann, 1980, S. 126) in Anspruch genommen.

Diese Fachleute definieren die Transidentität als »Anomalie« (so spricht die ICD-10 denn ja auch von einer »*Störung* der Geschlechtsidentität«) und ermöglichen es dadurch der Mehrheitsgesellschaft, sich, von den Transgendern abgrenzend, ihrer eigenen »Normalität« zu vergewissern. Hierin liegt wohl auch ein Hauptgrund dafür, dass Transidentität ein die Öffentlichkeit weithin bewegendes, affektiv hoch besetztes Thema ist, wie wir es in Deutschland besonders bei der Diskussion um das Selbstbestimmungsgesetz erlebt haben. Man kann durchaus so weit gehen wie Hirschauer (1999, S. 347) zu sagen, dass Transgender durch ihre »Personifikation des Fremden dem Publikum die Gelegenheit einer Selbstvergewisserung durch Distinktion« bieten.

Die Verunsicherung dadurch, dass eine dem männlichen Geschlecht zugewiesene Person sagt, sie *sei* eine Frau, und eine dem weiblichen Geschlecht zugewiesene Person sagt, sie *sei* ein Mann, wird weitgehend aufgehoben, indem die betreffenden Menschen der Kategorie »Geschlechtsanomalien« zugewiesen werden können und die Fachleute der verschiedenen Disziplinen ihnen »helfen«, dem »richtigen« (von den trans* Personen empfundenen) Geschlecht angeglichen zu werden. Damit ist das Prinzip der Binarität gleichsam »gerettet« und die alte Ordnung von zwei – und nur zwei voneinander getrennten – Kategorien, »Frauen« und »Männer«, wiederhergestellt. So werden die »Geschlechtsanomalien« zu »Stützkonstruktionen der Zweigeschlechtlichkeit« (Hirschauer, 1999, S. 347). Im gleichen Sinne spricht Schachl (1997) davon, dass trans* Personen mittels der Operation »in der Nähe des Normalen verschwinden« (S. 287), und kommt zum Schluss: »Durch das gesellschaftliche Zurechtschneiden von Auffälligem gerät die Transsexualität als behandelbare Krankheit zum operablen Symptom, das mit scheinbarem Einverständnis aller Beteiligten (und transsexuell privatisiert) ins Unsichtbare kuriert werden kann« (S. 287).

Wie diese Aussagen zeigen, besteht in der Mehrheitsgesellschaft ein großes Bedürfnis, die Vorstellung von der Binarität der Geschlechter zu »retten«. Hinzu kommt die Vorstellung von kategorial voneinander abgrenzbaren sexuellen Orientierungen, verbunden mit der Annahme eines polaren Begehrens (Mann begehrt Frau und umgekehrt). Transgender brechen diese Vorstellungen in mehrfacher Hinsicht auf, indem sie einerseits durch ihre Existenz die Binarität »Frau *oder* Mann« infrage stellen und ihr sexuelles Begehren andererseits nicht vom Prinzip der Polarität bestimmt ist. Angesichts dieser Situation wird die Irritation der Umgebung nochmals größer, wenn im Hinblick auf die Partner:innenwahl eine trans* Frau sich als »lesbisch« und ein trans* Mann sich als »schwul« bezeichnet.

Aus der Homosexualitätsforschung wissen wir, dass selbst Autoren wie Hössli (1836, zit. nach Haeberle u. Gindorf, 1994), Ulrichs (1864) und Hirschfeld (1896), die sich vehement für die Akzeptanz der gleichgeschlechtlichen Orientierungen eingesetzt haben, sich nicht von der Vorstellung der Polarität zweier Geschlechter als Grundlage des sexuellen Begehrens trennen konnten. So gingen sie von der Annahme einer »Seelenwanderung« (Hössli) aus, deren Resultat darin bestehe, dass ein gleichgeschlechtlich liebender Mann kein »wahrer« Mann sei, sondern nur von seinem Körperbau her ein Mann, von seinem Liebestrieb her jedoch ein weibliches Wesen sei (Ulrichs, 1864). Diese Vorstellung geht davon aus, dass die lesbische Frau eine »männliche« Seele und der schwule Mann eine »weibliche« Seele habe. Die gleiche Vorstellung liegt letztlich auch dem psychoanalytischen Konzept der Homosexualität zugrunde, wenn Freud (1921) die gleichgeschlechtliche Orientierung als Resultat eines »negativen« Ödipuskomplexes beschrieb, bei dem sich das Kind nicht, wie sonst üblich, mit dem gleichgeschlechtlichen Elternteil, sondern der Junge sich mit der Mutter und das Mädchen sich mit dem Vater identifiziere.

Die genannten Beispiele zeigen, dass die Vorstellung zweier eindeutig unterscheidbarer Geschlechter und einer geradezu zwangsläufig bestehenden Geschlechterpolarität tief in unserer Gesellschaft verwurzelt ist. Indes gelten die Geschlechterpolarität und -binarität längst nicht für alle Kulturen, wie die Kathoey Thailands, die Hijra in Indien und die »Two-Spirit People« in indigenen Gruppen Nordamerikas (Tietz, 2013), um nur ein paar prominente Beispiele zu erwähnen, zeigen. So identifiziert Baltes-Löhr (2023) weltweit 87 Kulturen mit 112 verschiedenen Ausprägungen von Geschlecht, die nicht dem Binaritätsprinzip folgen.

Transgender stellen die in unserer Kultur herrschende Vorstellung von der Eindeutigkeit und Binarität der Geschlechter radikal infrage, und, wie ausgeführt, dient eine große Zahl von Fachleuten der verschiedenen Disziplinen als »spezialisierte Normalisierungsinstanzen« (Hirschauer, 1999, S. 339) dazu, wieder »Ordnung« in die sich durch das Phänomen Transidentität auflösende Vorstellung von der Binarität der Geschlechter zu bringen. Hier drängt sich die Frage auf, warum Transgender eine so beunruhigende Wirkung auf die Mehrheitsgesellschaft haben und warum zur Rettung der Konstruktion »Zweigeschlechtlichkeit« gesellschaftlich so große Anstrengungen unternommen werden.

Die Hauptursache der Beunruhigung scheint mir darin zu liegen, dass Transgender die Vorstellung einer »natürlichen« Binarität infrage stellen. Dies wirkt in einer Zeit, in der wir weltweit eine Nivellierung der Geschlechterrollen erleben, offensichtlich besonders irritierend und beunruhigend. Die Emanzipation der Frauen, die (wenn auch sehr zäh verlaufende) Entwicklung neuer Männerbilder und die zunehmende Akzeptanz gleichgeschlechtlicher Orientierungen und Lebensweisen haben dazu geführt, dass wir in der Gegenwart im Grunde kaum noch von »typisch weiblich« und »typisch männlich« sprechen können. Dies hat auf der einen Seite eine Befreiung von eng definierten Geschlechterrollen zur Folge und eröffnet im günstigsten Fall Räume kreativer Neuorientierung (Rauchfleisch, 2024a). Auf der anderen Seite führt die Auflösung bestehender Strukturen und Ideologien aber auch zur Beunruhigung, die sich bis zur Angst steigern kann, alles Vertraute und Orientierung Gebende gehe nun verloren.

Eine häufige Reaktion auf die Angst vor dem Verlust der Orientierung und Sicherheit vermittelnden Koordinaten sind Ablehnung und Marginalisierung der Menschen, die als Exponenten dieser Verunsicherung wahrgenommen werden, und der Versuch, sie wieder in das bisherige Koordinatensystem einzupassen. Dies versuchen bei binären Transgendern die Vertreter:innen der somatischen Medizin im Rahmen der körperlichen Angleichung an das empfundene Geschlecht, wodurch wenigstens im Erscheinungsbild dieser Personen die Eindeutigkeit (möglichst perfektes »Passing«) wiederhergestellt werden soll. Gelingt dies jedoch wie insbesondere bei nichtbinären Personen nicht, so richten sich Wut und Hass gegen diejenigen, die die Ordnung »durcheinanderbringen« und dadurch Verunsicherung auslösen. Ablehnende Reaktionen gegenüber Menschen aus anderen Kulturen, Diskriminierungen von Lesben und Schwulen, Verunglimpfungen von Frauen, die sich in der Emanzipationsbewegung engagieren, und nicht zuletzt auch die Marginalisierung von Transgendern und die Tendenz, sie als »exotische« Spezies zu betrachten oder sogar manifeste Gewalt gegen sie zu richten (s. den erwähnten Bericht des Trans Murder Monitoring, 2022), sind Ausdruck dieser Aggression, deren Hintergrund die Angst vor der Infragestellung von bisher Vertrautem ist.

Unter diesem Aspekt kann man die medizinischen Interventionen, mit denen (binäre) trans* Personen an ihr empfundenes Geschlecht »angeglichen« werden, als Maßnahmen zur Rettung der Vorstellung von der Binarität der Geschlechter verstehen. Die Irritation, die dadurch entsteht, dass eine dem männlichen Geschlecht zugewiesene Person von sich sagt, sie sei eine Frau, und eine dem weiblichen Geschlecht zugewiesene Person unter dem Eindruck steht, sie sei ein Mann, ist damit zwar nicht total beseitigt. Immerhin ist aber insofern wieder »Ordnung« (das heißt in diesem Fall: die vertraute Vorstellung von binären, einander ausschließenden Geschlechtern) geschaffen, als durch die medizinischen und juristischen Maßnahmen eine Zuweisung zu einem eindeutig definierten Geschlecht im Sinne der Zweigeschlechtlichkeit vorgenommen wird.

Der verbleibende Rest an Verunsicherung, die das Umfeld von Transgendern trotz aller endokrinologischen und chirurgischen Maßnahmen erlebt, soll durch die *Pathologisierung des »Transsexualismus«* als »Geschlechtsidentitäts*störung*« entschärft werden. Durch das Etikett »psychische Störung« werden trans* Personen einer speziellen, *außerhalb* der Gesellschaft stehenden Kategorie zugewiesen. Sie erhalten dadurch einen Sonderstatus, der nochmals unterstreicht, dass es nicht »normal« ist, wenn sich eine dem weiblichen Geschlecht zugewiesene Person als Mann und eine dem männlichen Geschlecht zugewiesene Person als Frau empfindet und bezeichnet.

Transgender werden durch die Einreihung in die Gruppe psychisch »kranker« Menschen zwar vor allzu heftigen aggressiven Attacken geschützt – sie sind ja »krank« und deshalb auf Schutz und Unterstützung durch Fachleute somatischer und psychologisch/psychiatrischer Dienste angewiesen. Sie bleiben jedoch Angehörige einer beunruhigenden Spezies, da sie die vertraute und Sicherheit gebende Kategorie der »natürlichen« Binarität des Menschen infragestellen.

Diese Beunruhigung wird besonders ausgeprägt bei der Konfrontation mit nichtbinären Personen, die in den letzten Jahren vermehrt sichtbar geworden sind und sich zu Wort gemeldet haben. Im Umgang der Mehrheitsgesellschaft mit ihnen versagen die gängigen »Normalisierungsstrategien« (Hirschauer, 1993). Nichtbinäre Personen werden aus diesem Grund vielfach Opfer besonders heftiger Ablehnung. Diese umfassen ein breites Spektrum, das von Nichtwahrnehmung, permanentem Misgendern, vom Zwang, sich beispielsweise beim Ausfüllen von Formularen einem von zwei vorgegebenen Geschlechtern zuordnen zu müssen, bis hin zu entwertenden verbalen Äußerungen und manifester Gewalt reicht.

Eine weitere Ursache der sich gegen Transgender, insbesondere solche mit nichtbinärer Identität richtenden Aggression ist die Tatsache, dass eine *Begegnung mit etwas Unbekanntem, Fremdem* im sozialen Leben generell zu Irritationen führt. Die Konfrontation mit dem Fremden kann ein verstärktes Interesse daran nach sich ziehen, den Wunsch, mehr darüber zu erfahren. Sie kann aber auch – und dies geschieht in unserer Gesellschaft häufig, so auch Transgendern gegenüber – zu Angst und in deren Folge zu aggressiver Ablehnung führen.

Ein anderes gruppendynamisches Phänomen, das nichts speziell mit Transgendern zu tun hat, ist die Tatsache, dass eine von den Vorstellungen der Majorität abweichende Gruppe, die als »klein« und damit als »unbedeutend« eingeschätzt wird, quasi »übersehen« und toleriert wird. Sobald diese Gruppe jedoch *sichtbarer wird und Rechte einfordert*, wird sie als bedrohlich erlebt und erfährt unverhüllte Ablehnung. Es ist zwar einerseits für Transgender wichtig, im sozialen Leben sichtbar zu werden. Mit zunehmender Sichtbarkeit steigt aber auch die Gefahr von Ablehnung. Dies ist ein Phänomen, das wir im Vorfeld der »Ehe für Alle« in verschiedenen Ländern beobachten konnten und in Deutschland beispielsweise bei der Diskussion um das im April 2024 angenommene Selbstbestimmungsgesetz erlebt haben.

Ursache für den Kampf gegen die Auflösung der Binarität ist ferner die Angst, dadurch werde an den *traditionellen Frauen- und insbesondere an den Männerrollen gerüttelt.* Es ist in diesem Zusammenhang an Judith Butlers (1991/2003) berühmte – und vielfach missverstandene – Aussage zu erinnern, dass auch das biologische Geschlecht sozial konstruiert sei, woraus folgt, dass sich auf die Natur berufende Argumente zu kurz greifen. Die anatomischen Geschlechtsunterschiede bestehen zwar. Die Bedeutung, die diesen Merkmalen (Brust, Vagina, Penis usw.) zugeschrieben wird, ist aber sozial determiniert. In unserer Gesellschaft werden an diese sozial konstruierte Bedeutung Rollenvorstellungen und Privilegien geknüpft, die als biologisch begründet angenommen werden.

Diese Verknüpfung der Körperlichkeit mit bestimmten Rollen führt zu Ungleichverteilung von Macht und Privilegien und weithin zur Benachteiligung der Frauen – und auch von Transgendern, die als Bedrohung der Zweigeschlechtlichkeit empfunden werden. Dies hat die Angst zur Folge, dass die Akzeptanz der Nichtbinarität zu einer Auflösung der tradierten Geschlechterrollen führe – was ja auch insofern stimmt, als am Beispiel von Transgendern deutlich wird, dass eine Bindung von Rechten und Privilegien an die Biologie nicht haltbar ist.

Schließlich ist bei der Ablehnung der Nichtbinarität zu berücksichtigen, dass *jede Minorität zum Sündenbock* und damit zum Ziel von Aggression werden kann. Bei dieser Sündenbock-Dynamik geht es darum, dass die Gesellschaft durch die Fokussierung auf eine ganz bestimmte Gruppe von Menschen, in diesem Fall auf Transgender und unter ihnen speziell auf nichtbinäre Personen, von anderen, wesentlich brisanteren, z. B. von ökologischen, politischen und ökonomischen Problemen ablenken kann.

In Bezug auf nichtbinäre Menschen fällt dabei auf, dass die Ablehnung umso vehementer erfolgt, je *sichtbarer* sie werden und, verbunden damit, die ihnen zustehenden Rechte einfordern. Die Anerkennung der Nichtbinarität und die gesellschaftliche und rechtliche Gleichstellung von Transgendern ist indes längst überfällig, stellen sie doch, wie an vielen Beispielen in diesem Buch dargestellt, eine der am stärksten fremdbestimmten Gruppen in unserer Gesellschaft dar. Praktisch jeder Schritt im Verlauf ihrer Transition bedarf der »Absegnung« durch Gutachten und Berichte und entmündigt sie in einer sie extrem diskriminierenden Weise.

Die Konfrontation mit neuen, irritierenden Erfahrungen hat indes nicht nur und nicht zwangsläufig negative Reaktionen zur

Folge. Im günstigen Fall können solche Erfahrungen im Sinne des Diversity-Konzepts (Köllen 2010) auch als *Chance* wahrgenommen werden und neue, kreative Räume eröffnen.. Im Hinblick auf das Phänomen Transgender liegt die Chance und Herausforderung vor allem in drei für unsere Gesellschaft zentralen Einsichten:

1. Zum einen zwingt uns das Phänomen Transgender und hier insbesondere die Nichtbinarität, die *Binarität und Kategorisierung der Geschlechter radikal infrage zu stellen*. Transgender weisen uns darauf hin, dass es nicht nur zwei Geschlechter gibt und dass sich nicht alle Menschen wie selbstverständlich den beiden Kategorien »Frauen« und »Männer« zuweisen lassen.

   Für trans* Personen selbst ergibt sich daraus die für ihre Selbstdefinition und ihr Leben wichtige Frage, ob und inwieweit ihr Wunsch nach einer hormonellen und chirurgischen Angleichung an das empfundene Geschlecht ihr *ureigener Wunsch* ist, oder ob ihnen diese Anpassung vielleicht von einer Gesellschaft *aufgezwungen* wird, die keine Menschen duldet, die sich dem Diktat der Zweigeschlechtlichkeit entziehen. Jacqueline Born hat in ihrem in diesem Buch enthaltenen Beitrag diese Frage in Bezug auf sich eindeutig dahingehend beantwortet, dass sie eine chirurgische Angleichung an das empfundene Geschlecht als Unterwerfung unter das Diktat der Binarität empfinden würde und deshalb keine operative Angleichung hat vornehmen lassen.

   Wie wäre es, so müssen wir uns fragen, wenn unsere Gesellschaft bereit wäre, Menschen so zu akzeptieren, wie sie sich fühlen und wie sie leben möchten, auch wenn sie die binären Geschlechtergrenzen sprengen?

   Bestünde wirklich Akzeptanz gegenüber derartigen Lebensentwürfen, würden dann Transgender vielleicht häufiger auf die hormonellen und chirurgischen Maßnahmen verzichten, weil sie auch ohne sie ein befriedigendes Leben führen könnten? In den letzten Jahren habe ich immer wieder trans* Personen erlebt, die ihren Transitionsprozess in die eigene Hand genommen haben und die Angleichung an das empfundene Geschlecht nur ein Stück weit vollzogen haben (z. B. trans* Männer, die zwar eine Mastektomie haben machen lassen und hormonell behandelt werden, Uterus und Adnexen aber behalten haben – und deshalb auch schwanger werden und Kinder gebären konnten). Man kann dies und insbesondere die zunehmend in Erscheinung tretenden nichtbinären Personen als Hinweis darauf interpretieren, dass es unter Trangendern mehr und mehr Menschen gibt, die sich dem gesellschaftlichen Diktat der Binarität nicht mehr unterwerfen. TGNS spricht davon, dass 50 Prozent bis 60 Prozent von Transgendern eine nichtbinäre Identität haben. Angesichts dieser Situation können wir uns fragen, ob es letztlich unsere gesellschaftlichen Struk- turen sind, die nur eine binäre Geschlechterverteilung und die Beschränkung auf die Zweigeschlechtlichkeit dulden und darum von Transgendern fordern, dass sie sich unbedingt in eine der beiden Kategorien »Frauen« oder »Männer« einfügen. Die Herausforderung und Chance der Transidentität liegt für die Gesamtgesellschaft darin, wahrzunehmen und zu akzeptieren, dass es nicht nur zwei Geschlechter gibt, und damit *Freiräume für ganz individuelle Lebensentwürfe zu schaffen* (vgl. Rauchfleisch, 2024a, 2024c), wie sie auch Baltes-Löhr (2023) mit dem Bild des »Kontinuums« schildert.

2. Konsequent weitergedacht, ergibt sich aus diesen Überlegungen eine weitere, für die Gesamtgesellschaft wichtige – und folgenschwere – Konsequenz: Es ist die Einsicht, dass die herkömmliche *Trennung zwischen biologischem (sex) und sozialem Geschlecht (gender) letztlich fragwürdig ist.* Genderforscherinnen wie Gildemeister (1992) und Wetterer (Gildemeister u. Wetterer, 1992) haben die Trennung von *sex* und *gender* mit Recht kritisiert, mit dem Hinweis auf die mit dieser Trennung verbundene Neigung zur »Ontologisierung« und »Naturalisierung« der Zweigeschlechtlichkeit.

Die Autorinnen wenden sich damit nicht nur gegen den in der herkömmlichen Trennung zwischen biologischem und sozialem Geschlecht bloß verlagerten Biologismus, sondern gegen den »latenten Biologismus der Gesamtkonstruktion« überhaupt (Gildemeister u. Wetterer, 1992, S. 207), indem sie zeigen, dass die herkömmlichen Konzepte weithin davon ausgehen, dass das biologische wie das soziale Geschlecht *binär* verfasst sind. Für die genannten Autorinnen kommt es künftig hingegen darauf an, »die soziale Konstruktion der Zweigeschlechtlichkeit selbst ins

Zentrum der Analyse« zu stellen, und zwar mit dem Ziel ihrer *Dekonstruktion* (Gildemeister u. Wetterer, 1992, S. 204).

Wie Maihofer (1995) zeigt, stellt die binäre Struktur der Geschlechterdifferenz keine historische Konstante dar. Das heißt: Unsere Gesellschaft müsste die Infragestellung und die Dekonstruktion der Zweigeschlechtlichkeit nicht neu erfinden, sondern könnte auf historische Erfahrungen zurückgreifen. Auf die historischen Arbeiten von Honegger (1990), Laqueur (1992) und Duden (1991, 1994) sich stützend, weist Maihofer nach, dass der Diskurs der Geschlechterdifferenz mit der heutigen eindeutigen binären Struktur ein historisches Phänomen der Neuzeit ist. Bei einer kritischen Reflexion ist es zudem wichtig, ob die Binarität wie in der Vergangenheit lediglich eine *graduelle Differenz* der Geschlechter darstellt (»Ein-Geschlecht-Modell«) oder ob sie als *qualitative, ausschließende Differenz* (»Zwei-Geschlechter-Modell«) verstanden wird.

Wie stark das Bedürfnis der Mehrheitsgesellschaft ist, an der Binarität der Geschlechter festzuhalten, zeigt sich nicht zuletzt auch daran, dass sich die bereits 1926 von Magnus Hirschfeld konzipierte »Lehre von den Zwischenstufen« nicht hat durchsetzen können. Hirschfeld hat in dieser Publikation darauf hingewiesen, dass jeder Mensch durch eine einzigartige Mischung aus weiblichen und männlichen Eigenschaften charakterisiert sei. Er beschrieb 81 geschlechtlich gemischte Grundtypen und kam zu »43.046.721 Sexualtypen«! (Hirschfeld, 1926, S. 595/596). Letztlich aber gäbe es gemäß des »Gesetzes der unbegrenzten Mannigfaltigkeit der Geschlechtsbeschaffenheit und demzufolge der Geschlechtstypen« (Hirschfeld, 1926, S. 6) so viele Sexualtypen wie Individuen. Damit war die Binarität der Geschlechter praktisch aufgelöst.

Diese fortschrittlichen Überlegungen Hirschfelds haben sich jedoch weder in den Sexualwissenschaften noch in den Fächern der Psychologie und Psychiatrie durchsetzen können und sind bis heute praktisch nicht berücksichtigt worden. Dies ist ein weiterer Hinweis darauf, wie vehement sich die Mehrheitsgesellschaft, und zwar auch die wissenschaftliche Welt, gegen die Auflösung der Binarität wehrt. Erst in jüngster Zeit wird ihnen, vor allem im Zusammenhang mit der Diskussion von nichtbinären Identitäten, die ihnen zukommende Beachtung geschenkt (Rauchfleisch, 2024a).

Das Problem des heute bestehenden Zwei-Geschlechter-Modells mit seiner strikten Binarität und der Forderung, dass alle Menschen, selbst Transgender, sich eindeutig in die Kategorien »Frau« und »Mann« einordnen, liegt darin, dass es zur Bindung an Rollen, Aufgaben und Privilegien an die Geschlechter führt, was in unserer patriarchal strukturierten Gesellschaft *Ungleichverteilung zugunsten des männlichen Geschlechts* bedeutet. Würde es uns gelingen – und das Phänomen Transidentität könnte uns dabei wichtige Anstöße geben –, zu einem Ein-Geschlecht-Modell zurückzukehren oder besser noch die Geschlechterkategorien total aufzulösen, so könnte dies gesellschaftlich zu *echter Gleichwertigkeit und Gleichberechtigung* führen und damit das Leben der Menschen, jenseits aller Geschlechtergrenzen, befriedigender machen.

3. Eine dritte Konsequenz, die sich aus dem Phänomen Transidentität ergibt, ist die Einsicht, dass nicht nur die Geschlechterrollen, sondern sogar das *biologische Geschlecht sozial konstruiert sind* (s. hierzu Butler, 1990, 1997, 1991/2003; Gildemeister u. Wetterer, 1992). Wie bereits erwähnt, ist damit nicht gemeint, dass es nicht weibliche und männliche Körper von unterschiedlicher Gestalt und Funktion gibt. Es heißt aber, dass die *Bedeutung*, die den körperlichen Funktionen und den Geschlechtsmerkmalen beigemessen wird, *sozial determiniert* ist. An diese sozial konstruierte Bedeutung werden Rollenvorstellungen geknüpft, die als biologisch begründet angenommen werden, da nach dieser Auffassung Frauen und Männer sich doch »von Natur aus« unterscheiden. Diese Verknüpfung der körperlichen Konstruktion als Frau oder Mann mit bestimmten Rollen führt zur Ungleichverteilung von Macht und Privilegien und zur Benachteiligung von Frauen.

Die Auflösung der starren binären Geschlechterkategorien würde außerdem generell zu einer größeren Akzeptanz von Menschen führen, die in irgendeiner Hinsicht von der Mehrheitsgesellschaft abweichen. Wie Hutfles (2016) zeigt, führen nämlich Kategorisierungen fast zwangsläufig zu Ab- und damit zu Ausgrenzungen.

Beim Aufbrechen der biologisch begründeten unheilvollen Verknüpfungen können Transgender für die Gesamtgesellschaft eine fruchtbare Herausforderung darstellen, indem sie durch ihre Person und ihre Lebensentwürfe zeigen, dass die Geschlechterrollen nichts mit den biologischen Gegebenheiten zu tun haben und dass selbst das biologische Geschlecht sozial mit Bedeutung versehen wird. Würden wir diese Herausforderung annehmen und sozial umzusetzen versuchen, so würden sich enorme Freiräume für ganz individuelle Lebensgestaltungen öffnen und wir wären der Beseitigung von sozialer, an das bio- logische Geschlecht gebundener Ungleichheit ein Stück näher gekommen. Die Transidentität könnte so geradezu zu einem *Paradigma für die Anerkennung von Gleichwertigkeit und Gleich- berechtigung* werden, die sich vom Diktat der binären Geschlechterrollen frei macht.

Die gendertheoretischen Überlegungen, wie ich sie hier ausgeführt habe, haben indes nicht nur Relevanz für die Gesamtgesellschaft, sondern sind auch für die trans* Personen selbst von großer Bedeutung. Für *Transgender* und die sie beratenden und behandelnden Fachleute ergeben sich daraus zumindest die drei folgenden Konsequenzen:

1. Es kann gerade für Transgender, die doch die herkömmlichen Geschlechtsrollen sprengen, nicht darum gehen, sich von der Gesellschaft in die Schablonen einer traditionellen »Weiblichkeit« oder »Männlichkeit« hineinzwängen zu lassen und damit – absurderweise – das Zwei-Geschlechter-Modell mit seinem Binaritätsdiktat noch zu zementieren. Dies ist ja auch für Jacqueline Born der Grund, sich keiner chirurgischen Angleichung an das weibliche Geschlecht zu unterziehen (vgl. ihren Beitrag »Free Gender« in diesem Buch). Es sollte Transgendern vielmehr möglich sein – und in der psychotherapeutischen Begleitung ist dies ein wichtiges Thema –, dass sie ihren *ganz individuellen Weg* finden und stark genug sind und werden, ihn auch im Widerspruch zum sozialen Umfeld zu gehen. Nichtbinäre Personen sind in dieser Hinsicht Wegbereiter, die sich durch ihre Selbstdefinition dem gesellschaftlichen Druck entgegenstellen.

2. Transgender müssten den Mut aufbringen, oder ihn im Verlauf ihres Coming-out und ihres weiteren Transitionsweges entwickeln, zu akzeptieren, dass durchaus noch etwas vom »alten«, ihnen ursprünglich zugewiesenen Geschlecht durchschimmert. Sie müssen nicht die »perfekte Frau« oder der »perfekte Mann« werden, sondern sollten die Freiheit haben, sich *außerhalb der herrschenden Geschlechterrollen* zu bewegen, z. B., wie oben geschildert, als trans* Männer ein Kind gebären. Eine Gesellschaft, die bereit wäre, das Zwei-Geschlechter-Modell aufzugeben, würde durch Transgender und speziell durch die nichtbinären Personen unter ihnen, zwar vielleicht auch irritiert, würde diese Irritation aber in konstruktiver Weise als Herausforderung zur kritischen Reflexion der Binarität der Geschlechter mit den daran gebundenen Rollen und Privilegien empfinden und würde auf diese Weise immer wieder daran erinnert, dass das Zwei-Geschlechter-Modell aufzugeben ist, um das Ziel anzustreben, Gleichwertigkeit und Gleichberechtigung aller Menschen zu fördern.
3. Wenn Transgender so leben dürften – und dabei voll akzeptiert würden! –, wie sie sich fühlen, und sich nicht der gesellschaftlich geforderten Binarität der Geschlechter unterwerfen müssten, würden manche Transidente vielleicht auf hormonelle und/oder chirurgische Maßnahmen zur Angleichung an das empfundene Geschlecht (präziser gesagt im Sinne der Gendertheorie: zur Einpassung in die binären Geschlechterkategorien) verzichten. Bei einigen trans* Frauen und trans* Männern habe ich dies erlebt, indem sie im Transitionsprozess, entsprechend ihrer sozialen Situation und/oder ihrem Erleben, »irgendwo« einen Halt gemacht haben. Sie dürften ein »drittes« oder »viertes« Geschlecht sein und sich außerhalb der herkömmlichen Geschlechterrollen bewegen.

Konsequent zu Ende gedacht, würde dem körperlichen Zustand einer solchen trans* Person von ihr selbst und ihrer Umgebung keine große Bedeutung mehr beigemessen. Es wäre irrelevant, ob eine »Frau« einen Penis und/oder Brüste hat, ob ihre Stimme hell oder dunkel tönt, ob sie einen Bartwuchs aufweist und ob sie zeugungsfähig ist. Ebenso irrelevant wäre es, ob ein »Mann« eine Vagina hat, Brüste besitzt, einen Stimmbruch durchgemacht hat und gebärfähig ist. Relevant wäre in einer solchen – zugegebenermaßen utopischen – Gesellschaft einzig und allein das Bewusstsein der Mitglieder dieser Gesellschaft, dass die Geschlechter sozial konstruiert sind. Eine solche Gesellschaft könnte im Letzten auf die einander ausschließenden Kategorien »Frau« und »Mann« mit den heute daran geknüpften Rollen und ungleich verteilten Privilegien verzichten und würde die Menschen, ungeachtet ihres Erscheinungsbilds und ihrer Lebensweise, als gleichwertig und gleichberechtigt betrachten und es ihnen erlauben, ihre ganz individuellen Lebensentwürfe und Partnerschaftsformen zu realisieren.

Die Schilderung einer solchen Gesellschaftsform mag für etliche Leser:innen »ver-rückt« klingen und wäre es tatsächlich auch! Denn mit dem Aufgeben des Zwei-Geschlechter-Modells und mit der uneingeschränkten Akzeptanz von Menschen, die in ihren je individuellen körperlichen Erscheinungsbildern und Lebensformen leben könnten, würden tatsächlich Koordinaten verrückt, die der heutigen Gesellschaft zwar Sicherheit und Struktur geben, das Leben des einzelnen Menschen aber letztlich einengen und kreative Lebensentwürfe verhindern. Auch wenn eine solche Gesellschaftsform ein utopisches Ziel ist, können Transgender und unter ihnen wohl in besonderer Weise nichtbinäre Personen wichtige *Wegbereiter* dorthin, ja geradezu eine *Avantgarde für eine freiere Lebensgestaltung* sein.

Auf den Punkt gebracht

Es ist natürlich nicht möglich, ein Buch über ein so komplexes Thema wie das der Transidentität in einigen wenigen Thesen zusammenzufassen. Dennoch möchte ich die wichtigsten Aussagen noch einmal nennen und damit meine Position in Bezug auf das Phänomen Transgender und den Umgang mit trans* Personen darstellen:

1. Transidentität/Transgender ist eine *Identitätsvariante* und hat selbst nichts mit Gesundheit oder Krankheit zu tun.
2. *Trans* Kinder und Jugendliche hat es von jeher gegeben.* Erwachsene Transgender berichten übereinstimmend, dass viele von ihnen schon in Kindheit und Jugend gespürt haben, dass sie »anders« waren, ohne dies jedoch – in weiter zurückliegender Zeit in Ermangelung eines Konzepts für Transidentität – genauer benennen zu können. Zumeist haben sie auch nicht gewagt, mit irgendjemandem über ihre Gefühle zu sprechen.
3. *Auch nichtbinäre Personen hat es von jeher gegeben.* Da sie, ebenso wie die Therapeut:innen, in den 1970er, 1980er und 1990er Jahren jedoch kein Konzept der Nichtbinarität hatten, haben Transidente die Nichtbinarität dadurch ausgedrückt, dass sie von sich gesagt haben, sie seien »Mann *und* Frau«.
4. Wenn *psychische Probleme* bei Transgendern bestehen, können sie, wie bei cis Personen, *primär* sein (d. h., sie stehen in keinem ursächlichen Verhältnis zur Transidentität) oder sind *sekundärer* Natur (d. h., es sind Reaktionen auf die schwierigen Lebensumstände von Transgendern in einer cis-heteronormativen Gesellschaft, welche eine dichotome Vorstellung von den Geschlechtern hat und nur diese gelten lässt).
5. Die *Fachleute,* mit denen Transgender im Verlauf ihrer Transition zu tun haben (Endokrinologie, Plastische Chirurgie, Gynäkologie, Psychiatrie, Psychologie, Sozialarbeit, Jurisprudenz etc.), sollen den trans* Personen ihr Fachwissen zur Verfügung stellen, damit diese *selbstverantwortlich* die Entscheidung über die von ihnen gewünschten Transitionsschritte treffen können.

6. Die Bestimmung der Ziele und des Vorgehens bei der Transition *liegt allein bei den Transidenten selbst.*
7. Die Konsequenz daraus ist, dass es *keine Begutachtungen* (z.B. für die hormonellen oder operativen Interventionen oder für die Vornamens- und Personenstandsänderung) und *keine sonstigen Forderungen* (z.B. »Alltagstest« oder Verpflichtung zur begleitenden Psychotherapie) mehr geben soll.
8. Jede Person soll die Empfehlung und die Möglichkeit erhalten, sich psychotherapeutisch und sozial begleiten zu lassen, aber nicht dazu verpflichtet werden. Dies bedeutet nicht, dass eine Begleitung der Transition überflüssig wäre. Die Art und der Umfang eines solchen Angebots sind aber von der trans* Person selbst zu bestimmen.
9. Die fachliche Begleitung ist keine Psychotherapie im herkömmlichen Sinne, sondern ein *Coaching (Case Management)* im Transitionsprozess mit besonderer Beachtung von Ressourcen und Resilienzfaktoren. Dabei müssen die Behandelnden eine *trans-affirmative/transsensible Haltung* haben.
10. Die Hauptthemen einer solchen fachlichen Begleitung sind die Selbstdefinition, das Coming-out im familiären und Freund:innenkreis sowie im beruflichen Bereich, das Umgehen mit diskriminierenden und feindseligen Verhaltensweisen der Umgebung (»Transnegativität«), die realistische Einschätzung des Möglichen (z.B. hinsichtlich des Passing und der körperlichen Angleichung an das empfundene Geschlecht und Trauerarbeit im Hinblick auf das Nichterreichbare) die Auseinandersetzung mit den Rollenvorstellungen von Frau und Mann in unserer Gesellschaft sowie die Reflexion der verinnerlichten Bilder und Erwartungen an die eigene Person, inklusive internalisierte »Transnegativität«.
11. Falls psychische Probleme bestehen, gilt es, diese zu bearbeiten und damit die *soziale und emotionale Stabilität* der trans* Person zu verbessern und ihr dadurch das Leben in unserer Gesellschaft, die auf Transgender häufig irritiert und ausgrenzend reagiert, zu erleichtern.
12. Transgender und unter ihnen insbesondere nichtbinäre Personen fordern uns heraus, unsere *binären Vorstellungen von den Geschlechtern zu hinterfragen* und zu erkennen, dass die Gesell-

schaft ohne diese Einengung *bunter und vielfältiger* wird und Transgender wie cis Menschen durch die Vielfalt von Identitätsentwürfen und Lebensformen *bereichert* werden.

Literatur

American Psychiatric Association (1994). Diagnostic and Statistical Manual for Mental Disorders. 4th ed. (DSM-IV). Washington, DC: American Psychiatric Association.

American Psychiatric Association (2013). Diagnostic and Statistical Manual of Mental Disorders, (DSM-5™), 5th ed. Washington, DC: American psychiatric Association.

Antidiskriminierungsstelle des Bundes (2010). Benachteiligung von Trans*Personen, insbesondere im Arbeitsleben. Eine Expertise von Jannik Franzen und Arn Sauer: Berlin: Antidiskriminierungsstelle des Bundes.

Antonovsky, A., Franke, A. (1997). Salutogenese: Zur Entmystifizierung der Gesundheit. Tübingen: dgvt.

Arah, O. A., Klazinga, N. S., Delnoij, D. M. J., Ten Asbroek, H. A., Cuseters, T. (2003). Conceptual framework for health systems performance: A quest for effectiveness, quality, and improvement. International Society for Quality in Health Care, 15 (5), 377–398.

Coalition for the Advancement and Application of Psychological Science (CAAPS) (2021). CAAPS Position Statement on Rapid Onset Gender Dysphoria (ROGD). https://www.caaps.co/rogd-statement (Zugriff am 04.06.2024).

Deutsche Gesellschaft für Sexualforschung (2018). AMWF-S3-Leitlinie Geschlechstinkongruenz, Geschlechtsdysphorie und Trans-Gesundheit. https://register.awmf.org/assets/guidelines/138-001l_S3_Geschlechtsdysphorie-Diagnostik-Beratung-Behandlung_2019-02.pdf (Zugriff am 12.04.2024).

Balaguera, M. (2023). Trans-asylum: sanctioning vulnerability and gender identity across the frontier. Ethnic and Racial Studies, 46 (9), 1791–1811.

Baltes-Löhr, C. (2023). Geschlecht als Kontinuum. Über das Aufbrechen binärer Ordnungen und über gelebte Pluralitäten. Bielefeld: transcript.

Banaski, D. (1996). Kostenübernahme: Die Aufgabe des Medizinischen Dienstes der Krankenversicherung am Beispiel des MDK Nordrhein. In U. Clement, W. Senf (Hrsg.), Transsexualität. Behandlung und Begutachtung (S. 64–73). Stuttgart/New York: Schattauer.

Bandura, A. (1977). Self-efficacy: Toward a unifying theory of behavioral change. Psychological Review, 84 (2), 191–215.

Becker, S. (2004). Transsexualität – Geschlechtidentitätsstörungen. In G. Kockott, E. Fahrner (Hrsg.), Sexualstörungen. Stuttgart/New York: Thieme.

Benjamin, H. (1966). The transsexual phenomenon. New York: The Julian Press.

Berger, P., Luckmann, T. (1980). Die gesellschaftliche Konstruktion der Wirklichkeit. Frankfurt a. M.: Fischer Taschenbuch-Verlag.

Binswanger, R. (2016). (K)ein Grund zur Homosexualität. Ein Plädoyer zum Verzicht auf psychogenetische Erklärungsversuche von homosexuellen, heterosexuellen und anderen Orientierungen. Journal für Psychoanalyse, 57, 6–26.

Blage, J. (2022). Transidentität bei Kindern: Ist eine frühe Operation sinnvoll? https://www.nzz.ch/wissenschaft/transidentitaet-bei-kindern-ist-eine-fruehe-operation-sinnvoll-ld.1660530?reduced=true (Zugriff am 12.04.2024).

Blanchard, R. (1991). Clinical observations and systematic studies of autogynephilia. Journal of Sex & Marital Therapy, 17 (4), 235–251.

Blank-Knaut, B., Borkenhagen, A., Heimerl, B., Pioch, E., Lauenburg, I., Werner, S. (Hrsg.) (2024). Jenseits der Binarität? Der Genderdiskurs als Herausforderung für die Psychoanalyse. Gießen: Psychosozial-Verlag.

Bodström, E. (2020). Asylum decisions as performances: Intertextuality in internal credibility assessment. International Journal of Refugee Law, 32 (4), 623–644.

Bornstein, K. (1994). Gender outlaw: On men, women, and the rest of us. New York: Vintage Books.

Butler, J. (1990). Gender trouble. Feminism and the subversion of identity. New York: Routledge.

Butler, J. (1997). Körper von Gewicht. Die diskursiven Grenzen des Geschlechts. Frankfurt a. M.: Suhrkamp.

Butler, J. (1991/2003). Das Unbehagen der Geschlechter. Frankfurt a. M.: Suhrkamp.

Calmbach, B., Rauchfleisch, U. (1999). Lesbenfeindliche Einstellungen in sozialen Berufen. Wege zum Menschen, 51, 39–45.

Cass, V. C. (1979). Homosexual identity formation: A theoretical model. Journal of Homosexuality, 4 (3), 219–235.

Ceatha, N., Mayock, P., Campbell, J., Noone, Vh., Browne, K. (2019). The Power of recognition: A qualitative study of social connectedness and wellbeing through LGBT sporting, creative and social groups in Ireland. International Journal of Environmental Research and Public Health, 16 (19), 3636.

Clark, T. C., Lucassen, M. F., Bullen, P. (2014). The health and well-being of transgender high school students: results from the New Zealand adolescent health survey (Youth' 12). The Journal of Adolescent Health, 55 (1), 93–99.

Clement, U., Senf, W. (Hrsg.) (1996). Transsexualität. Behandlung und Begutachtung. Stuttgart/New York: Schattauer.

Coleman, E. (1982). Developmental stages of the coming out process. Journal of Homosexuality, 7, 31–43.

Crenshaw, K. (1989). Demarginalizing the intersection of race and sex: A black feminist critique of antidiscrimination doctrine. The University of Chicago Legal Forum, 1989 (1), Article 8. https://chicagounbound.uchicago.edu/cgi/viewcontent.cgi?article=1052&context=uclf (Zugriff am 12.04.2024).

Davies, D., Neal, C. (1996). Pink therapy. A guide for counsellors and therapists working with lesbian, gay and bisexual clients. Buckingham/Philadelphia: Open University Press.

De Roche, R., Rauchfleisch, U., Noelpp, B., Dittmann, V., Ermer, A., Stieglitz, R. D., Staub, J. J., Meier, C., Gasser, T. C., Lüscher, N. J. (2004). A team approach to the indication for gender reassignment surgery in transsexuals resulting in long-term outcome improvement. European Journal of Plastic Surgery, 27, 24–28.

Deutsche Gesellschaft für Kinder- und Jugendpsychiatrie, Psychosomatik und Psychotherapie (Hrsg.) (2024). AWMF-Leitlinie Geschlechtsinkongruenz und Geschlechtsdysphorie im Kindes- und Jugendalter.

Deutscher Ethikrat (2020). Ad-hoc-Empfehlung: Trans-Identität bei Kindern und Jugendlichen. Therapeutische Kontroversen – Ethische Orientierungen. https://www.ethikrat.org/mitteilungen/mitteilungen/2020/deutscher-ethikrat-veroeffentlicht-ad-hoc-empfehlung-zu-trans-identitaet-bei-kindern-und-jugendlichen/ (Zugriff am 12.04.2024).

Deutsches Jugendinstitut (o.J.). Coming-Out mit Hürden. https://www.dji.de/themen/queere-jugend/coming-out.html (Zugriff 24.04.2024).

Devor, A. H. (2004). Witnessing and mirroring: A fourteen stage model of transsexual identity formation. Journal of Gay & Lesbian Psychotherapy, 8, 41–67.

Diamond, M. (2006). Atypical gender development: a review. Gender Identity Research and Education Society (GIRES). International Journal of Transgenderism, 9, 29–44.

Diamond, M. (2010). Intersexuality. http://www. hawaii.edu/PCSS/biblio/articles/2010to2014/2010-intersexuality.html (Zugriff am 12.04.2024).

Dörr, P., Träbert, A., Braun, P. (2021) LSBTI*-Asylanträge und das widerspenstige »Diskretionsgebot«. Asylmagazin, 7–8, 257–268.

Donabedian, A. (1966). Evaluating the quality of medical care. Milbank Memorial Fund Quarterly, 44, 166–203.

Duden, B. (1991). Geschichte unter der Haut. Stuttgart: Klett-Cotta.

Duden, B. (1994). Der Frauenleib als öffentlicher Ort. Vom Mißbrauch des Begriffs Leben. München: dtv.

Ebmeyer, M. (2023). Nonbinär ist die Rettung. Ein Plädoyer für subversives Denken. Heidelberg: Carl-Auer.

Edwards-Leeper, L., Spack, N. P. (2012). Psychological evaluation and medical treatment of transgender youth in an interdisciplinary »Gender Management Service« (GeMS) in a major pediatric center. Journal of Homosexuality, 59, 321–336.

Ehrensaft, D. (2012). From gender identity disorder to gender identity creativity: True gender self child therapy. Journal of Homosexuality, 59, 337–356.

Eicher, W. (1996a). Hormonbehandlung bei Transsexuellen. In U. Clement, W. Senf (Hrsg.), Transsexualität. Behandlung und Begutachtung (S. 54–57). Stuttgart/New York: Schattauer.

Eicher, W. (1996b). Transformationsoperationen. In U. Clement, W. Senf (Hrsg.), Transsexualität. Behandlung und Begutachtung (S. 58–63). Stuttgart/New York: Schattauer.

Eicher, W., Spoljar, M., Cleve, H., Murken, J.-D., Richter, K., Stengel-Rutkowski, S. (1979). H-Y-antigen in transsexuality. Letter to the editor. Lancet II, 1137–1138.

Engel, W., Pfäfflin, F., Klemme, B., Ebrecht, A. (1981). Zur Frage der Bedeutung des H-Y-Antigens für die Gonadendetermination und für die Differenzierung der Geschlechtsidentität. Geburtshilfe und Frauenheilkunde, 41, 58–60.

EZKU – Zeitschrift von Transsexuellen für alle Terraner, 1981–1984, I–XII.

Fahrner, E. M., Kockott, G., Duran, G. (1987). Die psychosoziale Integration operierter Transsexueller. Der Nervenarzt, 58, 340–348.

Falkei,, P., Wittchen, H.-U. (Hrsg.) (2018). Diagnostisches und Statistisches Manual Psychischer Störungen DSM-5®. Göttingen: Hogrefe.

Fausto-Sterling, A. (2012). The dynamic development of gender variability. Journal of Homosexuality, 59, 398–421.

Freud, S. (1905). Drei Abhandlungen zur Sexualtheorie. GW V. Frankfurt a. M.: Suhrkamp.

Freud, S. (1921). Massenpsychologie und Ich-Analye. G.W. XIII. Frankfurt a. M.: Suhrkamp.

Gangwar, A. (2024). Forschungsprojekt: How to pass as an »authentic« queer? Queer disruptions to truth and credibility assessment within asylum procedures. https://www.graduateinstitute.ch/research-centres/gender-centre/how-pass-authentic-queer-queer-disruptions-truth-and-credibility (Zugriff am 25.04.2024).

Garcia, D., Gross, P., Baeriswyl, M., Eckel, D., Müller, D., Schlatter, C., Rauchfleisch, U. (2014). Von der Transsexualität zur Gender-Dysphorie. Beratungs- und Behandlungsempfehlungen bei TransPersonen. Swiss Medical Forum, 14 (19), 382–387.

Garz, M., Schröder, J., Nieder, T., Becker, I., Biedermann, S., Hildebrandt, T., Briken, P., Auer, M., Fuß, J. (2021). Body image and sexual desire in the context of gender affirming therapy: Results of a cross-sectional multi-centered transgender study. Journal of Sex & Marital Therapy, 47, 1–11.

Gildemeister, R. (1992). Die soziale Konstruktion von Geschlechtlichkeit. In I. Ostner, K. Lichtblau (Hrsg.), Feministische Vernunftkritik (S. 220–239). Frankfurt a. M./New York: Campus.

Gildemeister, R., Wetterer, A. (1992). Wie Geschlechter gemacht werden. In G. A. Knapp, A. Wetterer (Hrsg.), TraditionenBrüche. Entwicklungen feministischer Theorie (S. 201–254). Freiburg i. Brsg.: Kore.

Goffman, E. (1979). Gender advertisements. Cambridge, MA: Harper Torchbooks/Harper & Row.

Green, R. (1978). Sexual identity of 37 children raised by homosexual or transsexual parents. The American Journal of Psychiatry, 135, 692–697.

Green, R. (1998). Transsexuals' children. International Journal of Transgenderism, 2 (4). https://www.acthe.fr/upload/1445876170-green-r-1998-transsexuals-s-children.pdf (Zugriff am 12.04.2024).

Green, R., Blanchard, R. (2000). Gender identity disorders. In B. J. Sadock, V. A. Sadock (Eds.), Kaplan and Sadock's Comprehensive Textbook of Psychiatry. Vol. I. (pp. 1646–1662). Philadelphia: Lippincott Williams & Wilkins.

Güldenring, A. (2009). Phasenspezifische Konfliktthemen eines transsexuellen Entwicklungsweges. Psychotherapie im Dialog, 10 (1), 25–31.

Güldenring, A. (2013). Zur »Psychodiagnostik von Geschlechtsidentität« im Rahmen des Transsexuellengesetzes. Zeitschrift für Sexualforschung, 26 (2), 160–174.

Güldenring, A. (2015). A critical view of transgender health care in Germany: Psychopathologizing gender identity – Symptom of ›disordered‹ psychiatric/psychological diagnostics? International Review of Psychiatry, 5 (27), 427–434.

Güldenring, A. (2016). Eine andere Sicht über Trans*. In U. Rauchfleisch, Transsexualität – Transidentität (S. 130–177). Göttingen: Vandenhoeck & Ruprecht.

Güldenring, A. (im Erscheinen Juli 2024). Geschlechtliches. In P. Langer, N. ODonnokoe, N. O'Donnokoé, Transgeschlechtlichkeit und Psychoanalyse. Bielefeld: Transcript.

Güldenring, A., Sauer, A. (2017). Trans*…inklusiv? Geschlechtsidentitäten in Recht, Medizin und Gesellschaft. In E. Diehl, Teilhabe für alle?! Lebensrealitäten zwischen Diskriminierung und Partizipation (Schriftenreihe Band 10155, S. 231–257). Bonn: Bundeszentrale für politische Bildung.

Güldenring, A., Sauer, A., Egener, K. (2023). Gender is so much more: Impulses for a gender-variant Gynecological Expertise from a queer-theoretical perspective. In M. Trotsenburg, R. Luikenaar, M. Meriggiola (Eds.), TransGynecology. Managing Transgender Patients in ObGyn Practice (pp. 56–65). Cambridge: Cambridge University Press.

Günther, M., Teren, K., Wolf, G. (2019). Psychotherapeutische Arbeit mit trans* Personen. Handbuch für die Gesundheitsversorgung. München: Ernst Reinhardt.

Haeberle, E. J., Gindorf, R. (Hrsg.) (1994). Bisexualitäten. Ideologie und Praxis des Sexualkontaktes mit beiden Geschlechtern. Stuttgart u. a.: G. Fischer.

Hamburger, C., Stürup, G. K., Dahl-Iversen, E. (1953). Transvestism: Hormonal, psychiatric, and surgical treatment. Journal of the American Medical Association, 152, 391–396.

Hamm, J. A. (2020). Trans* und Sex. Gelingende Sexualität zwischen Selbstannahme, Normüberwindung und Kongruenzerleben. Gießen: Psychosozial-Verlag.

Hamm, J.-A., Sauer, A.-T. (2014). Perspektivenwechsel: Vorschläge für eine menschenrechts- und bedürfnisorientierte Trans*-Gesundheitsversorgung. Zeitschrift für Sexualforschung, 27, 4–30.

Haskamp, J., Hahne, A. (Hrsg.) (2024). Sexual- und Paarberatung mit trans und nicht-binären Menschen. Gießen: Psychosozial-Verlag (erscheint im Herbst 2024).

Haupt, H.-J. (2011). Transsexualität – Grundlegende neurowissenschaftlich-medizinische, menschenrechtskonforme Positionsbestimmungen und daraus abzuleitende Empfehlungen für die Begleitung, Betreuung und Therapie transsexueller Menschen (»Altdorfer Empfehlungen«, Finale Version 1.0.2011). Altdorf: Sozialpsychiatrischer Dienst Kanton Uri. https://www.tgns.ch/wp-content/uploads/2011/09/2011_10_18-Transsexualit%C3%A4t-Altdorfer-Empfehlungen2.pdf (Zugriff am 12.04.2024).

Haupt, H.-J. (2012). Die Pathologisierung transsexueller Menschen beenden! Sozial Psychiatrischer Dienst Uri.

Heimerl, B. (2022). Die neue Choreografie der geschlechtlichen Ordnung. Überlegungen zur zeitdiagnoistischen geschlechtlichen Identitätskategorie »nonbinär«. In G. Schäfer, R. Martin, I. Moeslein-Teising (Hrsg.), Zeitdiagnosen!? (S. 338–348). Gießen: Psychosozial-Verlag.

Hembree, W. C., Cohen-Kettenis, P., Delemarre-van de Waal, H. A., Gooren, L. J., Meyer, W. J., Spack, N. P., Tangpricha, V., Montori, V. M. (2009). Endocrine treatment of transsexual persons: An Endocrine Society clinical practice guideline. The Journal of Clinical Endocrinology and Metabolism, 94, 3132–3154.

Hembree, W. C., Cohen-Kettenis, P. T., Gooren, L., Hannema, S. E., Meyer, W. J., Murad, M. H., T'Sjoen, G. G. (2017). Endocrine treatment of gender-dysphoric/gender-incongruent persons: an Endocrine Society clinical practice guideline. The Journal of Clinical Endocrinology & Metabolism, 102 (11,1), 3869–3903.

Hepp, U., Klaghofer, R., Burkhard-Kübler, R., Buddeberg, C. (2002). Behandlungsverläufe transsexueller Patienten. Der Nervenarzt, 73, 283–288.

Herriger, N. (2010). Empowerment in der Sozialen Arbeit. Eine Einführung (4. Aufl.). Stuttgart: Kohlhammer.

Hirschauer, S. (1992). Ein Rückzug als Vormarsch. Zu Volkmar Siguschs These zur Depathologisierung der Transsexualität. Zeitschrift für Sexualforschung, 3, 246–254.

Hirschauer, S. (1993). Die soziale Konstruktion der Transsexualität. Frankfurt a. M.: Suhrkamp.

Hirschauer, S. (1999). Die soziale Konstruktion der Transsexualität (3. Aufl.). Frankfurt a. M.: Suhrkamp.

Hirschfeld, M. (1896). Sappho und Sokrates: Wie erklärt sich die Liebe der Männer und Frauen zu Personen des gleichen Geschlechts? Leipzig: M. Spohr.

Hirschfeld, M. (1926). Geschlechtskunde aufgrund dreißigjähriger Forschung und Erfahrung bearbeitet. Band 1: Die körperlichen Grundlagen. Stuttgart: Julius Püttmann.

Hobi, S. (2008). Beziehung, Partnerschaften und Sexualität transsexueller Menschen. Eine qualitative Untersuchung der Partnerschaften transsexueller Menschen. Bachelorarbeit ZHAW, Zürich.

Honegger, C. (1990). Sensibilität und Differenz. In U. Gerhard, M. Jansen, A. Maihofer, P. Schmid, I. Schultz (Hrsg.), Differenz und Gleichheit. Menschenrechte haben (k)ein Geschlecht (S. 241–246). Frankfurt a. M.: Ulrike Helmer Verlag.

Hutfless, E. (2016). Wider die Binarität – Psychoanalyse und Queer Theory. Journal für Psychoanalyse, 57, 99–115. https://www.researchgate.net/publication/343184815_Wider_die_Binaritat_-_Psychoanalyse_und_Queer_Theory (Zugriff am 12.04.2024).

Huxley, P. J., Kenna, J. C., Brandon, S. (1981a). Partnership and transsexualism. Part I. Paired and nonpaired groups. Archives of Sexual Behavior, 10, 133–141.

Huxley, P. J., Kenna, J. C., Brandon, S. (1981b). Partnership and transsexualism. Part II. The nature of the partnership. Archives of Sexual Behavior, 10, 143–160.

Jacobeit, J. W. (2019). Die hormonelle Behandlung von adulten Trans*Personen (in Deutschland). Journal für Klinische Endokrinologie und Stoffwechsel, 12, 102–110.

Jubany, O. (2017). Screening asylum in a culture of disbelief. Truths, denials and skeptical borders. Basingstoke, Hampshire: Palgrave Macmillan.

Jubany, O. (2019). Reviewing the past to problematize the present. The underspinnings oft he contemporary construction of the refugee. https://www.springernature.com/de/researchers/sdg-programme/sdg3/migration-studies/jubany (Zugriff am 23.04.2024).

Kamermans, J. (1995). Künstliche Geschlechter. Hamburg: Edition Hathor.

Kaprowski, D., Fischer, M., Chen, X., Vries, L. de, Kroh, M., Kühne, S., Richter, D., Zindel, Z. (2021). Geringere Chancen auf ein gesundes Leben für LGBTQI*-Menschen. DIW Wochenbericht, 88 (6), 79–88. https://www.diw.de/de/diw_01.c.810358.de/publikationen/wochenberichte/2021_06_1/geringere_chancen_auf_ein_gesundes_leben_fuer__lgbtqi_-menschen.html (Zugriff am 22.02.2024).

Kay, B. (1976). Die anderen Frauen. Frankfurt a. M.: Dieter Fricke.

Kernberg, O. F. (1979). Borderline-Störungen und pathologischer Narzißmus. Frankfurt a. M.: Suhrkamp.

Keupp, H. (1993). Die (Wieder-)Gewinnung von Handlungskompetenz. Empowerment in der psychosozialen Praxis. Verhaltenstherapie und Psychosoziale Praxis, 3, 365–381.

Kinsey, A. C. (1948). Sexual behavior in the human male. Philadelphia: Saunders (Dt.:: Das sexuelle Verhalten des Mannes, 1955, Berlin: G. B. Fischer).

Kinsey, A. C. (1953). Sexual behavior in the human female. Philadelphia: Saunders (Dt.: Das sexuelle Verhalten der Frau, 1954, Berlin: G. B. Fischer).

Kockott, G. (1996). Die klinische Koordination der Behandlung und Begutachtung. In U. Clement, W. Senf (Hrsg.), Transsexualität. Behandlung und Begutachtung (S. 8–17). Stuttgart/New York: Schattauer.

Köllen, Th. (2010). Bemerkenswerte Vielfalt: Homosexualität und Diversity Management. Betriebswirtschaftliche und sozialpsychologische Aspekte der Diversity-Dimension »sexuelle Orientierung«. München/Mering: Rainer Hampp Verlag.

Korte, A. (2020). Lost in Transition. Geschlechtsdysphorie im Kindes- und Jugendalter. https://www.ethikrat.org/fileadmin/PDF-Dateien/Veranstaltungen/fb-19-02-2020-korte.pdf?fbclid=IwAR02bp56n48Aw5Y19P8OrTk2G5swxk2uYLVhHVQDCNv0fN31B_3KOZgh8A8 (Zugriff am 16.04.2024).

Korte, A. (2022). Transgender Debatte. Kehren wir zurück zu einem Dialog. Welt Online vom 22.06.2022. https://www.welt.de/debatte/kommentare/article239506163/Transgender-Debatte-Kehren-wir-zurueck-zu-einem-Dialog.html (Zugriff am 16.04.2024).

Krafft-Ebing, R. von (1886). Psychopathia sexualis. Eine klinisch-forensische Studie. Stuttgart: Verlag von Ferdinand Enke.

Krämer, B., Hobi, S., Rufer, M., Hepp, U., Büchi, S., Schnyder, U. (2009). Partnerschaft und Sexualität von Frau-zu-Mann transsexuellen Männern. Psychotherapie, Psychosomatik, Medizinische Psychologie, 60 (1), 25–30.

Krell, C., Oldemeier, K. (2017). Coming-out – und dann …?! Coming-out-Verläufe und Diskriminierungserfahrungen von lesbischen, schwulen, bisexuellen, trans* und queeren Jugendlichen und jungen Erwachsenen in Deutschland. Opladen/Berlin/Toronto: Verlag Barbara Budrich.

Krieger, N. (2014). Discrimination and health inequities. International Journal of Health Services: Planning, Administration, Evaluation, 44 (4), 643–710.

Kruber, A. (2016). Trans* und sexuell? Transidentität, sexuelle Zufriedenheit und Sexualberatung. In M. Katzer, H.-J. Voß (Hrsg.), Geschlechtliche, sexuelle und reproduktive Selbstbestimmung. Praxisorientierte Zugänge (S. 41–84). Gießen: Psychosozial-Verlag.

Lambda Legal, New York City Bar, Human Rights Campaign (2013). Creating equal access to quality health care for transgender patients: Transgender-affirming hospital policies. http://www.lambdale- gal.org/publications/fs_transgender-affirming-hospital-policies (Zugriff am 16.04.2024).

Landesfachstelle Trans*/Queeres Netzwerk Niedersachsen (2023). Detransition und alternative Transitionswege. Hannover. https://qnn.de/wp-content/uploads/2023/06/Detrans_Broschuere_20230606.pdf (Zugriff am 22.02.2024).

Laqueur, T. (1992). Auf den Leib geschrieben. Die Inszenierung der Geschlechter von der Antike bis Freud. Frankfurt a. M.: Campus.

Law, C., Martinez, L. R., Ruggs, E. N., Hebl, M. R., Akers, E. (2011). Transparency in the workplace: How the experiences of transsexual employees can be improved. Journal of Vocational Behavior, 79, 710–723.

Lawrence, A. A. (2004). Autogynephilia: A paraphilic model of gender identity disoder. Journal of Gay & Lesbian Psychotherapy, 8, 69–87.

Lenzen-Schulte, M. (2022). Medizinreport. Transition bei Genderdysphorie: Wenn die Pubertas gestoppt wird. Deutsches Ärzteblatt, 119 (48): A-2134/B-1766. https://www.aerzteblatt.de/archiv/228699/Transition-bei-Genderdysphorie-Wenn-die-Pubertas-gestoppt-wird (Zugriff am 16.04.2024).

Lindemann, G. (1993). Das paradoxe Geschlecht. Transsexualität im Spannungsfeld von Körper, Leib und Gefühl. Frankfurt a. M.: Fischer Taschenbuchverlag.

Linehan, M. M. (1993). Cognitive behavioral therapy of borderline personality disoder. New York: Guilford Press.

Littman, L. (2018). Parent reports of adolescents and young adults perceived to show signs of a rapid onset of gender dysphoria. PLoS One, 13 (8):e0202330. https://pubmed.ncbi.nlm.nih.gov/30114286/ (Zugriff am 16.04.2024).

Maihofer, A. (1995). Geschlecht als Existenzweise. Frankfurt a. M.: Helmer.

Marchi, M., Arcolin, E., Fiore, G., Travascio, A., Uberti, D., Amaddeo, F., Converti, M., Fiorillo, A., Mirandola, M., Pinna, F., Ventriglio, A., Galeazzi, G. M. (2022). Self-harm and suicidality among LGBTIQ people: a systematic review and meta-analysis. International Review of Psychiatry, 34, 240–256.

Mascha, Nina, & Sarah. (1983). Thema Transsexuelle. Hydra – Zeitung für Bar, Bordell und Bordstein, 4.

McNeil, J., Bailey, L., Ellis, S., Morton, J., Regan, M. (2012). Trans Mental Health Study 2012. https://www.scottishtrans.org/wp-content/uploads/2013/03/trans_mh_study.pdf (Zugriff am 16.04.2024).

Medizinischer Dienst des Spitzenverbandes Bund der Krankenkassen e. V. (MDS) (2020). »Geschlechtsinkongruenz, Geschlechtsdysphorie und Trans-Gesundheit« Stellungnahme der die AWMF S3-Leitlinie verantwortenden wissenschaftlichmedizinischen Fachgesellschaften zur Begutachtungsanleitung (Richtlinie des GKV-Spitzenverbandes nach § 282 SGB V) Geschlechtsangleichende Maßnahmen bei Transsexualismus (ICD-10, F64.0). https://www.bundesverband-trans.de/wp-content/uploads/2021/04/Stellungnahme-zur-MDS-Begutachtungsanleitung-Final-14042021.pdf (Zugriff am 16.04.2024).

Mertens, W. (1992). Entwicklung der Psychosexualität und der Geschlechtsidentität. Band 1: Geburt bis 4. Lebensjahr. Stuttgart u. a.: Kohlhammer.

Metzger, N. (2013). Entscheidungsbeeinflussende Faktoren zur Wahl des Transitionsziels bei Trans*männern. Eine explorative Studie über Trans*männer in Deutschland und der Schweiz. Bachelorarbeit ZHAW, Zürich.

Metzner, J.-M. (2021). Transweiblichkeit und Sexualität. Varianten körperlicher Transitionsprozesse und deren Auswirkungen auf die Sexualität. Masterarbeit. ISP Uster/Hochschule Merseburg.

Meyenburg, B. (2020). Geschlechtsdysphorie im Kindes- und Jugendalter. Stuttgart: Kohlhammer.

Meyer, I. (1995). Minority stress and mental health in gay men. Journal of Health and Social Behaviour, 36 (1), 38–56.

Meyer, I. H. (2003). Prejudice, social stress, and mental health in lesbian, gay, and bisexual populations: Conceptual issues and research evidence. Psychological Bulletin, 129, 674–697.

Mitchell, J. (2018). Freud und Lacan. Psychoanalytische Theorien des Geschlechtsunterschieds. In J. Mitchell (Hrsg.), Frauen – die längste Revolution. Feminismus, Literatur, Psychoanalyse (S. 163–190). Frankfurt a. M.: S. Fischer.

Möller, B., Güldenring, A., Wiesemann, C., Romer, G. (2018). Geschlechtsdysphorie im Kindes- und Jugendalter. Behandlung und Entwicklungsförderung im Spannungsfeld von gesellschaftlichen Kontroversen, Wertewandel und Kindeswohl. Kinderanalyse, 26, 228–263.

Morris, J. (1975). Conundrum – Bericht von meiner Geschlechtsumwandlung. München/Zürich: Piper.

Müller-Knapp, M. (2020). Grundsätze der professionellen Begleitung geschlechtsinkongruenter Jugendlicher: Eine qualitative Befragung von Expert/innen des deutschsprachigen Raums. Dissertation: Charité – Universitätsmedizin Berlin. https://refubium.fu-berlin.de/bitstream/handle/fub188/26896/Dissertation_Mueller-Knapp.pdf?sequence=3&isAllowed=y (Zugriff am 16.04.2024).

Nestle, J., Howell, C., R. A. Wilchins (2002). GenderQueer: voices from beyond the sexual binarity. Los Angeles: Alyson Books.

Nelson, V. (2005). Uncharted territory: Choosing an effective approach in transgender-based asylum claims. Fordham Urban Law Journal, 32 (2), 101–124.

Newcomb, M. E., Hill, R., Buehler, K., Ryan, D.T., Whitton, S.W., Mustanski, B. (2020). High burden of mental health problems, substance use, violence, and related psychosocial factors in transgender, non-binary, and gender diverse youth and young adults. Archives of Sexual Behavior, 49 (2), 645–659.

Nieder, T., Güldenring, A., Woellert, K., Mahler, L., & Mundle, G. (2020). Spezifisch gleich behandeln: Zur Ethik einer Psychotherapie mit lebischen, schwulen, bi-/pansexuellen und trans Menschen. In F. Steger, J. Brunner, Ethik in der psychotherapeutischen Praxis (S. 138–158). Suttgart: Kohlhammer.

Nikkelen, S. W. C., Kreukels, B. P. C. (2018). Sexual experiences in transgender people: The role of desire for gender-confirming interventions, psychological well-being, and body satisfaction. Journal of Sex & Marital Therapy, 44 (4), 370–381.

Olyslager, F., Conway, L. (2008). Transseksualiteit komt vaker voor dan u denkt. Tijdschrift voor Genderstudies, 11, 39–51.

Pachankis, J. E., Branstrom, R. (2018). Hidden from happiness: structural stigma, sexual orientation concealment, and life satisfaction across 28 countries. Journal of Consulting and Clinical Psychology, 86 (5), 403–415.

Pauli, D. (2017). Geschlechtsinkongruenz und Genderdysphorie bei Kindern und Jugendlichen. PSYCH up2date, 11 (06), 529–543. https://doi.org/10.1055/s-0043-115159 (Zugriff am 16.04.2024).

Pauli, D. (2018). Gendervarianz, Geschlechtsinkongruenz und Genderdysphorie bei Kindern und Jugendlichen. Psychiatrie + Neurologie, 1/2018, 11–14.

Pauli, D. (2023). Die anderen Geschlechter. München: C.H.Beck.

Pellicane, M. J., Ciesla, J. A. (2022). Associations between minority stress, depression, and suicidal ideation and attempts in transgender and gender diverse (TGD) individuals: Systematic review and meta-analysis. Clinical Psychology Review, 91, 102–113.

Person, E., Ovesey, L. (1974a). The transsexual syndrom in males. I. Primary transsexualism. American Journal of Psychotherapy, 28, 4–20.

Person, E., Ovesey, L. (1974b). The transsexual syndrom in males. II. Secondary transsexualism. American Journal of Psychotherapy, 28, 174–193.

Pfäfflin, F. (1980). Skalpell oder Couch? Probleme der Transsexualität. Der Spiegel 7 vom 11.02.1980. https://www.spiegel.de/wissenschaft/skalpell-oder-couch-a-96db7c1e-0002-0001-0000-000014325236 (Zugriff am 16.04.2024).

Pfäfflin, F. (1993). Transsexualität. Beiträge zur Psychopathologie, Psychodynamik und zum Verlauf. Stuttgart: Enke.

Pfäfflin, F. (1996a). Therapeut-Patient-Beziehung. In U. Clement, W. Senf (Hrsg.), Transsexualität. Behandlung und Begutachtung (S. 24–34). Stuttgart/New York: Schattauer.

Pfäfflin, F., Junge, A. (Hrsg.) (1992). Geschlechtsumwandlung. Abhandlungen zur Transsexualität. Stuttgart/New York: Schattauer.

Pohlen, M., Bautz-Holzherr, M. (1991). Eine andere Aufklärung. Frankfurt a. M.: Suhrkamp.

Pöge, K., Dennert, G., Koppe, U., Güldenring, A., Matthigack, E. B., Rommel, A. (2020). Die gesundheitliche Lage von lesbischen, schwulen, bisexuellen sowie trans- und intergeschlechtlichen Menschen. Journal of Health Monitoring, 5 (S1). Robert-Koch-Institut. https://www.rki.de/DE/Content/Gesundheitsmonitoring/Gesundheitsberichterstattung/GBEDownloadsJ/JoHM_S1_2020_Gesundheitliche_Lage_LSBTI.html (Zugriff am 16.04.2024).

Preuss, W. (2016). Geschlechtsdysphorie, Transidentität und Transsexualität im Kindes- und Jugendalter. München: Ernst Reinhardt Verlag.

Prüll, L. (2016). Trans* im Glück. Geschlechtsangleichung als Chance. Göttingen: Vandenhoeck & Ruprecht.

Quindeau, I. (2019), Geschlechterspannung revisited. In I. Moeslein-Teising, G. Schäfer, R. Martin (Hrsg.), Geschlechter-Spannungen (S. 15–27). Gießen: Psychosozial-Verlag.

Rauchfleisch, U. (2001). Arbeit im psychosozialen Feld. Beratung, Begleitung, Psychotherapie, Seelsorge. Göttingen: Vandenhoeck & Ruprecht.

Rauchfleisch, U. (2007). Diskriminierung Transsexueller. In F. Steger (Hrsg.), Was ist krank? Stigmatisierung und Diskriminierung in Medizin und Psychotherapie (S. 189–196). Gießen: Psychosozial-Verlag.

Rauchfleisch, U. (2009). Interaktionen zwischen Homosexualität und Borderline-Störung. In B. Dulz, C. Benecke, H. Richter-Appelt (Hrsg.), Borderline-Störungen und Sexualität (S. 126–133). Stuttgart u. a.: Schattauer.

Rauchfleisch, U. (2011). Schwule. Lesben. Bisexuelle. Lebensweisen, Vorurteile, Einsichten (4. Aufl.) Göttingen: Vandenhoeck & Ruprecht.

Rauchfleisch, U. (2019a). Transsexualismus – Genderdysphorie – Geschlechtsinkongruenz – Transidentität. Der schwierige Weg der Entpathologisierung (Psychodynamik Kompakt). Göttingen: Vandenhoeck & Ruprecht.

Rauchfleisch, U. (2019b). Diagnose Borderline. Diagnostik und therapeutische Praxis. Stuttgart: Kohlhammer.

Rauchfleisch, U. (2021). Sexuelle Orientierungen und Geschlechtsentwicklungen im Kindes- und Jugendalter. Stuttgart: Kohlhammer.

Rauchfleisch, U. (2023a). Transgender verstehen. Ein Ratgeber für Angehörige, Freund:innen und Kolleg:innen. Ostfildern: Patmos.

Rauchfleisch, U. (2023b). Trans* und Körper. Verflüchtigung des Körpers im Trans*diskurs? Zeitschrift für Psychodrama und Soziometrie, 22, 43–54.

Rauchfleisch, U. (2024a). Nichtbinarität. Was resultiert daraus für die psychoanalytische Psychotherapie. In B. Blank-Knaut, A. Borkenhagen, B. Heimerl, E. Pioch, I. Lauenburg, S. Werner (Hrsg.), Jenseits der Binarität? Der Genderdiskurs als Herausforderung für die Psychoanalyse (S. 169–184). Gießen: Psychosozial-Verlag.

Rauchfleisch, U. (2024b) Einsamkeit. Die Herausforderung unserer Zeit. Ostfildern: Patmos.

Rauchfleisch, U. (2024c; in Vorb.). Die Bedeutung von Transgendern für die Befreiung aus der Enge der Binarität der Geschlechter. In T. Fenster, K. Haller, I. Hauten, A. Mossakowski, T. Nölle (Hrsg.), Diversitäten. Psychotherapie im Kontext gesellschaftlicher Vielfalt. ppt – Schriften zur Psychotherapie, Band 4. Göttingen: Vandenhoeck & Ruprecht.

Rauchfleisch, U., Baeriswyl, M. (2011). Transidentität ist keine Krankheit. Es gibt so viele Geschlechtsidentitäten, wie es Menschen gibt. Psychoscope, 32 (12), 8–11.

Rauchfleisch, U., Barth, D., Battegay, R. (1998). Resultate einer Langzeitkatamnese von Transsexuellen. Der Nervenarzt, 69, 799–805.

Rauchfleisch, U., Frossard, J., Waser, G., Wiesendanger, K., Roth, W. (2002). Gleich und doch anders. Psychotherapie und Beratung von Lesben, Schwulen, Bisexuellen und ihren Angehörigen. Stuttgart: Klett-Cotta.

Rautenberg, M. (2022). Transgender und non-binäre Menschen in der Psychotherapie. Diagnostik, Beratung und Begleitung. Göttingen: Hogrefe.

Reiche, R. (1984). Sexualität, Identität, Transsexualität. In M. Dannecker, V. Sigusch (Hrsg.), Sexualtheorie und Sexualpolitik. Stuttgart: Enke.

Reiche, R. (1997). Gender ohne Sex. Psyche – Zeitschrift für Psychoanalyse und ihre Anwendungen, 51 (9–10), 926–957.

Reiser, A. (1979). Wen interessiert denn schon mein Elend? Köln: Prometh.

Runte, A. (1985). Das Geschlecht der Engel. Zur Theorie des Transsexualismus in der Lacan-Schule. Psyche – Zeitschrift für Psychoanalyse und ihre Anwendungen, 39, 830–862.

Saleh, F. (2020) Transgender as a humanitarian category: The case of Syrian queer and gender-variant refugees in Turkey. Transgender Studies Quarterly, 7 (1), 37–55.

Schachl, T. (1997). Transsexuell – eine sichtbare Bewegung ins Unsichtbare. München/Wien: Profil.

Schaefer, L. C., Wheeler, C. C. (2004). Guilt in cross gender identity conditions: presentations and treatment. Journal of Gay & Lesbian Psychotherapy, 8, 117–127.

Scholz, D. (Hrsg.) (2022). Transidentität und drittes Geschlecht im Arbeitsumfeld. Ein Praxisbuch für Unternehmen und den öffentlichen Dienst. Wiesbaden: Springer Fachmedien.

Schreiber, V., Iskenius, E. L. (2013). Flüchtlinge: zwischen Traumatisierung, Resilienz und Weiterentwicklung. Menschenrechte und Gesundheit/Amnesty-Aktionsnetz Heilberufe, 3. https://de.readkong.com/page/fluchtlinge-zwischen-traumatisierung-resilienz-und-8215560 (Zugriff am 16.04.2024).

Schütz, A. (1971). Das Problem der Relevanz. Frankfurt a. M.: Suhrkamp.

Schwarzer, A., Louis, C. (2022). Was ist eine Frau? Was ist ein Mann? – eine Streitschrift. Köln: Kiepenheuer & Witsch.

Sigusch, V. (1979). Sexualität und Medizin. Köln: Kiepenhauer & Witsch.

Sigusch, V. (1991a). Die Transsexuellen und unser nosomorpher Blick. Teil I: Zur Enttotalisierung des Transsexualismus. Zeitschrift für Sexualforschung, 4 (3), 225–256.

Sigusch, V. (1991b). Die Transsexuellen und unser nosomorpher Blick. Teil II: Zur Entpathologisierung des Transsexualismus. Zeitschrift für Sexualforschung, 4 (4), 309–343.

Sigusch, V. (1995). Geschlechtswechsel. Hamburg: Rotbuch Verlag.

Socarides, C. W. (1970). A psychoanalytic study of the desire for sexual transformation (»transsexualism«): The plaster-of-paris man. The International Journal of Psychoanalysis, 51 (3), 341–349.

Sonnenmoser, M. (2020). Transidentität bei Kindern und Jugendlichen: Im falschen Körper geboren. Deutsches Ärzteblatt, 9, 403. https://www.aerzteblatt.de/archiv/215579/Transidentitaet-bei-Kindern-und-Jugendlichen-Im-falschen-Koerper-geboren (Zugriff am 04.06.2024).

Spiegel Kultur (1975). »Noch irrer aussehen als eine Frau«. https://www.spiegel.de/kultur/noch-irrer-aussehen-als-eine-frau-a-f46e91210002-0001-0000-000041406263 (Zugriff am 16.04.2024).

Spiegel Politik (1976). Wie mit dem Fuchs. https://www.spiegel.de/politik/wie-mit-dem-fuchs-a-8c534ad7-0002-0001-0000-000041146914 (Zugriff am 16.04.2024).

Spijkerboer, T. (2013). Fleeing homophobia. Sexual orientation, gender identity and asylum. London: Routledge.

Springer, A. (1981). Pathologie der geschlechtlichen Identität. Transsexualismus und Homosexualität. Theorie, Klinik, Therapie. Wien/New York: Springer.

Stark, W. (1996). Empowerment. Neue Handlungskompetenzen in der psychosozialen Praxis. Freiburg i. Br.: Lambertus.

Statement Regarding Laws Restricting Gender Affirming Medical Care. https://www.gamcstatement.org (Zugriff am 20.02.2024).

Steffens, M. C., Berger, M., Heinecke, S. (2010). Studie zur Lebenssituation von Lesben und Schwulen mit Migrationshintergrund. In Familien- und Sozialverein des Lesben- und Schwulenverbandes in Deutschland (VLSD) (Hrsg.), Doppelt diskriminiert oder gut integriert? Lebenssituation von Lesben und Schwulen mit Migrationshintergrund in Deutschland (S. 13–107). Köln: LSVD.

Stern, K., Hahne, A. (2019). Körperpraktische Methoden als Ergänzung zu Gesprächstherapie und trans Beratung. In M. N. Appenroth, M. D. M. Castro Varela (Hrsg.), Trans & Care. Trans Personen zwischen Selbstsorge, Fürsorge und Versorgung (S. 241–254). Bielefeld: Transcript.

Stoller, R. (1972). Etiological factors in female transsexualism: A first approximation. Archives of Sexual Behavior, 2, 47–64.

Stoller, R. (1975). Sex and Gender: Volume II: The transsexual experiment. London: Hogarth Press.

Strauss, P., Cook, A., Winter, S., Watson, V., Weight Toussain, D., Lin, A. (2017). Trans pathways: The mental health experiences and care pathways of trans young people. Summary of results. Subiaco/West Perth: Telethon Kids Institute. https://www.telethonkids.org.au/globalassets/media/documents/brain--behaviour/trans-pathways_plain-text_no-figures.pdf (Zugriff am 16.04.2024).

Stryker, S. (2004). Transgender studies: Queer theory's evil twin. GLQ: A Journal of Lesbian and Gay Studies, 10(2), 212–215.

Stryker, S. (2017). Transgender history, second edition: The roots of today's revolution. New York: Seal Press.

Studer, R., Kind, H., Kohler, T. (1980). Ehen von Transsexuellen. Nervenarzt, 51, 708–711.

Szücs, D., Köhler, A., Holthaus, M. M., Güldenring, A., Balk, L., Motmans, J., Nieder, T. O. (2021). Gesundheit und Gesundheitsversorgung von trans Personen während der COVID-19-Pandemie: Eine Online-Querschnittstudie in deutschsprachigen Ländern. Bundesgesundheitsblatt, 64, 1452–1462.

Tietz, L. (2013). Two-Spirit als ethnisches, geschlechtliches und sexuelles Selbstkonzept: Kulturpsychologische Untersuchung lebensgeschichtlichen Materials. Diplomarbeit Universität Bremen.

Timmermanns, S., Böhm, M. (2020). Sexuelle und geschlechtliche Vielfalt. Interdisziplinäre Perspektiven aus Wissenschaft und Praxis. Weinheim: Beltz.

Timmermanns, S., Graf, N., Merz, S., Stöver, H. (2022). »Wie geht's euch?«. Psychosoziale Gesundheit und Wohlbefinden von LSBTIQ*. Weinheim/Basel: Beltz.

Töpfer, F. (2012). Verstümmelung oder Selbstverwirklichung. Die Boss-Mitscherlich-Kontroverse. Bad Cannstadt: Frommann-holzboog.

Transgender Network Switzerland (2012). Transpersonen und Arbeitsmarkt in der Schweiz. TGNS. http://www.transgender-net-work.ch/wp-content/uploads/2012/06/2012-Transpersonen-und-Arbeits- markt-in-der-Schweiz_Abstract.pdf (Zugriff am 16.04.2024).

Transgender Network Switzerland (2016). 2016 weltweit 295 Transmenschen ermordet. https://www.tgns.ch/de/2016/11/2016-weltweit-295-transmenschen-ermordet/ (Zugriff am 14.02.2024).

Trans Murder Monitoring (2022). Update TDoR 2022. https://transrespect.org/en/tmm-update-tdor-2022/ (Zugriff am 14.02.2024).

Turban, J. L., Loo, S. S., Almazan, A. N., Keuroghlian, A. S. (2021). Factors leading to »detransition« among transgender and gender diverse people in the United States: a mixed-methods analysis. LGBT Health, 8 (4), 273–280.

Ulrichs, K. H. (1864). Inclusa. Leipzig.

UNICEF (o. J.). Die UN-Kinderrechtskonvention. https://www.unicef.de/informieren/ueber-uns/fuer-kinderrechte/un-kinderrechtskonvention (Zugriff am 16.04.2024).

Velasco, R. A. F., Slusser, K., Coats, H. (2022). Stigma and healthcare access among transgender and gender- diverse people: A qualitative meta-synthesis. Journal of Advanced Nursing, 78, 3083–3100.

van-Kesteren, P. J., Gooren, L. J., Megens, J. A. (1996). An epidemiological and demographic study of transsexuals in the Netherlands. Archives of Sexual Behavior, 25, 589–600.

Vogler, R. (2023). Gender identity beyond the binary. Eine qualitative Untersuchung nicht-binärer Identitäten. Masterarbeit Psychologie. Frankfurt a. M.: Goethe Universität.

Volkan, V. D. (2004). Das infantile psychotische Selbst und seine weitere Entwicklung. Göttingen: Vandenhoeck & Ruprecht.

Vries, A. L. de, Cohen-Kettenis, P. T. (2012). Clinical management of gender dysphoria in children and adolescents: The Dutch Approach. Journal of Homosexuality, 59, 301–320.

Vries, A. de, Roehle R., Marshall L., Frisén L., van de Grift T., Kreukels B., Bouvattier C., Köhler B., Thyen U., Nordenström A., Rapp M., Cohen-Kettenis P. (2019). Mental health of a large group of adults with disorders of sex development in six european countries. Psychomatic Medicine, 81, 629–640.

Walker, J. (2013). Trans*menschen und Soziale Arbeit. Bachelorarbeit FHS St. Gallen. Studiengang Soziale Arbeit.

Weitze, C., Osburg, S. (1996). Transsexualism in Germany: Empirical data on epidemiology and application of the German Transsexuals' Act during its first ten years. Archives of Sexual Behavior, 25, 409–425.

Werner, E. E. (1971). The children of Kauai: a longitudinal study from the prenatal period to age ten. Honolulu: University of Hawaii Press.

White, T., Ettner, R. (2004). Disclosure, risks, and protective factors for children whose parents are undergoing a gender transition. Journal of Gay & Lesbian Psychotherapy, 8, 129–145.

Wiepjes, C. M., Nota, N. M., de Blok, C. J., Klaver, M., de Vries, A. L., Wensing-Kruger, S. A., den Heijer, M. (2018). The Amsterdam cohort of gender dysphoria study (1972–2015): trends in prevalence, treatment, and regrets. The Journal of Sexual Medicine, 15, 582–590.

Willutzki, U., Teismann, T. (2013). Ressourcenaktivierung in der Psychotherapie. Göttingen: Hogrefe.

World Health Organisation (WHO) (1992). The ICD-10 classification of mental and behavioural disorders: Clinical descriptions and diagnostic guidellines. Genf: WHO.

World Professional Association for Transgender Health (WPATH). Standards of Care Version 8. https://wpath.org/ (Zugriff am 05.03.2024).

Wyler, J., Battegay, R., Krupp, S., Rist, M., Rauchfleisch, U. (1979). Der Transsexualismus und dessen Therapie. Schweizer Archiv für Neurologie, Neurochirurgie und Psychiatrie, 124, 43–58.

Zucker, K., Bradley, S., Owen-Anderson, A., Singh, D., Blanchard, R., Bain, J. (2010). Puberty-blocking hormonal therapy for adolescents with gender identity disorder: A descriptive clinical study. Journal of Gay & Lesbian Mental Health, 15 (1), 58–82.

Zucker, K. J., Wood, H., Singh, D., Bradley, S. J. (2012). A developmental, biopsychosocial model for the treatment of children with gender identity disorder. Journal of Homosexuality, 59, 369–397.